ユーキャンの

’24~’25年版

衛生管理者

速習レッスン

第1種 第2種

はじめに

本書は、第一種・第二種衛生管理者試験**合格のための知識**を、**わかりやすく学べること**を第一に考えて編集・制作した基本書です。

初めて学習する方にも無理なく学んでいただくため、本書では以下のような工夫をしています。

● **徹底的に過去問題を分析し、重要ポイントのみを凝縮！**
第一種と第二種それぞれに重要度を表示！

過去問題の分析結果に基づき、重要論点のみを掲載。さらに重要度も第一種と第二種をそれぞれ3段階で表示していますので、受験する試験に応じて、メリハリをつけて効率良く学習することができます。

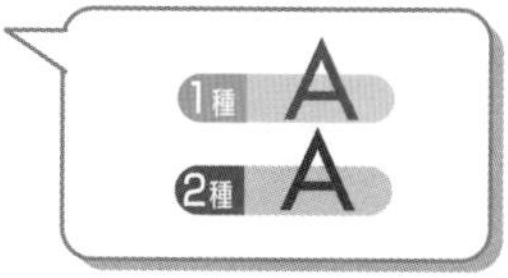

● **豊富な図表・イラストでよくわかる！**

読んですぐに理解できるやさしい文章と、たっぷりの図表・イラストで、理解を助けます。

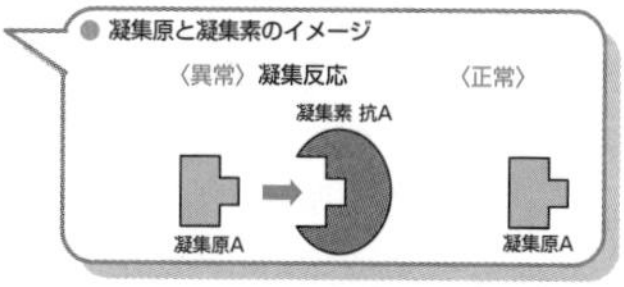

● **レッスンごとに**
「チャレンジ！チェック問題」を収載！

学習した内容の確認･復習のため、レッスンの最後に問題を掲載。問題を解くことで、知識がスムーズに定着します。

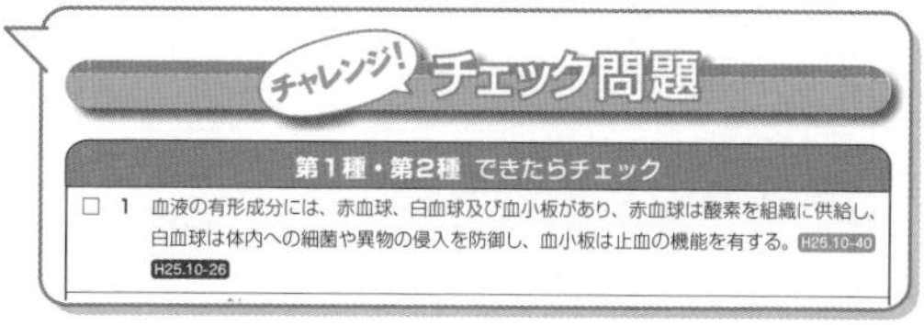

本書は、有害業務に関する部分に有害マーク 有害 を表示していますので、**第一種、第二種、どちらを受験される方にもご利用いただけます**。また、姉妹書として問題集も発刊していますので、第一種試験を受験される方は、『ユーキャンの第1種衛生管理者 重要過去問&予想模試』、第二種試験を受験される方は『ユーキャンの第2種衛生管理者 重要過去問&予想模試』と併用していただくと、さらに学習効果が高まります。

本書をご活用になり、見事試験に合格されることを、心より応援しています。

監修 波場　久実

本書の使い方

STEP1　学習範囲を確認

第一種を受験される方はすべてを、第二種を受験される方は 有害 の表示されている項目以外を学習しましょう。

有害	レッスン全体が有害業務関連の場合、レッスンタイトルに表示しています。
一部有害	レッスン内容の一部が有害業務関連の場合、レッスンタイトルに表示しています。
害	レッスン内の有害業務関連の項目に表示しています。

STEP2　学習ポイントをチェック

「学習のPOINT」で、これから学ぶレッスンの内容をチェックしましょう。
また、各項目には第一種・第二種それぞれに重要度を表示していますので、しっかり確認しましょう。

高　重要度　低
A　B　C

各項目で扱っている学習内容の重要度を３段階で表しています。
重要度の高いＡランクの内容から優先的に学習時間を費しましょう。

第2章
LESSON 1

温熱環境

学習のPOINT
第一種衛生管理者試験では近年あまり出題のない内容ですが、第二種衛生管理者試験では、比較的多く出題されます。用語の定義とWBGT指数の求め方を押さえておきましょう。

1 温熱条件　1種 C　2種 A

1．温度感覚

日常生活で、**暑さや寒さを感じること**を、**温度感覚**といいます。気温、湿度、気流（風速）、輻射熱《ふくしゃねつ》*1（放射熱）の４つの温熱要素と、服装やエネルギー代謝など人体側の条件とが、温度感覚を左右します。これは体内における熱の発生と放散が、外部環境の影響を受けるからです。

2．気温、湿度、輻射熱などの測定

気温、湿度、気流、輻射熱の測定には、以下の測定器具が使われます。

● アスマン通風乾湿計（気温・湿度）と黒球寒暖計（輻射熱）

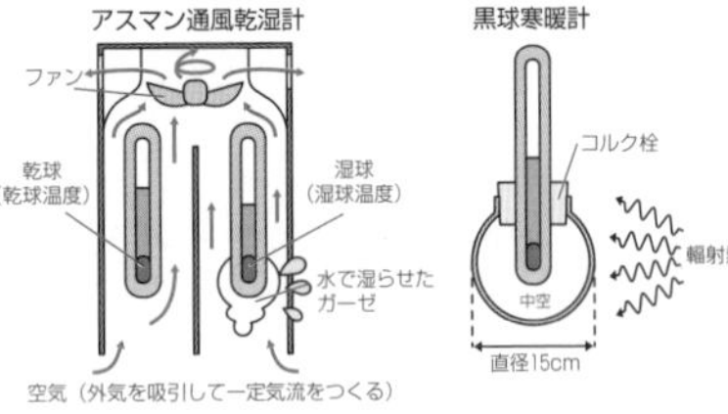

気温や湿度の測定には、輻射熱を防ぐことのできるように工夫されたアスマン通風乾湿計《つうふうかんしつけい》（乾球温度＋湿球温度）を使用します。気温は乾球温度の値をそのまま読み取りますが、湿度*2は乾球温度と湿球温度の値の差を用いて求めます。

暑さや寒さなどの温度感覚は、人によって感じ方が異なり、個人差が大きいので、衣服などで調整することが必要です。

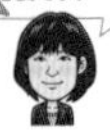

用語
*1 **輻射熱**
輻射源から放出された熱が他の物質に吸収されて熱エネルギーに変わったものをいう。

補足
*2 湿度（相対湿度）は、空気中の水蒸気量とその温度における飽和水蒸気量との比を百分率で示したものである。

82

理解を深める欄外解説

講師からのアドバイス

波場講師

試験に頻出する重要なポイントを、本文の内容を踏まえてさらに詳しく解説しています。

その他

用語　専門用語やわかりにくい言葉などを解説しています。

補足　本文の説明にプラスαの解説をしています。

※ここに掲載しているページは、「本書の使い方」を説明するための見本です。

STEP3　本文をしっかり学習

イラストや図表・コラムや欄外解説などを活用して本文の学習を進めましょう。

効率的に学習を進めていただくために、本書ではさまざまな工夫を凝らしています。

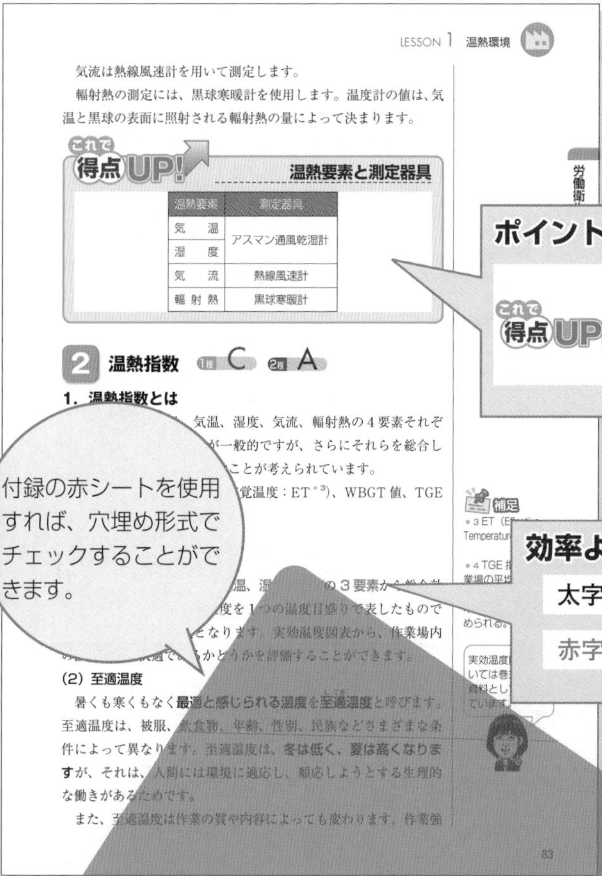
LESSON 1　温熱環境

気流は熱線風速計を用いて測定します。

輻射熱の測定には、黒球寒暖計を使用します。温度計の値は、気温と黒球の表面に照射される輻射熱の量によって決まります。

これで得点UP!　温熱要素と測定器具

温熱要素	測定器具
気　温	アスマン通風乾湿計
湿　度	
気　流	熱線風速計
輻射熱	黒球寒暖計

2　温熱指数　1種 C　2種 A

1．温熱指数とは

気温、湿度、気流、輻射熱の４要素それぞ

が一般的ですが、さらにそれらを総合し

ことが考えられています。

覚温度：ET＊3)、WBGT 値、TGE

の３要素から総合

度を１つの温度目盛りで表したもので

となります。実効温度図表から、作業場内

かどうかを評価することができます。

(2) 至適温度

暑くも寒くもなく**最適と感じられる温度**を**至適《してき》温度**と呼びます。至適温度は、被服、飲食物、年齢、性別、民族などさまざまな条件によって異なります。至適温度は、**冬は低く、夏は高くなります**が、それは、人間には環境に適応し、順応しようとする生理的な働きがあるためです。

また、至適温度は作業の質や内容によっても変わります。作業強

補足

＊3 ET（Eff

Temperatur

＊4 TGE

業場の平均

められる。

実効温度

いては巻

資料とし

ています。

83

ポイントをつかむコラム解説

これで得点UP!

試験によく出る確実に覚えておきたい重要事項を図表などを用いてまとめています。

付録の赤シートを使用すれば、穴埋め形式でチェックすることができます。

効率よく覚える工夫

太字　＝試験に出題された知識。

赤字　＝試験でひっかけポイントとなった知識。

STEP4　○×問題に挑戦！

各レッスンの最後にある「チャレンジ！チェック問題」でレッスンの理解度をチェックしましょう。
問題は、〔第一種・第二種共通〕〔第一種〕〔第二種〕にわかれています。
衛生管理者試験指定試験機関である（公財）安全衛生技術試験協会が公表した実際の試験問題から、該当レッスンに関する重要な試験問題を厳選して掲載しています。

【凡例】

R5.10-39【第一種】令和５年10月公表試験・問題39

R5.10-25【第二種】令和５年10月公表試験・問題25

また、有害業務関連の問題には害を表示しています。

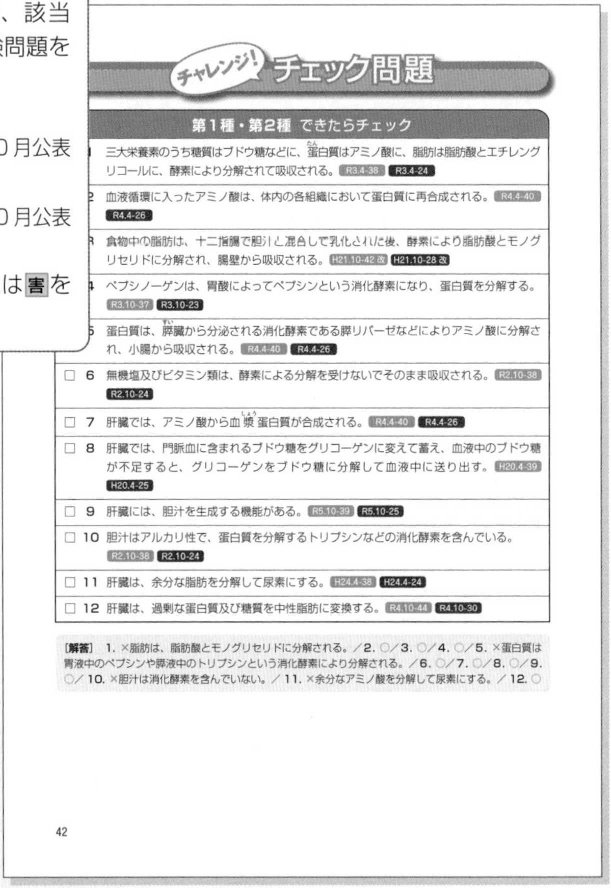

チャレンジ！チェック問題

第1種・第2種　できたらチェック

□ 1　三大栄養素のうち糖質はブドウ糖などに、蛋《たん》白質はアミノ酸に、脂肪は脂肪酸とエチレングリコールに、酵素により分解されて吸収される。 R3.4-38 R3.4-24

□ 2　血液循環に入ったアミノ酸は、体内の各組織において蛋白質に再合成される。 R4.4-40 R4.4-26

□ 3　食物中の脂肪は、十二指腸で胆汁と混合して乳化された後、酵素により脂肪酸とモノグリセリドに分解され、腸壁から吸収される。 H21.10-42 改 H21.10-28 改

□ 4　ペプシノーゲンは、胃酸によってペプシンという消化酵素になり、蛋白質を分解する。 R3.10-37 R3.10-23

□ 5　蛋白質は、膵《すい》臓から分泌される消化酵素である膵リパーゼなどによりアミノ酸に分解され、小腸から吸収される。 R4.4-40 R4.4-26

□ 6　無機塩及びビタミン類は、酵素による分解を受けないでそのまま吸収される。 R2.10-38 R2.10-24

□ 7　肝臓では、アミノ酸から血漿《しょう》蛋白質が合成される。 R4.4-40 R4.4-26

□ 8　肝臓では、門脈血に含まれるブドウ糖をグリコーゲンに変えて蓄え、血液中のブドウ糖が不足すると、グリコーゲンをブドウ糖に分解して血液中に送り出す。 H20.4-39 H20.4-25

□ 9　肝臓には、胆汁を生成する機能がある。 R5.10-39 R5.10-25

□ 10　胆汁はアルカリ性で、蛋白質を分解するトリプシンなどの消化酵素を含んでいる。 R2.10-38 R2.10-24

□ 11　肝臓は、余分な脂肪を分解して尿素にする。 H24.4-38 H24.4-24

□ 12　肝臓は、過剰な蛋白質及び糖質を中性脂肪に変換する。 R4.10-44 R4.10-30

［解答］ 1. ×脂肪は、脂肪酸とモノグリセリドに分解される。／2. ○／3. ○／4. ○／5. ×蛋白質は胃液中のペプシンや膵液中のトリプシンという消化酵素により分解される。／6. ○／7. ○／8. ○／9. ○／10. ×胆汁は消化酵素を含んでいない。／11. ×余分なアミノ酸を分解して尿素にする。／12. ○

42

本書における科目の順番について

本書の科目の順番は『学びやすさ』という観点から、実際の試験の科目順とは異なっています。

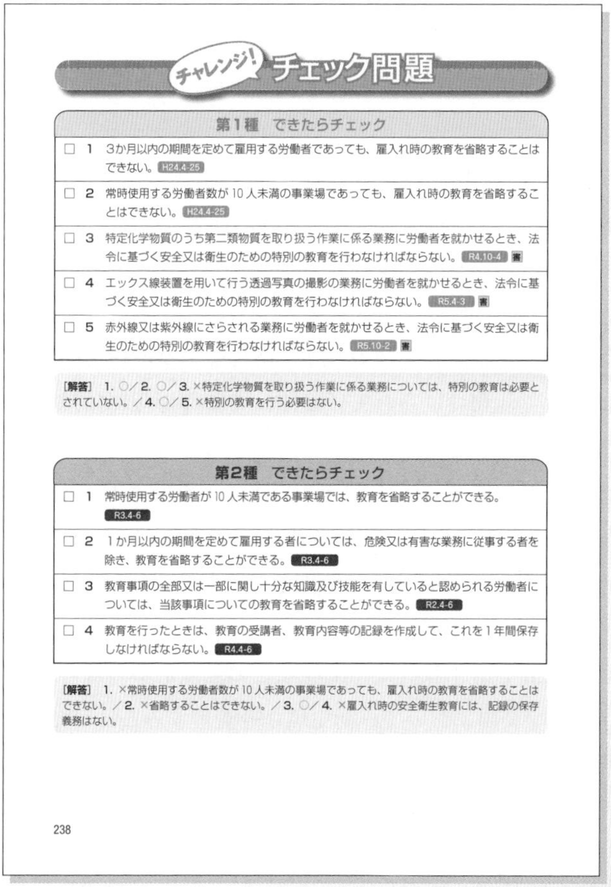
チャレンジ! チェック問題

第1種　できたらチェック

□	1	3か月以内の期間を定めて雇用する労働者であっても、雇入れ時の教育を省略することはできない。 H24.4-25
□	2	常時使用する労働者数が10人未満の事業場であっても、雇入れ時の教育を省略することはできない。 H24.4-25
□	3	特定化学物質のうち第二類物質を取り扱う作業に係る業務に労働者を就かせるとき、法令に基づく安全又は衛生のための特別の教育を行わなければならない。 R4.10-4 書
□	4	エックス線装置を用いて行う透過写真の撮影の業務に労働者を就かせるとき、法令に基づく安全又は衛生のための特別の教育を行わなければならない。 R5.4-3 書
□	5	赤外線又は紫外線にさらされる業務に労働者を就かせるとき、法令に基づく安全又は衛生のための特別の教育を行わなければならない。 R5.10-2 書

［解答］ 1. ○／2. ○／3. ×特定化学物質を取り扱う作業に係る業務については、特別の教育は必要とされていない。／4. ○／5. ×特別の教育を行う必要はない。

第2種　できたらチェック

□	1	常時使用する労働者が10人未満である事業場では、教育を省略することができる。 R3.4-6
□	2	1か月以内の期間を定めて雇用する者については、危険又は有害な業務に従事する者を除き、教育を省略することができる。 R3.4-6
□	3	教育事項の全部又は一部に関し十分な知識及び技能を有していると認められる労働者については、当該事項についての教育を省略することができる。 R2.4-6
□	4	教育を行ったときは、教育の受講者、教育内容等の記録を作成して、これを1年間保存しなければならない。 R4.4-6

［解答］ 1. ×常時使用する労働者数が10人未満の事業場であっても、雇入れ時の教育を省略することはできない。／2. ×省略することはできない。／3. ○／4. ×雇入れ時の安全衛生教育には、記録の保存義務はない。

238

おことわり

本書は、2024年6月までに施行された法令に基づき編集しております。本書の記載内容について、執筆時点以降の法改正情報などで、試験の対象となるものについては、下記「ユーキャンの本」ウェブサイト内「追補（法改正・正誤）」にて、適宜お知らせいたします。

https://www.u-can.co.jp/book/information

資格について

1 衛生管理者とは

「衛生管理者」の資格取得学習を始めるにあたり、まずは「衛生管理者」とはどんな業務を行うのかを確認しましょう。

昨今の多様化する労働環境のなか、労働災害を未然に防ぎ安全で健康的な職場づくりを推進するエキスパートとして、多くの企業から求められているのが「衛生管理者」です。「衛生管理者」は国家資格である衛生管理者免許試験に合格した者、または一定の資格をもつ者（医師、歯科医師等）でなければならないと規定されています。

「衛生管理者」の設置について、具体的には、常時50人以上の労働者を使用する事業場において、衛生管理者免許を有する者のうちから労働者数に応じ一定数以上の衛生管理者を選任し、安全衛生業務のうち、衛生に係わる技術的な事項を管理させることが法律によって義務づけられています。ところが実際には、こうした「衛生管理者」の免許をもつ者の絶対数が不足していることもあり、未選任のままの企業も多く存在しています。このような状況のなかで、衛生管理者免許の取得者は、企業の総務・労務部門などから大いに期待されることは間違いないでしょう。

「衛生管理者」の免許には、第一種衛生管理者免許と第二種衛生管理者免許があります。

第一種衛生管理者免許を有する者は、工場などの危険あるいは有害な要素のある事業場を含むすべての事業場において、衛生環境を管理することができます。

第二種衛生管理者免許を有する者は、有害業務と関連のうすい情報通信業、金融・保険業、卸売・小売業など一定の業種の事業場においてのみ、衛生環境の管理が可能です。

〔衛生管理者免許を有する者のおもな職務〕

- 健康に異常のある者の発見と処置
- 労働環境の衛生に関する調査
- 衛生教育や健康相談等の実施
- 環境改善プランの立案と実行

2 衛生管理者試験について

それでは次に、衛生管理者試験がどのように行われるのかを確認しましょう。

衛生管理者試験は、厚生労働大臣指定試験機関である公益財団法人 安全衛生技術試験協会が運営している、全国8カ所にある安全衛生技術センターにて実施されています。受験に関しての概要は以下のとおりですが、詳細は、上記協会およびセンターにて頒布される免許試験受験申請書やホームページで確認してください。

受験資格

衛生管理者試験の受験資格として、学校を卒業後、労働衛生に関する一定の業務に従事した経験のあることが必要です。受験に必要な労働衛生業務の実務経験年数は、最終学歴によって異なります。

〔最終学歴と経験年数〕

- 大学（短大を含む）または高等専門学校の卒業者：労働衛生の実務経験1年以上
- 高等学校の卒業者：労働衛生の実務経験3年以上
- 中学校の卒業者：労働衛生の実務経験10年以上

有資格者（実務経験）

労働衛生に関する一定の業務（実務経験）については、通常、所属企業・団体などが発行する事業者証明書を提出することで認められます。実務経験は他の業務と兼任していても問題はありません。

試験スケジュール

全国8カ所にある安全衛生技術センターで月1～10回程度実施しています。また、各センターから遠方の地域では、年に1回、出張特別試験が実施されている場合があります。

試験手数料

8,800円

出題数と受験科目

受験科目は、第一種、第二種ともに、「労働生理」「労働衛生」「関係法令」の３科目です。

労働生理	人体組織および機能、環境条件による人体の機能の変化、労働による人体の機能の変化、疲労およびその予防、職業適性などに関する知識
労働衛生	衛生管理体制、作業環境要素、職業性疾病、作業環境管理、作業管理、健康管理、健康の保持増進対策、労働衛生教育、労働衛生管理統計、救急処置などに関する知識
関係法令	労働基準法、労働安全衛生法、作業環境測定法およびじん肺法ならびにこれらに基づく命令中の関係条項に関する知識

有害業務に関連する問題は、第一種衛生管理者試験には出題されますが、第二種衛生管理者試験には出題されません。各科目の詳細と問題数は、次表のとおりです。

〔受験科目の詳細〕

受験科目		第一種衛生管理者（44問）	第二種衛生管理者（30問）
労働生理		10問	10問
労働衛生	有害業務に係るもの	10問	――
	有害業務に係るもの以外のもの	7問	10問
関係法令	有害業務に係るもの	10問	――
	有害業務に係るもの以外のもの	7問	10問

注：　部分は、第一種、第二種共通出題分野です。

科目免除

第二種衛生管理者免許をすでにもっている者が第一種衛生管理者試験を受験するときは、「労働生理」の科目および「労働衛生」「関係法令」の２科目のうち有害業務に係るもの以外の問題が免除されます（特例第一種衛生管理者）。また、船員法による衛生管理者適任証書の交付を受けた者でその後１年以上労働衛生の実務に従事した経験を有するものは、「労働生理」の科目が免除されます。

出題形式

試験の出題形式は、すべて５肢択一式で、解答用紙はマークシート記入方式の筆記試験です。

試験時間

各センターでの試験時間は、第一種衛生管理者試験、第二種衛生管理者試験ともに、3時間（13：30～16：30）です。ただし、特例第一種衛生管理者試験については、13：30～15：30の2時間。船員法による科目免除者については、13：30～15：45の2時間15分が試験時間となります。

合格基準

衛生管理者免許試験は、合格人数に制限はありません。基準点以上取れば、順位にかかわらず誰でも合格できます。**試験科目**（「有害業務に係るもの」と「有害業務に係るもの以外のもの」に範囲が分かれている科目はそれぞれの範囲を1科目とする）**ごとに40%以上得点**でき、**かつ、すべての科目の合計得点が60%以上**の場合に合格となります。

〔過去3年間の試験実施状況〕

	第一種衛生管理者			第二種衛生管理者		
年度	受験者数	合格者数	合格率	受験者数	合格者数	合格率
2021年度	68,210人	29,113人	42.7%	36,057人	17,922人	49.7%
2022年度	68,066人	31,207人	45.8%	35,119人	18,089人	51.4%
2023年度	67,572人	31,108人	46.0%	37,061人	18,374人	49.6%

受験手続

①オンライン＋郵送

受験申し込みと試験手数料の支払いをオンライン上で行い、別途、提出書類と印刷した申請書を郵送する方法です。詳しくは下記HPを確認してください。

受験申請システム：https://www.exam.or.jp/m/index.html

②書面

公益財団法人 安全衛生技術試験協会および全国8カ所にある安全技術センター、免許試験受験申請書取扱機関一覧に示す団体にて頒布されている免許試験受験申請書を入手のうえ、受験を希望する安全衛生技術センターへ提出します。詳しくは下記HPを確認してください。

公益財団法人 安全衛生技術試験協会 HP：https://www.exam.or.jp

試験に関する問い合わせ先

公益財団法人 安全衛生技術試験協会	〒101-0065　東京都千代田区西神田３-８-１ 千代田ファーストビル東館９階	03-5275-1088
北海道安全衛生技術センター	〒061-1407　北海道恵庭市黄金北３-13	0123-34-1171
東北安全衛生技術センター	〒989-2427　宮城県岩沼市里の杜１-１-15	0223-23-3181
関東安全衛生技術センター	〒290-0011　千葉県市原市能満2089	0436-75-1141
関東安全衛生技術センター 東京試験場	〒105-0022　東京都港区海岸１-11-１ ニューピア竹芝ノースタワー21階	03-6432-0461
中部安全衛生技術センター	〒477-0032　愛知県東海市加木屋町丑寅海戸51-５	0562-33-1161
近畿安全衛生技術センター	〒675-0007　兵庫県加古川市神野町西之山字迎野	079-438-8481
中国四国安全衛生技術センター	〒721-0955　広島県福山市新涯町２-29-36	084-954-4661
九州安全衛生技術センター	〒839-0809　福岡県久留米市東合川５-９-３	0942-43-3381

出題傾向分析 & 対策

衛生管理者には、第一種衛生管理者と第二種衛生管理者の２種類の免許があります。第一種、第二種とも試験科目は「労働生理」「労働衛生」「関係法令」の３科目に分かれています。うち、「労働衛生」と「関係法令」の２科目は、〈有害業務に係るもの〉と〈有害業務に係るもの以外のもの〉に分かれており、〈有害業務に係るもの〉の範囲は２科目とも第一種衛生管理者試験のみに出題されます。

試験は**各科目**（有害、非有害は別科目となるので、第一種は５科目、第二種は３科目）で**40%以上かつ合計得点60%以上**で合格となります。広範な学習分野を効率良く学習し、苦手分野でも確実に得点するために、各科目ごとの概要と試験対策を紹介します。

労働生理

1. 科目概要

人体の組織やそのメカニズム、環境条件や労働による人体への影響などについて学習します。

2. 試験対策

労働生理は、中学校の理科で学ぶような内容です。人体に関する分野のため、なじみのある単語も多く、学習しやすく、得点源としやすい科目です。

科目範囲からまんべんなく出題される傾向にありますが、「**血液の成分**」「**心臓の構造と血液循環**」をはじめ、頻出の項目については、重要度Ａとしています。重要度の高い項目については、確実に理解しておくことが求められます。

労働衛生〈有害業務に係るもの〉

1. 科目概要

人体に悪影響を及ぼす危険で有害な環境と、それらがもたらす疾病などについて学習します。

2. 試験対策

「**職業性疾病**」に関しては、必ずといってもいいほど複数問出題されます。有害物質の名称など、なじみのない単語が多く出てくるため、学習しづらいと感じるかもしれません。試験に頻出の知識を厳選して掲載していますので、少なくとも「これで得点 UP !」にまとめている知識は確実に得点できるように学習しましょう。また、「**リスクアセスメント**」についての出題も多くなっています。

労働衛生〈有害業務に係るもの以外のもの〉

1. 科目概要

一般的な作業環境にある事業場について、気温や空気、照明などが与える人体への影響と、救急処置の方法について学習します。

2. 試験対策

第一種と第二種試験で、試験傾向が異なる項目があります。項目ごとに付されている重要度を参考にメリハリをつけて学習しましょう。

この分野は、かなり広範囲にわたって出題されるのが特徴です。ただし、きちんと理解していれば、比較的解きやすい問題も少なくないので、丁寧な学習を心がけましょう。近年では、「**健康管理**」に関する出題が多くなっています。

関係法令〈有害業務に係るもの〉

1. 科目概要

労働安全衛生法および有害物質に関する厚生労働省令を中心に、有害な労働環境から労働者を保護するための法知識を学びます。

2. 試験対策

関係法令の出題はかなり広範囲になります。

出題の中心は、「**労働安全衛生法**」となり、かなり細かい知識が聞かれることもありますが、まずはテキストに記載されている頻出知識を正確に覚えましょう。労働衛生関係法令では「**有機溶剤中毒予防規則**」「**粉じん障害防止規則**」の出題が多くなっています。

関係法令〈有害業務に係るもの以外のもの〉

1．科目概要

労働基準法、労働安全衛生法、事務所衛生基準規則など、労働者を取り巻く環境に関する法令に関する知識を学びます。

2．試験対策

試験では、法令の条文そのものが出題されることはほとんどありません。条文の内容をきちんと把握していれば解ける問題が多いので、条文が何を規定しているのか、その中身を理解するようにしましょう。

第一種、第二種共通で、「**衛生管理体制**」や「**健康診断**」が多く出題されます。

衛生管理者試験は毎月1～10回実施される非常に回数の多い試験です。そのため試験問題は、**ある程度のパターンに絞られる**といっても過言ではありません。**基本的な知識を押さえ**、そのうえで、**過去に出題された問題を繰り返し学習する**ことが、なによりの攻略法となります。まずは本書『ユーキャンの第1種・第2種衛生管理者 速習レッスン』で基礎的な知識を身につけ、そのあと第一種試験を受験される方は『ユーキャンの第1種衛生管理者 重要過去問&予想模試』を、第二種試験を受験される方は『ユーキャンの第2種衛生管理者 重要過去問&予想模試』で復習を兼ねた問題演習を行うことをおすすめします。

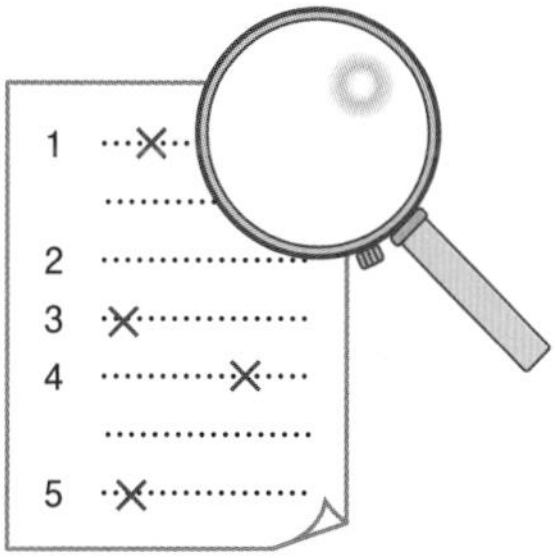

CONTENTS

害…レッスンのすべての項目が有害　害…レッスンの一部の項目が有害

労働生理

この科目では、人体のしくみなど、医学的な分野について学びます。すでに中学校の理科の授業などで一度学んだことのある部分も多く、得点源にしやすい科目ですので、ここで確実に得点することが、合格のカギといえるでしょう。
試験では第一種・第二種ともに10問ずつ出題されます。

第1章
労働生理

Lesson 1　血液・循環器系
Lesson 2　呼吸器系
Lesson 3　消化器系
Lesson 4　代謝・内分泌系
Lesson 5　泌尿器系
Lesson 6　感覚器系
Lesson 7　神経系
Lesson 8　運動器系
Lesson 9　環境による心身の変化

第1章
LESSON 1

血液・循環器系

学習のPOINT 血液に含まれる血漿蛋白質と有形成分（赤血球・白血球・血小板）それぞれの働きについて整理して押さえましょう。また、心臓の構造と血管の種類、そこに流れる血液の種類（動脈血・静脈血）を正確に覚えましょう。

1 血液の成分　1種 A　2種 A

人の体の血液量は、体重のおよそ **13分の1**（8％）です。

血液は**液体成分**（約55％）と**有形成分**（約45％）からなっています。

- 血液
  - **液体成分（血漿）**（約55％）
    - **水分**
    - **蛋白質** … アルブミン、グロブリン、フィブリノーゲン
    - **その他**
  - **有形成分（血球）**（約45％）
    - **赤血球**
    - **白血球** … 好中球、リンパ球（Bリンパ球、Tリンパ球）など
    - **血小板**

> 血液の働きには、
> ① 生命維持に欠かせない栄養素や、酸素、二酸化炭素、不要になった老《ろう》廃《はい》物《ぶつ》などを運搬する
> ② 有害な細菌やウイルスなどを処理する
> ③ 体温を一定に保つ
> などがあります。

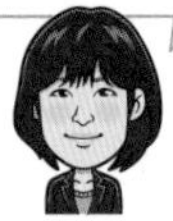

1. 血液の液体成分

血液の液体成分は血漿《けっしょう》と呼ばれます。通常淡黄《たんおう》色で、**水分**と**蛋《たん》白《ぱく》質**などからなります。**蛋白質**には、**アルブミン**や**グロブリン**、**フィブリノーゲンが含まれています**。

アルブミンには、血漿中の水分が血管から組織に漏れないよう維持する働き（**血液浸透圧《しんとうあつ》の維持**）があります。**グロブリン**＊1は、**免疫反応**に作用します。水溶性である**フィブリノーゲン**は不溶性の**フィブリン**に変化することで血液を**凝固《ぎょうこ》**させる働きがあります。

補足
＊1 グロブリンには、α、β、γの3種類があり、主にγグロブリンは免疫物質の抗体を含み、免疫グロブリンともいわれる。

これで得点UP!

血漿蛋白質の機能

血漿蛋白質	機　能
アルブミン	血液浸透圧の維持
グロブリン	免疫反応
フィブリノーゲン	血液の凝固反応

2. 血液の有形成分

血液の有形成分は、**赤血球、白血球、血小板**の3つの血球からなります。これらは、**骨髄《こつずい》**でつくられています。

(1) 赤血球

赤血球は、両面の中央がへこんだ円板状の細胞です。赤血球の主な役目は、鉄を成分とする**ヘモグロビン**＊2の作用によって**酸素**や**二酸化炭素**を運搬することです。

● 赤血球

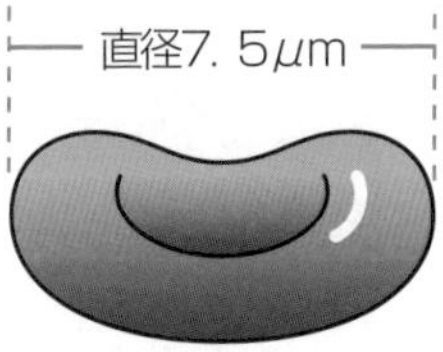

正常な状態では、赤血球は血液1 mm^{3}中に男性で約500万個、女性で約450万個含まれていて、全血液の体積の**約40%**を占めています。その寿命は約120日といわれています。

また、**血液中に占める赤血球の容積の割合**（%）を**ヘマトクリット**といい、男性で約45%、女性で約40%です。

血液中のヘモグロビンの濃度が低下した状態を一般に**貧血**といいます。組織への酸素の供給が不足するので、運動や仕事などで体を動かすと息切れや動悸《どうき》などの症状が現れます。貧血の程度の判定には、ヘモグロビンやヘマトクリットの値を用います。

(2) 白血球

白血球は、血液1 mm^{3}中に約4,000～8,500個、平均7,000個含まれています。

白血球には、**好中球《こうちゅうきゅう》**、好酸球《こうさんきゅう》、好塩基球《こうえんききゅう》、**リンパ球**、単球などがあり、**体内に侵入してきた細菌や異物から生体を防御**します。

白血球の**約60%**を占める**好中球**は、偽足を出して**アメーバのような動き**で体内に侵入してきた**細菌やウイルス、異物など**を取り込み（貪食《どんしょく》）、**消化・分解**します。

リンパ球は、白血球の**約30%**を占め、**免疫反応**にかかわっています。リンパ節、胸腺《きょうせん》、脾臓《ひぞう》で形成され、**細菌や異物などの抗原**＊3**を認識し抗原を直接攻撃する細胞性免疫**の作用をもつ**Tリンパ球**と、**抗体**＊4**をつくりその抗体によって抗原を攻撃する体液性免疫**の作用をもつ**Bリンパ球**などがあります。

(3) 血小板

血小板は、**核をもたない直径2～3μmの不定形の細胞**で、血

用語

＊2 ヘモグロビン
血色素ともいわれる。肺で酸素を受け取って組織に運搬し、二酸化炭素を組織から肺に運搬する。ヘモグロビンの値には男女差がある。

白血球の寿命は種類によって異なりますが、一般に赤血球より短いとされています。

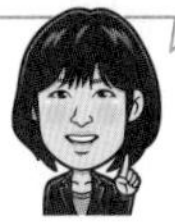

用語

＊3 抗原
免疫に関する細胞によって異物として認識される物質のこと。

用語

＊4 抗体
体内に入ってきた抗原に対して体液性免疫においてつくられる免疫グロブリンと呼ばれる蛋白質のこと。

液 1 mm^3 中に約 15 万～ 35 万個含まれています。

血小板は、ケガなどで出血したとき、**止血のために働きます**。非常に破れやすい膜で包まれていて、血液が血管外に出るとすぐに壊れて流動性がなくなり、**血液凝固作用を促進**します。

出血すると、まずは血小板が傷口に集まり血液凝固を促進させる物質を放出し出血を抑えます。その後、血漿中のフィブリノーゲンがフィブリンに変化することで、血液凝固がより強固なものになります。

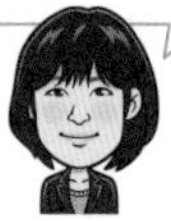

これで得点UP!

血液の有形成分の機能

有形成分		機　能	数の男女差
赤血球		酸素を組織に供給し、二酸化炭素を搬出する	あり
白血球	Tリンパ球	細菌や異物を認識し、直接、抗原を攻撃する	なし
	Bリンパ球	抗体を産生し、その抗体によって抗原を攻撃する	
	好中球	細菌やウイルス、異物などを貪食《どんしょく》	
血小板		血液凝固作用を促進し止血	なし

2 血液型　1種 C　2種 C

ABO 式の血液型＊1 は、有形成分である赤血球のもつ凝集《ぎょうしゅう》原と、液体成分である血清《けっせい》＊2 に含まれている凝集素によって決まります。

ABO 式では、凝集原 A・B と凝集素抗 A・抗 B の有無の組合せによって A 型、B 型、AB 型、O 型の 4 種類の血液型に分類されます。日本人のこの血液型での構成は、A 型約 40%、O 型約 30%、B 型約 20%、AB 型約 10%となっています。

補足
＊1 赤血球の血液型分類で最も広く利用されている。

用語
＊2 **血清**
血液の液体成分（血漿）からフィブリノーゲンを取り除いたもの。

● **ABO 式による血液型の分類**

血液型	赤血球中の凝集原（抗原）	血清中の凝集素（抗体）
A 型	A	抗 B
B 型	B	抗 A
AB 型	A・B	なし
O 型	なし	抗 A・抗 B

凝集原 A と凝集素抗 A、凝集原 B と凝集素抗 B というように、「A」や「B」という同じ符号の付いた赤血球中の凝集原と血清中の凝集素が混ざると、赤血球が互いに集合する現象が生じます。これは、一方の人の**赤血球中にある凝集原**と他方の人の**血清中にある凝集素**との間で起こる反応で、**凝集反応**といいます。

● 凝集原と凝集素のイメージ

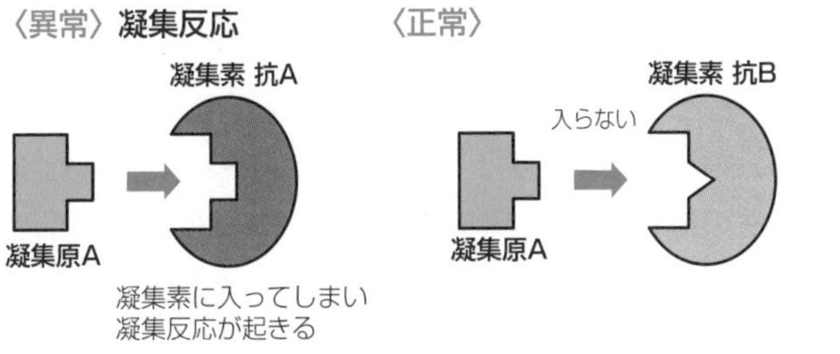

3 心臓の構造と血液循環 1種 A 2種 A

1. 心臓の構造

心臓は心筋《しんきん》という丈夫な筋肉でできています。心臓の大きさは人の手のこぶし大で、内部は、**右心房《うしんぼう》**、**右心室《うしんしつ》**、**左心房《さしんぼう》**、**左心室《さしんしつ》**の部屋に分かれます。

血液は、心臓の中を流れるときも血管内同様一方通行です。そのため、血液逆流防止のための弁があります[*3]。

● 心臓の構造

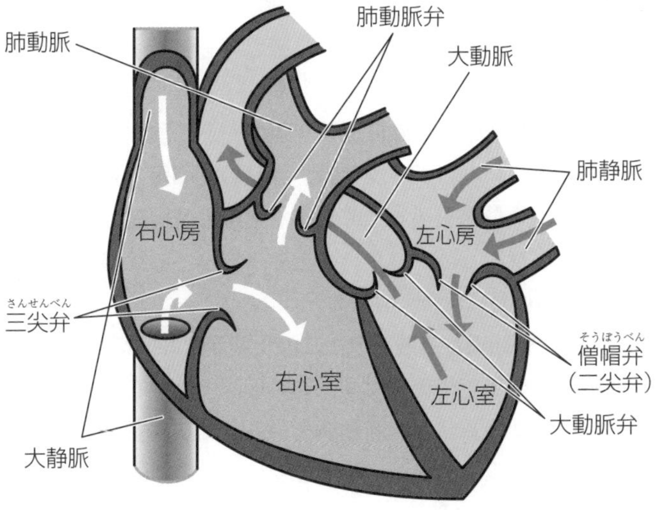

ポイント講義

筋肉は、横紋筋《おうもんきん》（骨格筋）と平滑《へいかつ》筋《きん》（内臓筋）に分けられます。また、自由に動かせる筋肉を随意筋《ずいいきん》、意志によって動きを調節できない筋肉を不随意筋といいます。通常は横紋筋が随意筋、平滑筋が不随意筋ですが、心筋は内臓にあるにもかかわらず横紋筋で、かつ不随意筋です。

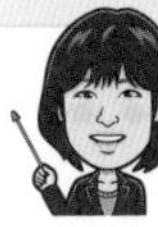

補足

＊3 右心房と右心室の間の弁を三尖弁、左心房と左心室の間の弁を僧帽弁（二尖弁）という。また、右心室と肺動脈の間には肺動脈弁、左心室と大動脈の間には大動脈弁がある。

2. 心臓の働き

心臓は、全身に血液を送り出すポンプの役割を果たしています。心室と心房は交互に収縮と拡張を繰り返します。この収縮と拡張の運動を**拍動**といい、1分間における拍動数を**心拍数**といいます。**拍動は、右心房に存在する洞結節《どうけっせつ》（洞房結節《どうぼうけっせつ》）と呼ばれるペースメーカーの役割を果たす組織で発生した電気的な興奮が刺激伝導系を介して心筋に伝わることで規則正しく行われます**。通常、成人の心拍数は、約60～80回です。また、1回の拍動で送り出す血液の量は40～100mℓ（平均60mℓ）です。つまり、心臓は毎分4～5ℓの血液を動脈に送り出していることになります。

心臓の拍動は末《まっ》梢《しょう》の動脈まで伝わりますが、この拍動による動脈圧の変動を触知したものを脈拍といいます。一般に、手首の橈骨《とうこつ》動脈（手首の母指側）で感知します。

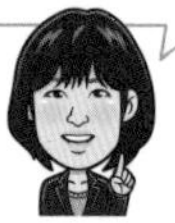

心臓は自律的に規則正しく拍動していますが、この調節はほかの臓器とともに**自律神経**の支配を受けます。自律神経のうち**交感神経**は**心臓の働きを促進**し、**副交感神経**は**心臓の働きを抑制**します。内分泌系の**副腎髄質《ふくじんずいしつ》**から分泌される**アドレナリン**にも、心臓の働きを盛んにする作用があります。

3. 血液循環の回路

血液は、心臓から動脈へ拍出され、毛細血管を経て静脈から心臓へ戻ってきます。**心臓から送り出された血液が通る血管**が**動脈**、**心臓へ戻ってくる血液の通る血管**が**静脈**です。人間の体の中には、心臓と全身を循環する**体循環**と、心臓と肺を循環する**肺循環**があります[*1]。

体循環は、**全身の各組織に酸素を供給**し、**二酸化炭素を運び出すまでの循環**です。この循環では、心臓の**左心室**から送り出された**動脈血**は、**大動脈**を通って肺を除く**全身の各組織の毛細血管**で組織に酸素を供給し、二酸化炭素を受け取って**静脈血**となり、**大静脈**を経て右心房に戻ってきます。

肺循環は、**各組織から運ばれた二酸化炭素を呼吸により排出**し、**酸素を取り込むまでの循環**です。この循環では、心臓の**右心室**から送り出された**静脈血**は、**肺動脈**を通って肺に送られ、**肺の毛細血管**で二酸化炭素を排出し、酸素を受け取って**動脈血**となり、**肺静脈**を経て**左心房**に戻ってきます。

補足

＊1 心臓自体は、大動脈の起始部から出る冠《かん》状《じょう》動脈（冠動脈）によって酸素や栄養分の供給を受けている。なお、冠状動脈（冠動脈）は、心臓から出た大動脈の起始部から左右2本が分岐し、左の冠動脈はさらに2本に分岐して心臓を取り巻いている。

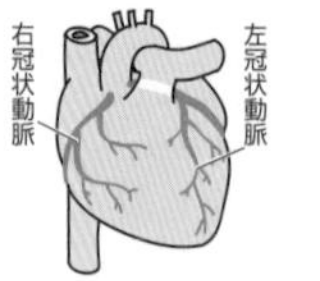

● 血液循環（模式図）

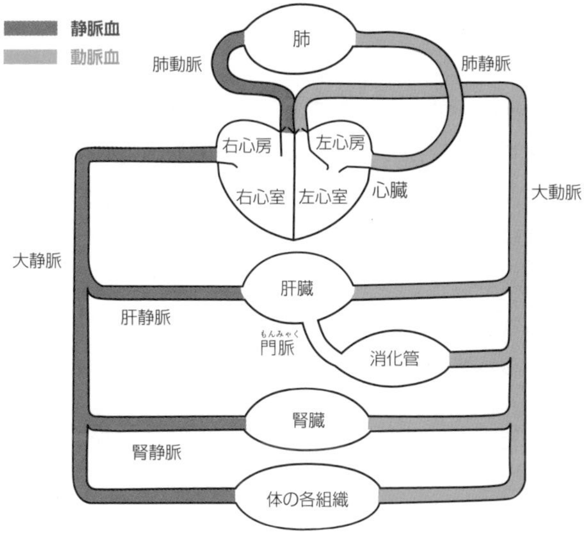

これで得点UP!

血管と血液の関係

血管	動脈	心臓から送り出される血液が流れる血管
	静脈	心臓へ戻ってくる血液が流れる血管
血液	動脈血	酸素を多く含む血液
	静脈血	二酸化炭素を多く含む血液

4 血圧 1種 C 2種 C

1. 血圧とは

血圧とは、血液が血管の側面を押し広げる力のことをいいます。心臓が収縮したときに血管にかかる圧力を最高血圧（収縮期血圧）、心臓が拡張したときに血管にかかる圧力を最低血圧（拡張期血圧）といいます。

2. 血圧の変動

血圧は、いろいろな影響を受けて変動します。

血圧は、暖かいときには皮膚の血管の拡張によって低下し、寒

ポイント講義

肝臓から出ていく肝静脈を流れる血液には、肝臓で合成された尿素が多く含まれています。また、門脈は、消化管で分解・吸収されたブドウ糖（グルコース）を肝臓に運びます。

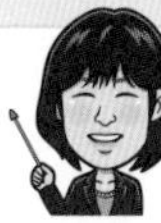

ポイント講義

酸素をたくさん含んだ血液を動脈血、二酸化炭素をたくさん含んだ血液を静脈血といいます。大動脈と肺静脈には動脈血が、大静脈と肺動脈には静脈血が流れています。

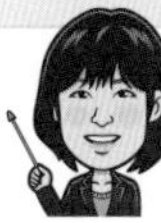

くなると皮膚の血管の収縮によって上昇します。また、ホルモンなどの内分泌系や自律神経系によってコントロールされており、夜間睡眠中に最も低く、日中では午後は午前に比べてやや高くなります。喫煙は血管を収縮し血圧を上昇させます。

高血圧の状態が続くと、血液の圧力に耐えるため、血管壁の厚さは増します。血管壁の厚さが増すと、**動脈硬化を引き起こす原因**となります。動脈硬化は、コレステロールの蓄積などにより、動脈壁が肥厚・硬化して弾力性を失った状態をいいます。進行すると血液が通る血管の狭窄や閉塞を招き、臓器への酸素や栄養分の供給が妨げられます。また、高血圧の状態が続くと、心臓は高い血圧に逆らって血液を送り出すため、心筋が厚くなり、心筋梗《こう》塞《そく》や心不全の原因となることがあります。

チャレンジ! チェック問題

第1種・第2種 できたらチェック		
□	1	血液の有形成分には、赤血球、白血球及び血小板があり、赤血球は酸素を組織に供給し、白血球は体内への細菌や異物の侵入を防御し、血小板は止血の機能を有する。 H25.10-40 H25.10-26
□	2	血漿《しょう》中の蛋《たん》白質のうち、グロブリンは血液浸透圧の維持に関与し、アルブミンは免疫物質の抗体を含む。 R5.4-40 R5.4-26
□	3	血液の凝固は、血漿中のフィブリノーゲンがフィブリンに変化し、赤血球などが絡みついて固まる現象である。 R5.10-35 R5.10-21
□	4	骨髄中で産生される赤血球の寿命は、約 120 日で、白血球の寿命に比べて長い。 H28.4-40 H28.4-26
□	5	血液中に占める白血球の容積の割合をヘマトクリットといい、感染や炎症があると増加する。 R3.4-40 R3.4-26
□	6	好中球は、白血球の約 60%を占め、偽足を出してアメーバ様運動を行い、体内に侵入してきた細菌などを貪食する。 R2.4-41 R2.4-27
□	7	白血球の一種であるリンパ球には、細菌や異物を認識するＢリンパ球と抗体を産生するＴリンパ球などがあり、免疫反応に関与している。 H26.4-40 H26.4-26
□	8	血小板は、体内に侵入してきた細菌やウイルスを貪食する働きがある。 R3.4-40 R3.4-26
□	9	ＡＢＯ式血液型は、赤血球による血液型分類の一つで、Ａ型の血清は抗Ｂ抗体をもつ。 R5.4-40 R5.4-26
□	10	心筋は人間の意思によって動かすことができない不随意筋であるが、随意筋である骨格筋と同じ横紋筋に分類される。 R4.4-36 R4.4-22
□	11	体循環は、左心室から大動脈に入り、毛細血管を経て静脈血となり右心房に戻ってくる血液の循環である。 R2.10-36 R2.10-22
□	12	大動脈及び肺動脈を流れる血液は、酸素に富む動脈血である。 R4.4-36 R4.4-22
□	13	血圧は、血液が血管の側面を押し広げる力であり、高血圧の状態が続くと、血管壁の厚さは減少していく。 H30.4-37 H30.4-23

［解答］ **1.** ○／**2.** ×アルブミンは血液浸透圧の維持に関与し、グロブリンは免疫物質の抗体を含む。／**3.** ○／**4.** ○／**5.** ×血液中に占める赤血球の容積の割合をヘマトクリットという。この値は、貧血になると低くなる。／**6.** ○／**7.** ×抗体を産生するのは、Ｂリンパ球である。／**8.** ×血小板は、止血作用をもつ。／**9.** ○／**10.** ○／**11.** ○／**12.** ×肺動脈には、静脈血が流れる。／**13.** ×高血圧の状態が続くと、血液の圧力に耐えるため、血管壁の厚さは増す。

第**1**章

LESSON 2

呼吸器系

学習のPOINT

呼吸のメカニズム（内呼吸・外呼吸）の仕組みを正確に区別する必要があります。また、呼吸運動とその調節について、赤字で示したキーワードを中心に正確に覚えましょう。

1 呼吸器系の構造と機能 1種 A 2種 A

1. 呼吸器系の構造

呼吸器系は、鼻腔《びくう》[＊1]、咽頭《いんとう》[＊2]、喉頭《こうとう》、気管、気管支、肺からなります。気道は、口や鼻から取り入れた空気を肺まで送る空気の通り道のことで、鼻腔、咽頭、喉頭、気管、左右の気管支から成り立っています。

● **呼吸器系の構造**

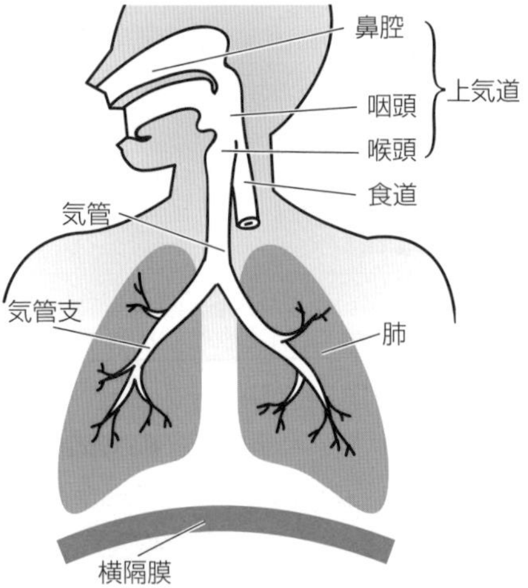

空気は、気管から左右2本の気管支を通り、左右の肺に入ります。気管や気管支の内面には繊毛《せんもう》があり、吸入した異物は痰《たん》となって体外に排出されます。肺に入るとさらに細い管へと分枝して、末端では肺胞という小さな袋のような組織になります。肺は無数の肺胞からなっており、肺胞の表面積は約 $100m^2$ にも達します。

用語

＊1 **鼻腔**
鼻孔（鼻の穴）から咽頭までの空間。粘膜で覆われている。吸入した空気に湿気を与えたり、吸入した空気中の異物を鼻毛で除去したりする。

＊2 **咽頭**
咽頭は、口を開けたときに見えるのどの奥の壁で、口蓋垂《こうがいすい》から喉頭までの部分をさす。

2. 呼吸のメカニズム

生体が酸素を体内に取り込み二酸化炭素を体外に排出するガス交換のことを呼吸といいます。そのメカニズムは、外呼吸（肺呼吸）と内呼吸（組織呼吸）に分けられます。**肺胞内の空気と肺胞を取り巻く毛細血管中の血液との間で行われる酸素と二酸化炭素のガス交換**を**外呼吸**（肺呼吸）といいます。酸素（O_2）を取り込んだ血液は、赤血球の中に含まれている**ヘモグロビン（Hb）と結合させて酸素を運搬**します。この血液が心臓から大動脈に拍出され、動脈血として流れることで酸素が全身に送られます。

体の各組織では、送られてきた動脈血の酸素を取り入れ、そこで生成された二酸化炭素は血液に取り込まれます。このような**組織細胞と血液の間で行われるガス交換**が**内呼吸**（組織呼吸）です。

これで得点UP!

外呼吸と内呼吸

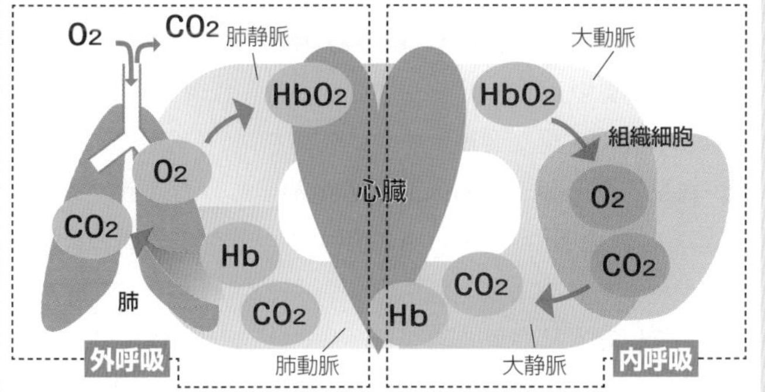

3. 呼吸運動

肺自体には運動機能がないため、呼吸運動は**横隔膜《おうかくまく》**＊3や**肋《ろっ》間筋**などの**呼吸筋**が収縮と弛緩《しかん》をすることで胸腔《きょうくう》内の圧力を変化させ、**肺を受動的に伸縮させることにより行われます**。息を吸う（**吸気**）ときには、**胸郭《きょうかく》**＊4**内容積が増し**、それに伴い胸腔が広げられ、**内圧が低下**し、気道から肺の中に**空気が流れ込みます**。息を吐く（**呼気**＊5）ときは、胸の呼吸筋や横隔膜によって胸郭内容積が減りそれに伴い胸腔が狭められ、内圧が高くなり肺の中から空気が押し出されます。

用語

＊3 **横隔膜**
腹腔と胸腔を隔てる筋肉性の膜。収縮・拡張することで呼吸運動を助ける。

＊4 **胸郭**
肺や心臓などを支え、保護する骨格。肋骨、胸骨、胸椎で構成される。

補足

＊5 通常の呼吸の場合の呼気には、酸素が約16%、二酸化炭素が約4%、それぞれ含まれる。

● 人体の呼吸運動

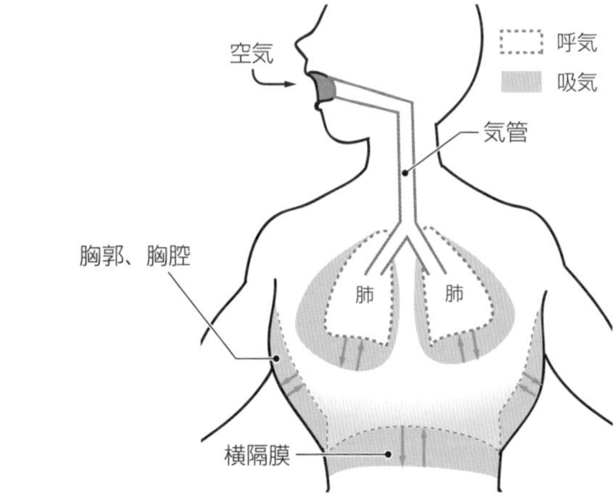

2 呼吸の調節 1種 A 2種 A

1. 呼吸の調節

激しい運動などで全身の代謝が促進されると、組織の酸素の消費量が増加します。すると、組織で生成された二酸化炭素が増加し、**血液中の二酸化炭素も増加**します。この結果、**延髄**《えんずい》[*1]にある**呼吸中枢**が刺激されて**肺でのガス交換の量が多くなります**。また、身体活動時には、1回換気量[*2]も増加するため、1分間の換気量は数倍に達します。肺活量（最も深い吸気の状態から最も深い呼気の状態までに吐くことができる換気量）が多い人は、肺でのガス交換面積が広く、一般に激しい肉体労働をするのに有利です。

通常の**呼吸数**は**1分間に16～20回（平均18回）程度**ですが、**食事、入浴、発熱、運動などによって増加します**。激しい運動では数倍になることもあります。

2. 呼吸の異常

呼吸をしていない状態から次第に呼吸が深まり、再び浅くなって呼吸が止まる状態を交互に繰り返すパターンの呼吸を**チェーンストークス呼吸**といいます。**延髄の呼吸中枢の機能が衰える**ことが原因で生じ、一般的に、心不全や脳卒中などが重症化して、**脳への酸素の供給が不十分**になっていることを示します。

用語

＊1 **延髄**
脳髄の下端部分。呼吸運動、心臓の活動をつかさどる。

「肺でのガス交換の量が多くなる」ことを「呼吸が深く速くなり、回数が増加する」との表現で出題されることもあります。

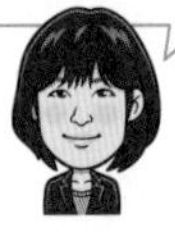

用語

＊2 **1回換気量**
成人の安静時の1回の呼吸量。約500ml。

チャレンジ! チェック問題

第1種・第2種 できたらチェック		
□	1	肺胞内の空気と肺胞を取り巻く毛細血管中の血液との間で行われるガス交換は、内呼吸である。 R5.4-35 R5.4-21
□	2	胸郭内容積が増し、その内圧が低くなるにつれ、鼻腔《くう》、気管などの気道を経て肺内へ流れ込む空気が吸気である。 R5.10-37 R5.10-23
□	3	呼吸運動は、気管と胸膜の協調運動によって、胸郭内容積を周期的に増減させて行われる。 R3.10-38 R3.10-24
□	4	通常の呼吸の場合の呼気には、酸素が約 16%、二酸化炭素が約４%含まれる。 R2.10-37 R2.10-23
□	5	呼吸のリズムをコントロールしているのは、間脳の視床下部である。 R5.10-37 R5.10-23
□	6	身体活動時には、血液中の窒素分圧の上昇により呼吸中枢が刺激され、１回換気量及び呼吸数が増加する。 R5.4-35 R5.4-21
□	7	成人の呼吸数は、通常、１分間に 16 ～ 20 回であるが、食事、入浴、発熱などによって増加する。 R5.4-35 R5.4-21
□	8	チェーンストークス呼吸とは、肺機能の低下により呼吸数が増加した状態をいい、喫煙が原因となることが多い。 R5.4-35 R5.4-21

［解答］ 1. ×外呼吸である。／2. ○／3. ×横隔膜と肋間筋の協調運動によって行われる。／4. ○／5. ×延髄にある呼吸中枢によってコントロールされている。／6. ×血液中の二酸化炭素分圧の上昇などにより呼吸中枢が刺激される。／7. ○／8. ×呼吸をしていない状態から次第に呼吸が深まり、再び浅くなって呼吸が止まる状態を交互に繰り返すパターンの呼吸をチェーンストークス呼吸という。延髄の呼吸中枢の機能が衰えることが原因で生じる。

第1章

LESSON 3

消化器系

学習のPOINT 三大栄養素（炭水化物、蛋白質、脂質）の消化・吸収のメカニズムを、それぞれを消化する消化酵素と一緒に覚えましょう。肝臓については、その機能を整理して押さえましょう。

1 消化器系の構造と機能　1種 B　2種 B

消化とは、食物から栄養を摂取するために食物を吸収されやすい形に分解する過程のことです。消化は、消化器と消化酵素（消化液）の作用によって行われます。

1. 消化器系の構造

消化器は口腔《こうくう》から肛門《こうもん》までの消化管と消化腺からなっています。

● 消化器系の構造

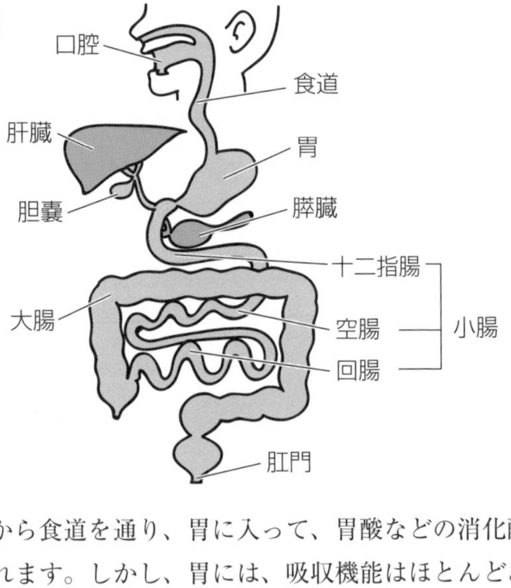

食物は、口腔から食道を通り、胃に入って、胃酸などの消化酵素により消化されます。しかし、胃には、吸収機能はほとんどありません[*1]。

小腸は、胃に続く全長6～7mの細長い管で、十二指腸、空腸、回腸で構成されています。消化された食物は小腸の上部の**十二指腸**で**胆嚢《たんのう》**、**膵臓《すいぞう》**[*2]からそれぞれ分泌される**胆汁**、**膵液**によりさらに消化されます。そして、**ほとんどの栄養素**は**小腸で体に吸収**さ

水分、塩分、ビタミン、ブドウ糖、アルコール、アミノ酸などは消化されずにそのまま吸収されます。

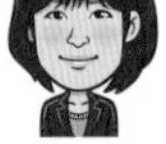

補足

＊1 水分の吸収はほとんど行われないが、アルコールは吸収される。

用語

＊2 **膵臓**
消化酵素を含む膵液をつくる器官。また血糖調節に関係するインスリンというホルモンをつくる。

れます。栄養素吸収の能率を上げるために**小腸**の内面はビロード状の**絨毛**《じゅうもう》という小さな突起物で覆われています。栄養素を吸収された残りは大腸へと送られます。最終的には糞塊《ふんかい》（便）となって肛門を通って体外に排出されます。

2. 消化器系の機能

各消化器では、食物から栄養素を吸収するための消化活動が行われます。その役割と機能は表のとおりです。

● **消化器系の役割と機能**

口腔		咀嚼《そしゃく》、炭水化物の分解（唾液）
胃		貯蔵、蛋白質の分解（胃液）
膵臓		**消化酵素を含む**膵液を分泌 血糖値を調節するホルモンを分泌
肝臓		各栄養素の貯蔵・代謝、胆汁の生成、解毒
小腸	十二指腸	各栄養素の分解（**炭水化物→ブドウ糖、蛋白質→アミノ酸、脂質→脂肪酸・モノグリセリド**）
小腸	空腸、回腸	栄養素の吸収
大腸		主に水分の吸収（塩分・ブドウ糖・ビタミンも一部吸収）

2 栄養素の消化・吸収 1種 A 2種 A

エネルギー源や体をつくる材料となる**炭水化物（糖質）**、**蛋白質**、**脂質（脂肪）**を三大栄養素といいます。これに**ビタミン**や**ミネラル（無機塩類）**を加えて五大栄養素ということもあります。

三大栄養素は熱量素とも呼ばれ、炭水化物と蛋白質では1g当たり4kcal、脂質では9kcalの高いエネルギーを生じます。

(1) 炭水化物（糖質）

炭水化物は、口腔内で**唾液中**の消化酵素**アミラーゼ（プチアリン）**によって麦芽糖に、さらに**膵液中**の消化酵素**膵アミラーゼ**や、小腸中のマルターゼによって最終的に**ブドウ糖（グルコース）に分解**され、**小腸から吸収**されます。

(2) 蛋白質

胃液中の**ペプシノーゲン**は、胃酸によって**ペプシン**という消化酵素になり、**蛋白質**を**ペプトンに分解**します。ペプトンはさらに

消化された栄養素は「小腸の粘膜面の絨毛から吸収される」と表現するのが正しいのですが、実際の問題では、「腸壁から」、「小腸から」のほか、「小腸腸壁から」、「小腸の粘膜から」などいくつかの表現が使われています。それぞれ意味は同じです。

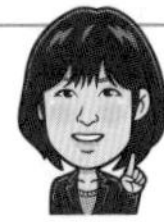

ポイント講義

蛋白質は約20種類のアミノ酸が結合したもので、筋肉や内臓などを構成する成分となります。

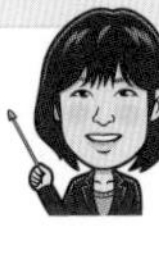

十二指腸で膵液中の消化酵素**トリプシン**などによって最終的に**アミノ酸に分解**され、**小腸から吸収**されます。

吸収されたアミノ酸は、血液循環によって各組織へと運ばれ、体に必要な形の**蛋白質に再合成**されます。

(3) 脂質（脂肪）

脂質は、十二指腸で**胆汁と混合して乳《にゅう》化《か》**され、膵液中の消化酵素**膵リパーゼ**によって**脂肪酸とモノグリセリドに分解**され、**小腸から吸収**されます[*1]。

補足
＊1 脂質は、糖質や蛋白質に比べて多くのＡＴＰを産生することができるので、エネルギー源として優れている。

これで得点UP!

三大栄養素の消化・吸収

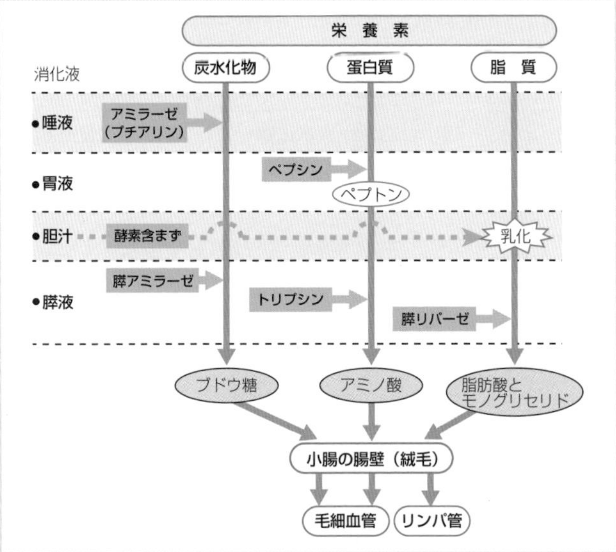

消化管で分解された**ブドウ糖**および**アミノ酸**は、小腸から吸収されて**毛細血管に入り**、その後、**門脈《もんみゃく》を通って肝臓に運ばれます**。また、**脂肪酸とモノグリセリド**は、小腸から吸収された後、**大部分は再び脂肪となってリンパ管に入り**、その後、**血管を通って肝臓に運ばれます**。

(4) ミネラル（無《む》機《き》塩類《えんるい》）

代表的なものにナトリウム、カリウム、マグネシウム、カルシウムなどがあり、細胞、血液、リンパなどの体液や骨などの形で体を構成しています。体液浸透圧の保持や体内の酸・アルカリの均衡維持などの働きをします。**ミネラル**は、**分解されずにそのまま吸収**されます。

(5) ビタミン

ビタミンは、人体の機能を調節する物質です[＊2]。ミネラルと同様に、**分解されずにそのまま吸収**されます。

3 肝臓の構造と機能 1種 A 2種 A

1. 肝臓の構造

肝臓は､重さが約1,200gにもなる人体最大の臓器です。肝臓には、胆嚢に胆汁を送る胆管のほか、肝臓に酸素などを供給する**動脈（肝動脈）**、**静脈（肝静脈）**、**門脈**[＊3]の3つの血管が通っています。

肝臓に流れ込む全血液量のうち、5分の4は門脈からの血液（門脈血）です。

2. 肝臓の機能

肝臓は、吸収された各栄養素を貯蔵・代謝[＊4]するだけでなく、ほかにも生命の維持に必要な多くの役割を果たす重要な器官です。

(1) 各栄養素の貯蔵・代謝

① 炭水化物の代謝

門脈血中に含まれるブドウ糖（グルコース）が増加（血糖値上昇）すると、**インスリンが作用**して、**ブドウ糖をグリコーゲンに変え**、**肝臓内**に**蓄えます**。

一方、運動や労働などによってブドウ糖が消費され、**血液中のブドウ糖が不足（血糖値低下）**すると**肝臓内に蓄えられたグリコーゲン**は、**グルカゴンやアドレナリンの作用によりブドウ糖に分解**され、血液中に送り出されます。

補足

＊2 ビタミンAは、細菌に対する皮膚や粘膜の抵抗力の維持、視覚の維持などに関与していて、不足すると暗いところで視覚が低下（夜盲症）する。Bは、神経の働きや成長に関連している。Cは、皮膚や歯肉から出血を起こす壊血病を予防する作用や、生体の酸化防止の働きがある。Dはカルシウム量の調節を行い、骨の成長発達に関与する。Eが不足すると、筋肉栄養障害や中枢神経障害などを起こし、Kは血液の凝固に関連する。

補足

＊3 肝臓に入ってくるのは肝動脈と門脈。肝臓から出ていくのは肝静脈と胆管。

用語

＊4 **代謝**
栄養素をエネルギーに変える作用のこと。

● 血糖の調節

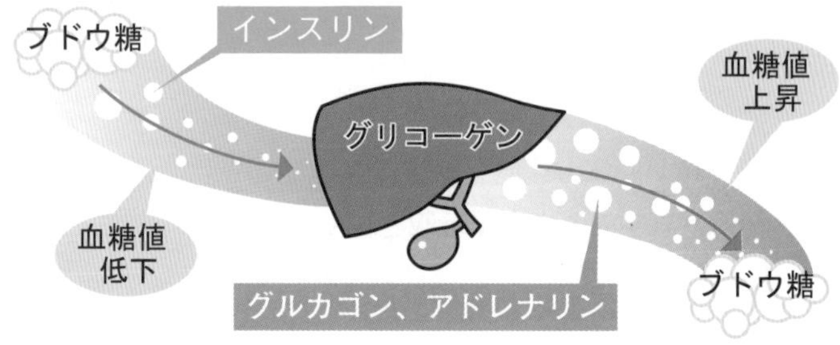

② 蛋白質の代謝

肝臓は、**アミノ酸**から**アルブミン**やグロブリン（免疫グロブリンを除く）、**フィブリノーゲン**などの**血漿蛋白質を合成**します。**フィブリノーゲン**は、**血液凝固物質**です。また、**血液凝固阻止物質（アンチトロンビンなど）も合成**します。

絶食などによって栄養素が供給されず、**ブドウ糖が不足した場合**は、**アミノ酸からブドウ糖を生成**する働きがあります。これを**糖新生**といいます。

③ 脂肪の代謝

脂肪酸を分解したり、**コレステロールとリン脂質**[*1]**を合成**したりします。また、余分な**蛋白質**と**糖質**を**中性脂肪に変換**します。

補足
＊1 コレステロールやリン脂質は、細胞膜の成分となる。

(2) 胆汁の生成

肝臓は、**胆汁を合成**します。胆汁は、**アルカリ性**の消化液です。**消化酵素は含まれていません**が、**食物中の脂肪を乳化して、消化・吸収を助けます**。肝臓で生成された胆汁は、胆管を通って胆嚢《のう》に貯留され、十二指腸へ分泌されます。

(3) その他の物質の代謝

ビリルビンを胆汁に排泄します。

また、**余分なアミノ酸を分解**し、**分解物であるアンモニアから尿素を合成**し、血中へ放出します。血中の尿素は、肝静脈によって腎臓へ送られます。そして、尿に放出され体外へ排泄されます。

ポイント講義
古くなった赤血球の成分は、脾臓でビリルビンなどに分解されます。肝臓で分解されるのではありません。

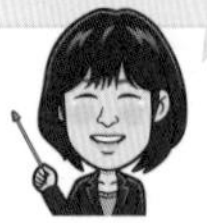

(4) 解毒作用

血液中の**有害物質**（アルコール、薬剤等の化学物質など）**を分解して無害化**し、胆汁中や尿中に排泄する機能をもっています。

これで得点UP!

試験によく出る　肝臓の機能

各栄養素の貯蔵・代謝	糖質（炭水化物）	**グリコーゲン**の合成・貯蔵・分解
	蛋白質	血液凝固物質や血液凝固阻止物質の合成
	脂質	**コレステロール・リン脂質**の合成、脂肪酸の分解
胆汁の生成	（脂肪の消化吸収を助ける）	
その他物質の代謝	ビリルビンを胆汁に排泄 尿素の合成	
解毒作用	有害な物質（アルコール・薬剤など）の分解	

3. 肝臓の機能検査

一般的に行われている肝機能検査において指標となるのは、血液中の**GOT**、**GPT**[＊2]、**γ－GTP**[＊3]の各値です。**肝疾患があるとき**にはいずれの**値**も**上昇**しますが、特に**γ－GTP**はアルコールの多飲で上昇するため、**アルコール性肝障害の指標**となります。

用語

＊2 **GOT、GPT**
GOTは、グルタミン酸オキサロ酢酸トランスアミナーゼという酵素の略。ASTとも呼ぶ。
GPTはグルタミン酸ピルビン酸トランスアミナーゼという酵素の略。ALTとも呼ぶ。

＊3 **γ－GTP**
γ－グルタミルトランスペプチダーゼという酵素の略。

チャレンジ! チェック問題

第1種・第2種　できたらチェック		
□	1	三大栄養素のうち糖質はブドウ糖などに、蛋《たん》白質はアミノ酸に、脂肪は脂肪酸とエチレングリコールに、酵素により分解されて吸収される。 R3.4-38 R3.4-24
□	2	血液循環に入ったアミノ酸は、体内の各組織において蛋白質に再合成される。 R4.4-40 R4.4-26
□	3	食物中の脂肪は、十二指腸で胆汁と混合して乳化された後、酵素により脂肪酸とモノグリセリドに分解され、腸壁から吸収される。 H21.10-42 改 H21.10-28 改
□	4	ペプシノーゲンは、胃酸によってペプシンという消化酵素になり、蛋白質を分解する。 R3.10-37 R3.10-23
□	5	蛋白質は、膵《すい》臓から分泌される消化酵素である膵リパーゼなどによりアミノ酸に分解され、小腸から吸収される。 R4.4-40 R4.4-26
□	6	無機塩及びビタミン類は、酵素による分解を受けないでそのまま吸収される。 R2.10-38 R2.10-24
□	7	肝臓では、アミノ酸から血漿《しょう》蛋白質が合成される。 R4.4-40 R4.4-26
□	8	肝臓では、門脈血に含まれるブドウ糖をグリコーゲンに変えて蓄え、血液中のブドウ糖が不足すると、グリコーゲンをブドウ糖に分解して血液中に送り出す。 H20.4-39 H20.4-25
□	9	肝臓には、胆汁を生成する機能がある。 R5.10-39 R5.10-25
□	10	胆汁はアルカリ性で、蛋白質を分解するトリプシンなどの消化酵素を含んでいる。 R2.10-38 R2.10-24
□	11	肝臓は、余分な脂肪を分解して尿素にする。 H24.4-38 H24.4-24
□	12	肝臓は、過剰な蛋白質及び糖質を中性脂肪に変換する。 R4.10-44 R4.10-30

[解答]　1. ×脂肪は、脂肪酸とモノグリセリドに分解される。／2. ○／3. ○／4. ○／5. ×蛋白質は胃液中のペプシンや膵液中のトリプシンという消化酵素により分解される。／6. ○／7. ○／8. ○／9. ○／10. ×胆汁は消化酵素を含んでいない。／11. ×余分なアミノ酸を分解して尿素にする。／12. ○

代謝・内分泌系

学習のPOINT
代謝については、用語の定義を、体温の調節については、体温調節の仕組みを正確に覚えましょう。このレッスンでは内分泌器官が頻出です。試験によく出る主なホルモンとその働きを確実に覚えましょう。

1 代謝とは　1種 A　2種 A

1. エネルギー代謝

食物に含まれる炭水化物や蛋白質、脂質などの栄養素を摂取し、生体に必要な物質を合成することを**同化**といいます。それに対し、同化によって得られた**グリコーゲンなどの有機物質を分解**し生命活動に必要な**エネルギーを発生**させることを**異化**といいます。この同化と異化の過程を合わせたものを**代謝**（新陳代謝）といいます。

代謝による物質の化学的変化に伴うエネルギーの転換を、特に生体のエネルギーの出入りの面からみて**エネルギー代謝**といいます。

2. 基礎代謝量

心臓を動かし、呼吸をし、体温を保つといった生命維持に必要な最低限のエネルギー量を**基礎代謝量**といいます。この基礎代謝量は横になり（横臥《おうが》）、安静を保ち、目を覚ました（覚醒《かくせい》）状態で測定します。基礎代謝量は、人種、体格、**性別、年齢などで異なります**。同性で同年齢であれば体《たい》表面積[＊1]にほぼ正比例します。

● 基礎代謝量

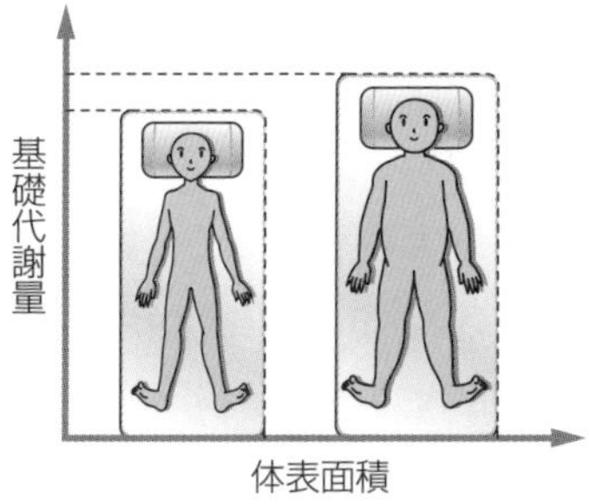

基礎代謝量は、日本人の成人男性1日当たりでは約1,500kcal、成人女性では約1,150kcalです。

特別に作業をしなくても、じっと座っているだけでも代謝量は増し、**基礎代謝量の1.2倍**になります。これを**安静時消費エネルギー量**といいます。そして、作業をするとその作業の強さに応じて代

ポイント講義
筋肉労働の負荷の尺度として、身体活動の強度を表す指標のメッツ（METs）が用いられることがあります。座位安静状態が1メッツ、普通歩行状態が3メッツです。

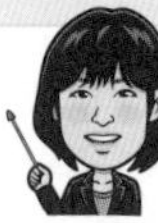

補足
＊1 体の表面積のこと。身長と体重から計算する。

謝量も増加していきます。

● **安静時消費エネルギー量**

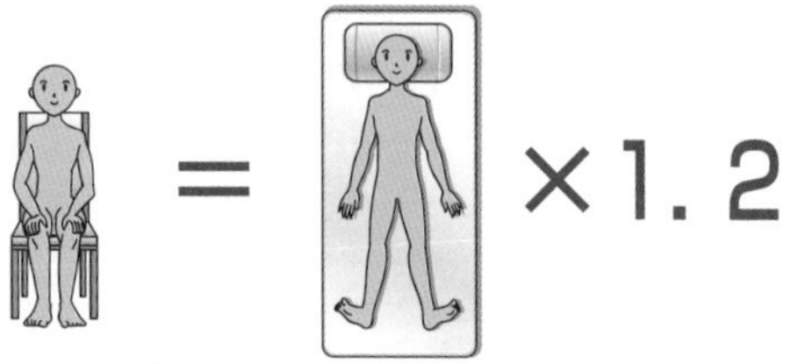

3. エネルギー代謝率

作業に要したエネルギー量が**基礎代謝量の何倍に当たるか**を示す数値を**エネルギー代謝率**（RMR＊1）といいます。

補足
＊1 Relative Metabolic Rate の略。

エネルギー代謝率は、**作業に要したエネルギー量（作業時間中の総消費エネルギー量－安静時消費エネルギー量〔基礎代謝量×1．2倍〕）**を**基礎代謝量で割る**ことで求めることができます。個人差がかなり除かれるため、同じ作業であればほぼ同じ値が得られます。エネルギー代謝率は**動的筋作業の強度を示す指標**としてはうまく表せますが、**精神的作業**や**静的筋作業**には、**作業に要するエネルギー量が少ないため適用できません**。

2 体温の調節機能　1種 A　2種 A

ポイント講義
恒常性は、内分泌系と神経系（自律神経系）によって調整されています。

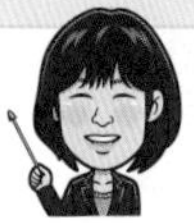

体内の各器官の機能や代謝を維持するため、体温を一定に保つことが必要です。このように外部環境が変化しても**身体内部の状態を一定に保つ生体の仕組み**を**恒《こう》常《じょう》性《せい》（ホメオスタシス）**といいます。体温は、**間脳《かんのう》の視《し》床《しょう》下《か》部《ぶ》**にある体温調節中枢によって調節されています。体温調節中枢が体温を調節する手段は大きく分けて2つあります。熱を発生する**産熱**と熱を下げる**放熱**です。

産熱は、主に栄養素の酸化燃焼、または分解などの代謝による化学的反応によって行われています。放熱はふく射（放射）、伝導、蒸発などの物理的な過程によるものです。

寒冷にさらされ、体温が下がると、**皮膚の血管は収縮**し、**血流量を減少**し、皮膚温を低下させます。これにより**体内の熱が外に放散（放熱）されるのを防ぎます**。また、同時に体内の代謝を高めたりすることで、体温を上げるよう働きます。

高温にさらされたり、労働や運動によって体温が上がると、**皮膚の血管は拡張**し、**血流量は増加**します。皮膚からの発汗を増加させることで**体内の熱を外に放散（放熱）**し、体温を下げるよう働きます＊2。また、同時に**内臓の血流量は減少**し体内の**代謝は抑制**されます。

発汗には、高温環境下で放熱の役割を果たす温熱性発汗と、精神的緊張や感動による精神性発汗があります。労働時には一般にこの両方が現れます。

なお人体では、**発汗のない状態**でも**皮膚や呼吸器などから1日約850gの水分が蒸発**しており、**不感蒸泄《ふかんじょうせつ》**と呼ばれます。

補足
＊2 計算上、体重70kgの人の体表面から100gの水分が蒸発すると、気化熱が奪われ、体温を約1℃下げることができる。

これで得点UP!　体温調節

	皮膚の血流	熱の放散
寒冷環境	減少	抑制
高温環境	増加	促進

3 体重の測定　1種 C　2種 C

肥満は、日常生活の偏りから生じるものであり、虚血性心疾患や脳血管疾患などの危険因子となります。

肥満の評価法にはさまざまなものがありますが、日本肥満学会は**BMI**（Body Mass Index）として肥満の判定基準を定めています。

● **肥満の判定基準**

BMI	判　定	
18.5未満	低体重	
18.5以上25未満	普通体重	
25以上30未満	肥満１度	
30以上35未満	肥満２度	
35以上40未満	肥満３度	高度肥満
40以上	肥満４度	高度肥満

BMIは、**体重（kg）を身長（m）の2乗で割って求めます。**

ポイント講義
BMIは、労働衛生の問題として出題されることもあります。

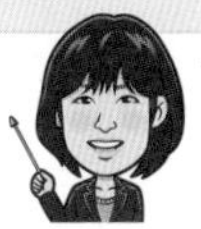

● BMI

BMI ＝体重（kg）÷（身長（m））^{2}

例：体重 52kg　身長 151cm の場合

BMI ＝ 52 ÷（1.51）^{2}

＝ 52 ÷ 2.2801

≒ 22.8

ポイント講義

試験では、身長はcmで出題されることが多いです。cmはmに換算してから計算しましょう。

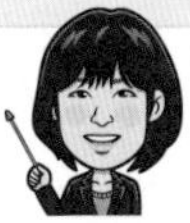

4 内分泌器官の種類　1種 A　2種 A

汗、消化液、ホルモン[*1]などを生成し、放出することを分泌といいます。分泌[*2]には、導管を通じて放出される外分泌と、血液などに分泌液を直接放出する内分泌があります。

内分泌を営む器官・臓器は下図のように人体内のいろいろなところにあり、右表に示すとおりそれぞれ独自の働きをしています。

内分泌器官は、恒常性を調節している器官の一つです[*3]。

● 主な内分泌器官

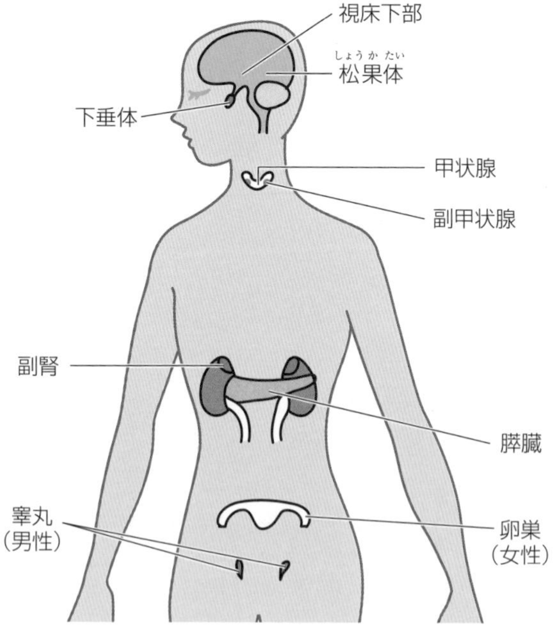

用語

＊1 **ホルモン**
体内の内分泌腺から分泌され、各器官・臓器の働きを調節する役割をもつ物質。

補足

＊2 血液中のホルモンの分泌は、日内変動などによって調整されている。たとえば、コルチゾールの分泌量は、通常午前中に高く、午後に低下する。

補足

＊3 恒常性を保つためのもう1つの仕組みには、自律神経系がある。

これで得点UP! 試験によく出る ホルモンとその働き

ホルモン	働き	内分泌器官
グルカゴン	血糖量の増加（血糖上昇）	膵臓
インスリン	血糖量の減少（**血糖低下**）	
アドレナリン	血糖量の増加（血糖上昇）	副腎髄質
コルチゾール	血糖量の増加（血糖上昇）	副腎皮質
アルドステロン	塩類バランスの調節	
パラソルモン	カルシウムバランスの調節	副甲状腺
ガストリン	胃酸の分泌を**促進**	胃粘膜
セクレチン	消化液の分泌を促進	十二指腸
メラトニン	睡眠と覚醒のリズム（サーカディアンリズム、概日《がいじつ》リズム）の調節	脳の松果体
副腎皮質刺激ホルモン	副腎皮質の活性化	下垂体

まずは、ホルモンとその働きを押さえるのがポイント。余力があったら、内分泌器官を覚えましょう。

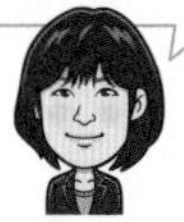

ポイント講義

副腎皮質ホルモンはストレスによって分泌量が増加します。また、運動をしているときにはアドレナリンの分泌量が増加します。

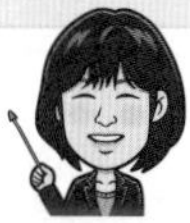

5 免疫 1種 A 2種 A

病原体などの異物が、唾液や胃酸、腸内環境などの生体防御[＊4]のしくみを突破して体内に侵入した場合には、白血球を中心とした「免疫」というしくみで排除します。

免疫には、体液性免疫と細胞性免疫があります。

1．体液性免疫

体内に侵入した病原体などの異物を、リンパ球が抗原と認識し、その抗原に対してだけ反応する抗体を血漿中に放出します。この**抗体**が抗原に特異的に結合し**抗原の働きを抑制**して体を防御するしくみを**体液性免疫**と呼びます。

2．細胞性免疫

リンパ球などが**直接**、病原体などの異物を**攻撃する**免疫反応を細胞性免疫と呼びます。

補足

＊4 体内に侵入した病原体などの異物を排除するしくみを生体防御という。唾液や涙などの粘液に含まれる酵素は、病原体を溶かし、胃酸は食物に混入している病原体を分解する。また、腸内環境を整えている多くの細菌は病原体の増殖や体内への侵入を難しくしている。

チャレンジ! チェック問題

第1種・第2種　できたらチェック

☐ 1　代謝において、細胞に取り入れられた体脂肪、グリコーゲンなどが分解されてエネルギーを発生し、ATP が合成されることを同化という。 R5.10-40 R5.10-26

☐ 2　基礎代謝量は、安静時における心臓の拍動、呼吸、体温保持などに必要な代謝量で、睡眠中の測定値で表される。 R4.4-43 R4.4-29

☐ 3　エネルギー代謝率は、一定時間中に体内で消費された酸素と排出された二酸化炭素の容積比である。 R5.10-40 R5.10-26

☐ 4　エネルギー代謝率は、生理的負担だけでなく、精神的及び感覚的な側面をも考慮した作業強度を表す指標として用いられる。 R3.4-43 R3.4-29

☐ 5　エネルギー代謝率の値は、体格、性別などの個人差による影響は少なく、同じ作業であれば、ほぼ同じ値となる。 R2.4-37 R2.4-23

☐ 6　体温調節のように、外部環境が変化しても身体内部の状態を一定に保つ生体の仕組みを同調性といい、筋肉と神経系により調整されている。 R4.10-37 R4.10-23

☐ 7　寒冷な環境においては、皮膚の血管が拡張して血流量を増し、皮膚温を上昇させる。 R2.10-39 R2.10-25

☐ 8　不感蒸泄とは、水分が発汗により失われることをいう。 H30.4-43 H30.4-29

☐ 9　松果体から分泌されるメラトニンは、体内のカルシウムバランスの調整を行う。 H30.4-44 H30.4-30

☐ 10　副甲状腺から分泌されるパラソルモンは、睡眠と覚醒のリズムの調節を行う。 H30.4-44 H30.4-30

☐ 11　膵《すい》臓から分泌されるコルチゾールは、血糖量を増加させる。 R4.10-38 R4.10-24

☐ 12　抗体とは、体内に入ってきた抗原に対して体液性免疫において作られる免疫グロブリンと呼ばれる蛋《たん》白質のことで、抗原に特異的に結合し、抗原の働きを抑える働きがある。 R3.10-42 R3.10-28

[解答]　**1.** ×異化という。／**2.** ×覚醒時の測定値で表される。／**3.** ×作業に要したエネルギー量（作業中の総消費エネルギー量－安静時消費エネルギー量〔基礎代謝量× 1.2 倍〕）を基礎代謝量で割った値である。／**4.** ×精神的および感覚的な側面をも考慮した作業強度を表す指標としては用いられない。／**5.** ○／**6.** ×外部環境が変化しても身体内部の状態を一定に保つ生体の仕組みを恒常性（ホメオスタシス）といい、おもに内分泌系と神経系（自律神経系）により調整されている。／**7.** ×寒冷な環境においては、皮膚の血管が収縮して血流量が減って、熱の放散が減少する。／**8.** ×発汗がない状態での水分の蒸発をいう。／**9.** ×睡眠と覚醒のリズムの調節を行う。／**10.** ×体内のカルシウムバランスの調整を行う。／**11.** ×コルチゾールの内分泌器官は副腎皮質である。／**12.** ○

泌尿器系

学習のPOINT 腎臓のどこ（糸球体・ボウマン嚢・尿細管）で、どのように尿が生成されるのか、図でイメージしながら正確に覚えましょう。近年では、泌尿器官の疾患についても出題されるので、整理しながら押さえましょう。

1 泌尿器系の構造 1種 C 2種 C

腎臓、尿管、膀胱《ぼうこう》などの器官をまとめて泌尿器系といいます。体内で産生された老廃物は、血液によって腎臓に運ばれます。腎臓は、老廃物から尿を生成し、血液の成分を一定に保つ働きを担っています。

● 泌尿器系の構造

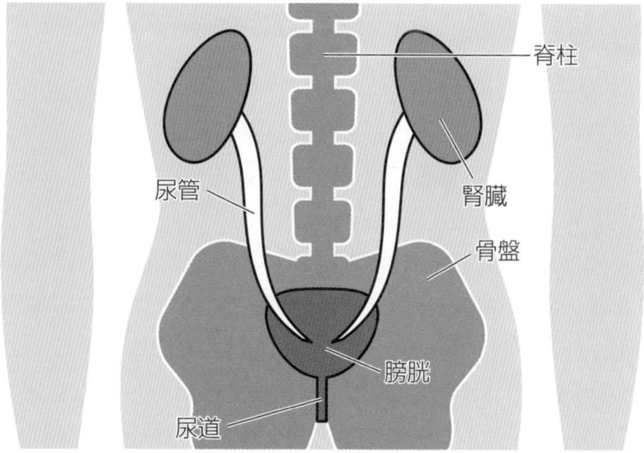

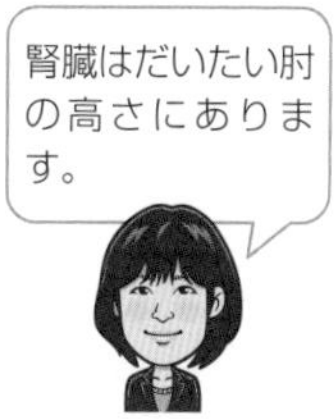

腎臓は、そら豆のような形をした臓器で、脊柱《せきちゅう》（背骨）の両側に左右一対あります。それぞれの腎臓から**1本ずつ**の尿管が出て、膀胱につながっています。

腎臓の皮質には、腎小体とそれに続く1本の尿細管《にょうさいかん》で構成されるネフロン（腎単位）があり、尿の生成に関与しています。

このネフロンは1つの腎臓の中に約100万個もあります。

● 腎臓の構造

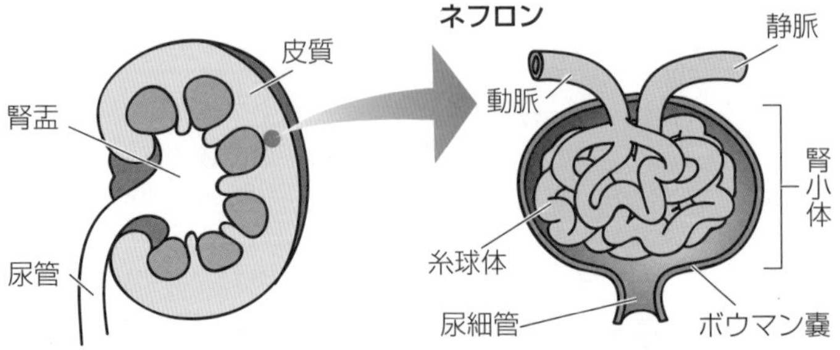

腎小体は、**糸球体《しきゅうたい》**（毛細血管の集合体）と**ボウマン嚢《のう》**により構成されています。

尿細管は、近位《きんい》尿細管、ヘンレ係蹄《けいてい》、遠位《えんい》尿細管の３部で構成されています。

2 尿の生成 1種 A 2種 A

1．尿の生成と成分

体内で不要になった蛋白質などは肝臓で尿素となり、無毒化されて、血液によって腎臓に運ばれてきます。この血液を、**糸球体**がフィルターの役割をして濾過《ろか》します。

血液成分中の血球や蛋白質はほとんど通過できないので血液に残ります。**血球や蛋白質**以外の**成分**は濾過されてボウマン嚢から尿細管に送られ原尿（150 ～ 180L ／日）となります。

ポイント講義
血中の糖（グルコース）、電解質、老廃物などが糸球体からボウマン嚢に濾し出されます。

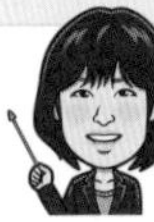

近位尿細管では水と電解質（ナトリウムやカリウムなど）の**80%以上**、糖（**グルコース**）や**アミノ酸**の**100%近く**が再吸収されます。さらにヘンレ係蹄、遠位尿細管で残った成分も再吸収されます。このようにして、糸球体で濾過された水の99%が尿細管で再吸収されます。したがって、正常な場合には尿中で蛋白や糖は検出されません。

ネフロンで生成した尿は、集合管を経て腎盂《じんう》に集められます。腎盂は尿管につながり、尿管によって膀胱に尿が運ばれます。尿は、膀胱で貯留され、ある一定の量に達すると人間に尿意を感じさせ、尿道を経て排泄《はいせつ》されます。このような尿の生成・排出により、体内の水分の量やナトリウムなどの電解質の濃度を調節するとともに、生命活動によって生じた不要な物質を排泄します。

● 尿の生成

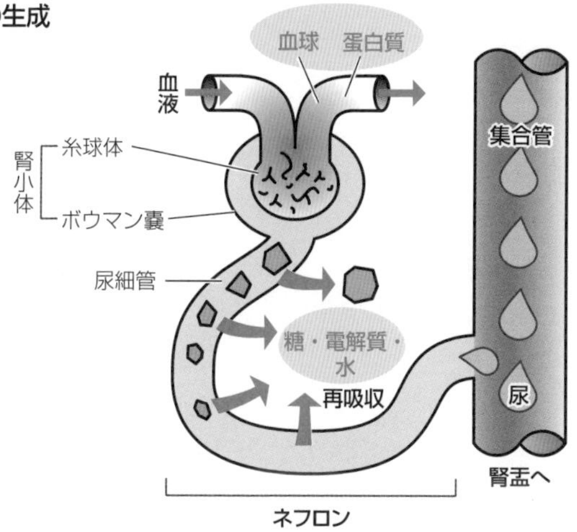

1日の尿量は約1,500mℓです。尿は淡黄色の液体で、固有の臭気を有し、通常、**弱酸性**です。その**成分の95%は水分、残り5%が固形物**です。尿の比重は通常1.010～1.025ですが、水分摂取量が多いと低下し、水分摂取量が少ないと高くなります。

1日の尿量は約1,500mℓですが、水分摂取量等により増減します。老廃物を処理するためには、最低でも400mℓの尿量が必要です。

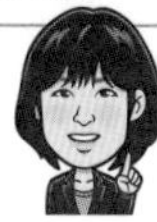

2. 泌尿器系の疾患

尿の成分は全身の健康状態をよく反映するので、尿検査は健康診断などで広く行われています。健康診断で行われる尿検査の一般的項目として以下のものがあります。

● 尿検査の項目と、考えられる病気

検査項目	考えられる病気（陽性の場合）	症状
尿蛋白	**慢性腎炎**や**ネフローゼ**など腎臓の病気や膀胱、尿道の病気	症状が重いほど**尿蛋白の量**は**増加**する
尿　糖	糖尿病や腎性糖尿	腎性糖尿は、血糖値が正常でも体質的に腎臓から糖が漏れてしまう症状。「糖尿病」とは区別する必要がある
尿潜血	腎炎、膀胱炎、尿路結石や腎臓・膀胱の腫瘍《しゅよう》	尿中に赤血球が壊れて混ざり、尿潜血として検出されることがある

また、健康診断の結果で、**血液中の尿素窒素（BUN）**[*1]**の値が高くなる場合**は、**腎臓の機能の低下**が考えられます。尿素窒素は、老廃物の一種で、腎機能が低下しているときは、尿中に排出されず血液中の値が高くなります。

補足

＊1 Blood Urea Nitrogen の略。

チャレンジ! チェック問題

第1種・第2種 できたらチェック

- □ 1 腎臓は、背骨の両側に左右一対あり、それぞれの腎臓から複数の尿管が出て、膀胱《ぼうこう》につながっている。 H29.10-40 H29.10-26
- □ 2 ネフロン（腎単位）は、尿を生成する単位構造で、1個の腎小体とそれに続く1本の尿細管から成り、1個の腎臓中に約100万個ある。 R2.10-40 R2.10-26
- □ 3 腎小体は、毛細血管の集合体である糸球体とそれを包み込んでいるボウマン嚢《のう》から成る。 H24.4-41 H24.4-27
- □ 4 糸球体では、血液中の血球及び蛋白質以外の成分がボウマン嚢《のう》に濾《こ》し出され、原尿が生成される。 H30.4-40 H30.4-26
- □ 5 腎臓の尿細管では、原尿に含まれる大部分の水分及び身体に必要な成分が血液中に再吸収され、残りが尿として生成される。 R4.4-44 R4.4-30
- □ 6 原尿中に濾し出された水分の大部分は、そのまま尿として排出される。 R4.10-39 R4.10-25
- □ 7 尿の生成・排出により、体内の水分の量やナトリウムなどの電解質の濃度を調節するとともに、生命活動によって生じた不要な物質を排出する。 R5.4-39 R5.4-25
- □ 8 尿は淡黄色の液体で、固有の臭気を有し、通常、弱アルカリ性である。 H29.4-40 H29.4-26
- □ 9 尿の約95%は水分で、約5%が固形物であるが、その成分が全身の健康状態をよく反映するので、尿を採取して尿素窒素の検査が広く行われている。 R3.10-39 R3.10-25
- □ 10 血液中の尿素窒素（BUN）の値が低くなる場合は、腎臓の機能の低下が考えられる。 R5.4-39 R5.4-25

［解答］ 1. ×それぞれの腎臓から1本の尿管が出ている。／2. ○／3. ○／4. ○／5. ○／6. ×尿細管で再吸収される。／7. ○／8. ×弱酸性である。／9. ×尿素窒素（BUN）の検査は、血液を採取し測定する。／10. ×腎臓の機能の低下が考えられるのは、尿素窒素（BUN）の値が高くなる場合である。

第**1**章

LESSON 6

感覚器系

学習のPOINT

視覚と聴覚について、まずはイラストを使ってその構造を理解しましょう。同時に、ものの見える仕組み、音の聞こえる仕組みを覚えましょう。皮膚感覚は、キーワードを中心に正確に押さえましょう。

1 視覚　1種 B　2種 B

1. 眼の構造と機能

眼球の白い部分に囲まれて茶色の大きな丸い**虹彩**《こうさい》があり、その真ん中に黒い**瞳孔**《どうこう》があります。**虹彩**は入る**光の量を調節**するため、**瞳孔の大きさを変化**させます。明るい所では瞳孔がせまくなり、暗い所では広がります。瞳孔の奥には**水晶体、硝子体**《しょうしたい》**、網膜**《もうまく》があります。ものを見るときには、**水晶体**が厚くなったり薄くなったりして**調節**しています。[*1] 網膜には光を受容する**視細胞**があります。視細胞には、**錐状体**《すいじょうたい》（錐体）と**杆状体**《かんじょうたい》（杆体）の２種類あります。**錐状体**は**明るい所で働き色を感知する**細胞で、**杆状体**は**暗い所で働き弱い光を感知**する細胞です。この視細胞からは、大脳につながる**視神経**が伸びています。

補足

＊1 水晶体は近くを見るときは厚くなり遠くを見るときは薄くなる。

● **眼の断面図**

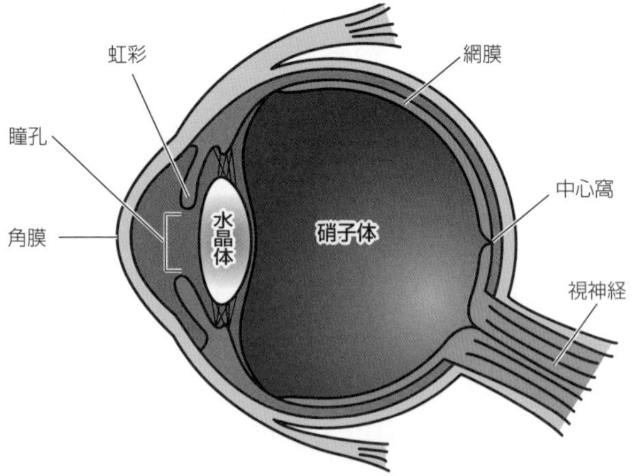

網膜がうすくなっている１点を**中心**《ちゅうしん》**窩**《か》といい、錐状体が密集しています。視力の鋭敏な部位です。

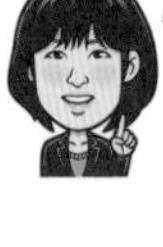

眼の構造はよくカメラにたとえられます。虹彩は明るさを調節するためのカメラの絞り、水晶体は焦点を合わせるためのレンズ、網膜はその映像を記録するフィルムということになります。

● 眼の仕組み

水晶体		厚さを変えることにより焦点距離を調節し、網膜の上に結像させる。
虹彩		光量に応じて瞳孔の大きさ（径）を変える。
網膜	錐状体	明るい所で働き、**色**を感じる。
	杆状体	暗い所で働き、**弱い光や明暗**を感じる。

2. 暗順応と明順応

明るい所から急に暗い所に入ると、初めのうちは暗くてよく見えませんが、時間がたつと見えるようになってきます。これは**暗《あん》順応《じゅんのう》**という変化で、**少し時間がかかります**。一方、急に明るい所に出る場合も、最初はまぶしく感じますがすぐに目が慣れてものが見えるようになります。これを**明順応《めいじゅんのう》**といいます。

3. ものが見える仕組み

ものを見るための光刺激は、虹彩の中央にある瞳孔から水晶体や硝子体を通過して、網膜に映像をつくります。視細胞がその光刺激をとらえ、得られた情報は視神経を経て大脳に伝えられ、そこで映像が認識されます。

正視とは、平行光線が網膜上に正しく結像することをいいます。一方、**眼軸が短すぎる**ために、平行光線が**網膜の後方で像を結ぶ状態を遠視**、**眼軸が長すぎる**ために、平行光線が**網膜の前方で像を結ぶ状態**を**近視**といいます。また、**角膜が歪《ゆが》んでいたり、表面に凹凸があるため**に、**眼軸などに異常がなくても、物体の像が網膜上に正しく結像しない状態**を**乱視**といいます。なお、加齢によって水晶体が徐々に変性して、調節できる範囲が狭まり近点[＊2]が遠くなり遠点[＊2]が近くなることを老視（老眼）といいます。

視作業を継続すると、前額部の圧迫感、頭痛、複視[＊3]、吐き気、嘔《おう》吐などの症状（眼精疲労）を生じることがあります。

補足
＊2 物体を網膜に結像させることができる物体と目との最も近い距離を近点、最も遠い距離を遠点という。

用語
＊3 **複視**
物が二重に見えること。

ポイント講義

視力検査（遠距離視力検査）は、一般に、５mの距離で実施します。なお、近年では、労働者の高齢化による老視（老眼）の影響や近距離の視力が必要な情報機器作業の増加により、30cm または 50cm の距離での検査（近見視力）も併せて行われることがあります。

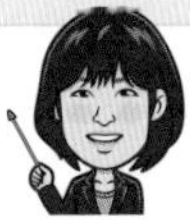

● 正視、近視、遠視とレンズによる矯正

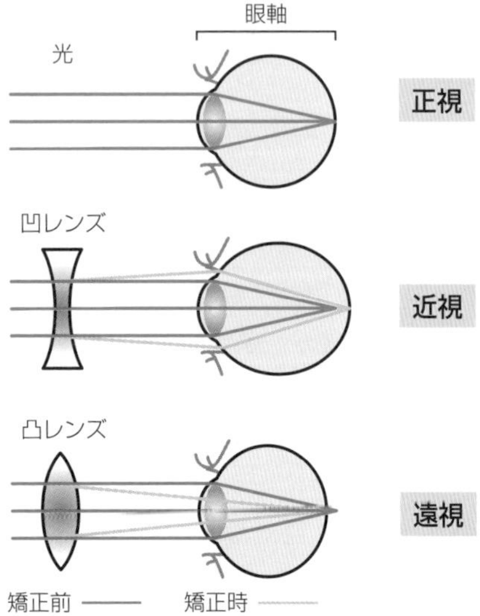

2 聴覚と平衡感覚　1種 A　2種 A

耳には、音を聴く聴覚器官としての働きのほかに、体のバランスを感じ取る平衡《へいこう》器官としての働きもあります。耳の機能でいちばん大切な部分は頭蓋骨《ずがいこつ》の中にあります。

1．耳の構造

耳の構造としては、外耳、中耳、内耳の３つの部分に分けられます。**外耳**は耳介《じかい》から鼓膜の前まで、**中耳**は鼓膜から頭蓋骨の一部分である側頭骨《そくとうこつ》で囲まれた部屋（鼓室）までです。中耳には、**耳小骨**《じしょうこつ》*1 という３つの小さな骨があり、咽頭に通じる耳管があります。**内耳**は、側頭骨の内側にあり、**前庭**《ぜんてい》、**半規管**《はんきかん》、**蝸牛**《かぎゅう》（うずまき管）の３部分から構成されています。前庭を中心にして前後、左右、上下の３方向へ向かうループ状の管が半規管（三半規管）です。前庭からカタツムリの殻のような渦を巻いた管状の器官が蝸牛です。

用語

＊1 **耳小骨**
鼓室にあり、ツチ骨、キヌタ骨、アブミ骨の３つからなる。

● 耳の構造

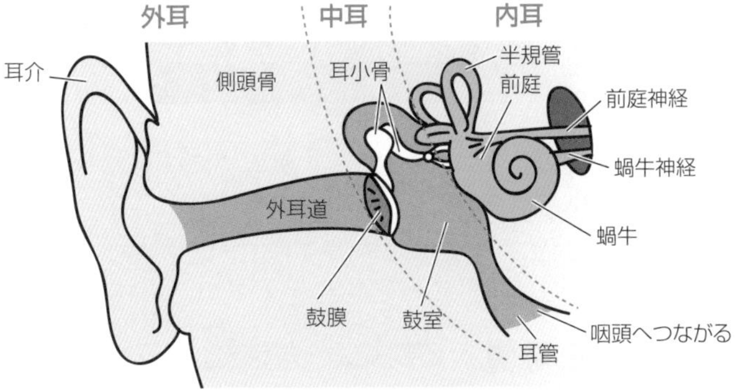

外気圧と鼓室内の圧は同じに保たれています。

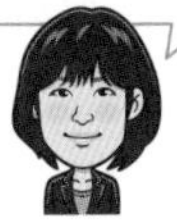

2. 耳の機能

内耳は聴覚と平衡感覚をつかさどる大切な器官です。

(1) 聴覚のメカニズム

聴覚は、内耳の蝸牛が受けもっています。

耳介で集められた音は、空気の振動として中耳の鼓膜から耳小骨に伝わり、増幅されそこから内耳の蝸牛に伝わります。

振動数が多いほど高い音に感じます。

● 聴覚のメカニズム

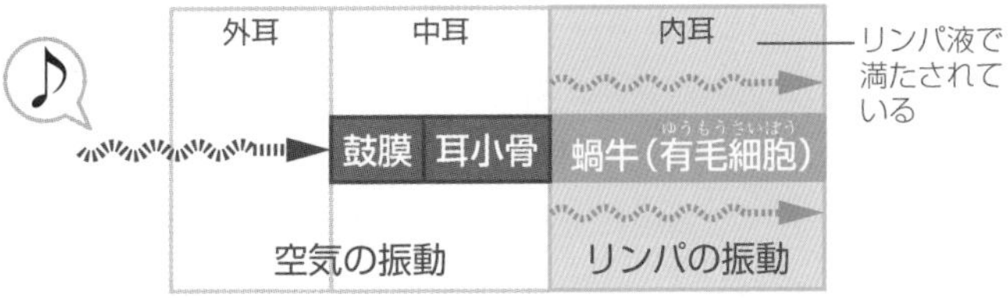

ポイント講義

蝸牛の中には有毛細胞という細胞があります。大きな音に長い間さらされ、この有毛細胞が変性すると騒音性難聴になることがあります。

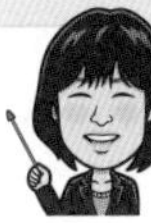

(2) 平衡感覚

平衡感覚は、内耳の前庭と半規管が受けもっています。体の傾きや動きを感じ取りバランスをとる感覚のことです。

- 前　庭→体の傾きの方向や大きさを感じる
- 半規管→体の回転の方向や速度を感じる

これで得点UP!

内耳の役割分担

器官		機能	キーワード
内耳	蝸牛	聴覚	(有毛細胞)
	前庭	平衡感覚	傾き、大きさ
	半規管		回転、速度

3 嗅覚と味覚 1種 C 2種 C

嗅覚《きゅうかく》および味覚は化学感覚ともいい、物質の化学的性質(刺激)を感知する感覚です。嗅覚は鼻で、味覚は口舌等でそれぞれ物質の化学的刺激を感知します。

嗅覚は、鼻腔の天井部分にある嗅神経細胞に物質が付着すると、その情報が大脳に伝えられ、感知されます。嗅覚は、**微量でも臭気を感じるほど反応が鋭く**、有害物質の回避にも役立つのですが、**同一の臭気に対して疲労しやすく**、一種の慣れ[*1]の現象(順応)を生じます。

味覚は、口舌や口の中の粘膜にある器官(味蕾《みらい》)の神経が物質の化学的刺激を感知し、大脳にその感覚が伝えられます。

味覚は、甘味、塩味、酸味、苦味、うま味の5種に区別されます。この基本味覚は、それぞれ担当する味蕾が異なり、それぞれの味蕾は口舌の決まった領域に分布しています。また、これらの基本味覚は異なる神経によって脳へ伝えられています。

物理化学的な刺激の量と人間が意識する感覚の強度とは、一般に直線的な比例関係にはありません。刺激の量がヒトが感じる最小の刺激量を超えると感覚の強度は急に大きくなり、刺激の量が大きすぎると変化を感じにくくなります。

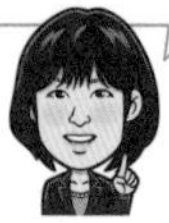

補足
*1 慣れとは感覚が麻痺することである。この慣れが進むと、嗅覚が機能しなくなるため、嗅覚に頼りすぎると危険な状況に陥る場合がある。

4 皮膚感覚 1種 B 2種 B

皮膚感覚は、**触圧覚**(**触覚**[*2]、**圧覚**)、**痛覚**、**温度感覚**(**温覚**、**冷覚**)などからなっています。皮膚感覚は、感覚点といわれる皮膚上に無数に広がった感覚器官で感知されます。感覚点は、触覚点、痛覚点、温覚点、冷覚点に分類され、それぞれ特定の刺激だけを感知しています。

感覚点のなかでは、**痛覚点**が**皮膚に最も広く、かつ密に分布**し

補足
*2 触覚のうち、強い刺激によるものを圧覚という。

ており、皮膚が傷つくと激しい痛みを感じます。

温度感覚は、皮膚のほか口腔《くう》などの粘膜にも存在し、**冷覚**のほうが**温覚よりも一般に鋭敏**です。温感が徐々に起こるのに対して、冷感は急速に現れます。温覚と冷覚は痛みを伴うことがありますが、これは痛覚神経が温度によって刺激された場合に起こる現象です。

皮膚の下にある**筋肉や腱**にも感覚装置があります。身体の各部位の**位置などを感じ、運動や姿勢などを感知**するものであり、**深《しん》部《ぶ》感覚《かんかく》**（深部知覚）といわれています。

「密に分布している」ことを「密度が大きい」「密度が高い」という表現で出題されることがあります。

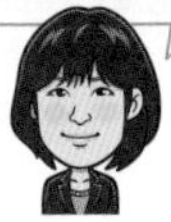

チャレンジ! チェック問題

第1種・第2種 できたらチェック

□ 1 眼軸が短過ぎるために、平行光線が網膜の後方で像を結ぶ状態は近視である。 R2.4-36 R2.4-22

□ 2 角膜が歪《ゆが》んでいたり、表面に凹凸があるために、眼軸などに異常がなくても、物体の像が網膜上に正しく結ばないものを乱視という。 R1.10-41 R1.10-27

□ 3 網膜には、明るい所で働き色を感じる杆状体と、暗い所で働き弱い光を感じる錐状体の二種類の視細胞がある。 H22.4-35 H22.4-21

□ 4 明るいところから急に暗いところに入ると、初めは見えにくいが徐々に見えやすくなることを明順応という。 R4.4-41 R4.4-27

□ 5 内耳は、前庭、半規管及び蝸《か》牛（うずまき管）の三つの部位からなり、前庭と半規管が平衡感覚、蝸《か》牛が聴覚をそれぞれ分担している。 R5.10-42 R5.10-28

□ 6 耳介で集められた音は、鼓膜を振動させ、その振動は耳小骨によって増幅され、内耳に伝えられる。 R5.10-42 R5.10-28

□ 7 鼓室は、耳管によって咽頭に通じており、その内圧は外気圧と等しく保たれている。 R5.10-42 R5.10-28

□ 8 嗅覚は、わずかな匂いでも感じるほど鋭敏で、同じ臭気に対しても疲労しにくい。 H28.4-41 H28.4-27

□ 9 嗅覚と味覚は化学感覚ともいわれ、物質の化学的性質を認知する感覚である。 R3.4-41 R3.4-27

□ 10 皮膚感覚には、触圧覚、痛覚、温度感覚（温覚・冷覚）などがあり、これらのうち冷覚を感じる冷覚点の密度は他の感覚点に比べて高い。 R2.4-36 R2.4-22

□ 11 深部感覚は、内臓の動きや炎症などを感じて、内臓痛を認識する感覚である。 R3.4-41 R3.4-27

［解答］ 1. ×遠視である。／2. ○／3. ×明るい所で働き色を感じるのは錐状体であり、暗い所で働き弱い光を感じるのは杆状体である。／4. ×暗順応という。／5. ○／6. ○／7. ○／8. ×疲労しやすい。／9. ○／ 10. ×他の感覚点に比べて密度が高いのは痛覚点である。／ 11. ×深部感覚は、筋肉や腱《けん》等の受容器から得られる身体各部の位置や運動等の感覚である。

LESSON 7

神経系

学習のPOINT

最も出題頻度が高いのは、自律神経の働きです。交感神経と副交感神経の作用は、混乱しやすいところなので、明確に区別して覚えましょう。神経細胞の構造は、イラストを使って理解しましょう。

1 神経系の構成　1種 B　2種 B

神経系は、人体の各器官・臓器の情報を中枢へ伝達し、その情報を処理して命令を各器官に伝える器官系のことです。肉眼的には、**中枢神経（脳と脊髄《せきずい》）**と**末梢《まっしょう》神経**に分類されます。また、機能面からは、**体性神経**と**自律神経**に分類されます。１つの神経が中枢神経から末梢神経までつながっていて、脳から出る末梢神経を脳神経、脊髄から出る末梢神経を脊髄神経[＊1]といいます。

補足
＊1 脊髄からは左右に合計 31 対の脊髄神経が出ている。脊髄の前方側（腹側）の脊髄神経を前根《ぜんこん》、後方側（背中側）の脊髄神経を後根《こうこん》という。

● **神経の分類**

肉眼的分類

- **中枢神経**
  - 脳
  - 脊髄
- **末梢神経**

機能的分類

- **体性神経**
  - 感覚神経
  - 運動神経
- **自律神経**
  - 交感神経
  - 副交感神経

（1）中枢神経系

頭蓋骨と脊柱に囲まれた中枢神経は、大脳、小脳、脳幹などの**脳**と**脊髄**からなっています。

（2）末梢神経系

中枢神経から外に伸びる末梢神経は、**体性神経**と**自律神経**からなります。

体性神経には感覚神経と運動神経があります。

自律神経には、**交感神経**と**副交感神経**があります。

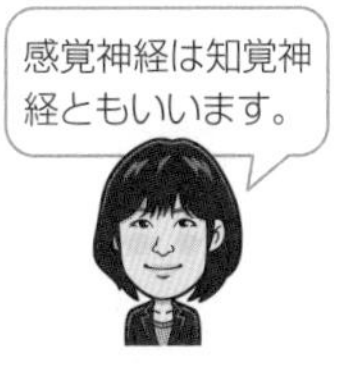

2 神経細胞とその働き　1種 A　2種 A

神経系を構成する基本的な単位となっているのが、**ニューロン（神経細胞）**＊1 です。

補足
＊1 末梢神経系において神経細胞の細胞体が集合している部分を神経節と呼び、中枢神経系では、神経核と呼ぶ。

● ニューロン（有髄神経線維をもつもの）

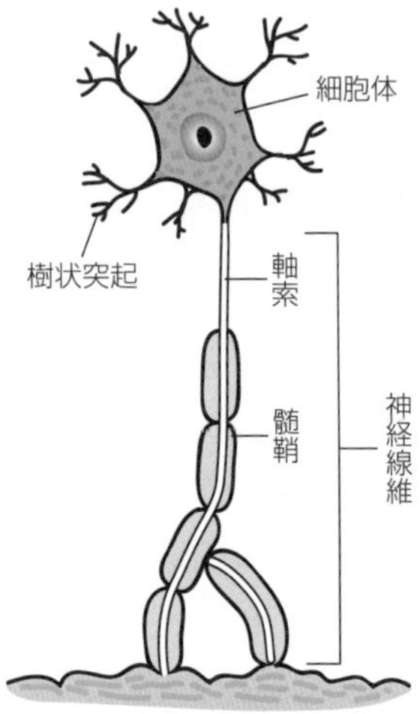

ニューロンは、通常、1つの**細胞体**、1本の**軸索《じくさく》**、複数の**樹状《じゅじょう》突起《とっき》**からなっています。情報は、樹状突起から細胞体に取り込まれ、その後、軸索から送り出され、接しているほかのニューロンや筋肉などに伝達されていきます。

軸索は細胞体から延びる細長い突起で、髄鞘《ずいしょう》と呼ばれる鞘《さや》で覆われているもの（有髄《ゆうずい》神経線維）と覆われていないもの（無髄神経線維）があります。これらは一般に神経線維と総称されています。

有髄神経線維は、無髄神経線維より**神経伝導速度が速くなります**。

3 中枢神経系の構造と機能　1種 A　2種 A

中枢神経系を構成するのは脳と脊髄です。末梢神経系から伝わった情報を判断し、それに応じて命令を下します。

中枢神経系である脳や脊髄には、肉眼で灰色に見える**灰白質《かいはくしつ》**と、白く見える**白質**とがあります。**灰白質の部分**には**細胞体が多数集まっています**。一方、**白質は神経線維が多くなっている部分**です。

(1) 脳

脳は、大脳、小脳、脳幹（間脳・中脳・橋《きょう》・延髄）に分けられます。

● 脳の構造とその働き

- **脳**
  - **大脳**
    - 大脳皮質（外側：灰白質）― **運動中枢 / 感覚・思考中枢 / 言語中枢** など
    - 大脳髄質（内側：白質）
  - **小脳** ― **運動・平衡感覚中枢**
  - **脳幹**
    - 間脳
      - 視床
      - 視床下部 **体温調節中枢** など
    - 延髄 **呼吸中枢・心臓中枢**

①大脳

大脳の**外側**の表面に近い部分を**大脳皮質**（**灰白質**）、**内側**を**大脳髄質**（**白質**）といいます。

これで得点UP!

大脳の構造

大脳	外側→大脳皮質	灰白質	**細胞体**が集合
	内側→大脳髄質	白質	**神経線維**が集合

大脳皮質は、**神経細胞の細胞体が集合した灰白質**で、**感覚、運動、言語、記憶、思考、意志、感情の作用を支配する中枢**として働きます。大脳皮質には多くのしわがあり、特に深い溝のようなしわによって、前頭葉《ぜんとうよう》、頭頂葉《とうちょうよう》、後頭葉《こうとうよう》、側頭葉《そくとうよう》に分かれています。

● 脳の正中断面図

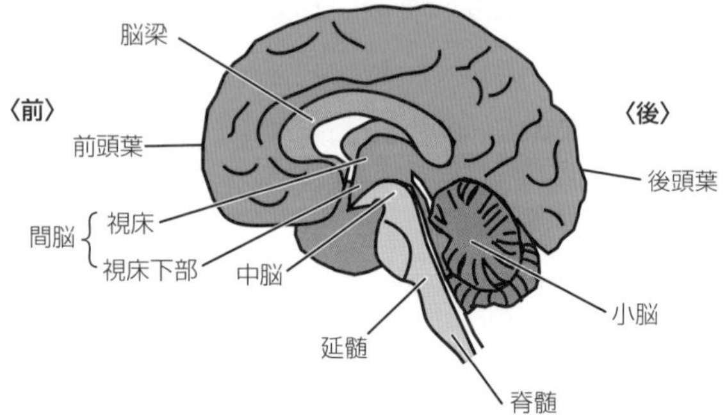

大脳皮質を損傷すると、その損傷箇所が対応していた機能が低下したり、脱落したりします。特に**前頭葉**にある**運動性言語中枢**を損傷すると、声は出てもまとまりのある言葉として話すことができない運動性失語症、**側頭葉**にある感覚性言語中枢を損傷すると、言葉は聞こえてもその意味を理解することのできない聴覚性の失語症が起こります。

● 大脳皮質の機能

	機能
前頭葉	運動機能中枢、運動性言語中枢、精神機能中枢
頭頂葉	感覚中枢
側頭葉	記憶中枢、聴覚中枢、嗅覚中枢、感覚性言語中枢
後頭葉	視覚中枢

②小脳

小脳も、大脳と同様に皮質が灰白質、内部が白質になっています。小脳は**運動や平衡感覚の中枢**であり、ここが侵されるとめまいやふらつき、歩行困難などの**運動失調**が起こります。

③脳幹

脳幹は大きく**間脳**と**延髄**に分けられ、間脳はさらに視床と視床下部に分けられます。**視床下部**には**体温調節中枢**や水分調節中枢などの自律神経系の中枢があり、**恒常性（ホメオスタシス）を調節**しています。

延髄には、生命の維持にきわめて重要な**呼吸中枢**や心臓中枢があります。

(2) 脊髄

脊髄は、脳の下部にある延髄から下方に細長く伸びた、脳の突起（延長）ともいえる部分であり、横断面で見ると**外側**が**白質**、**内部**がH字型の**灰白質**[*1]になっています。

脊髄は運動系および感覚系神経の伝導路です。また、交感神経、副交感神経（自律神経）の中枢でもあります。脊髄の後柱（後角）にある感覚神経細胞に末梢から走ってきた感覚神経が後根を通じて入り、上行し大脳に至り、それぞれの中枢に刺激を与えます。大脳の運動中枢からの指令は、脊髄の前柱（前角）にある運動神経細胞に入り、運動神経として下行し、前根を通じて運動器に伝えられます。また、脊髄は反射をつかさどっています。

補足

＊1 灰白質の前方部分を前柱（前角）といい、後方部分を後柱（後角）という。

● 神経系と脊髄の断面

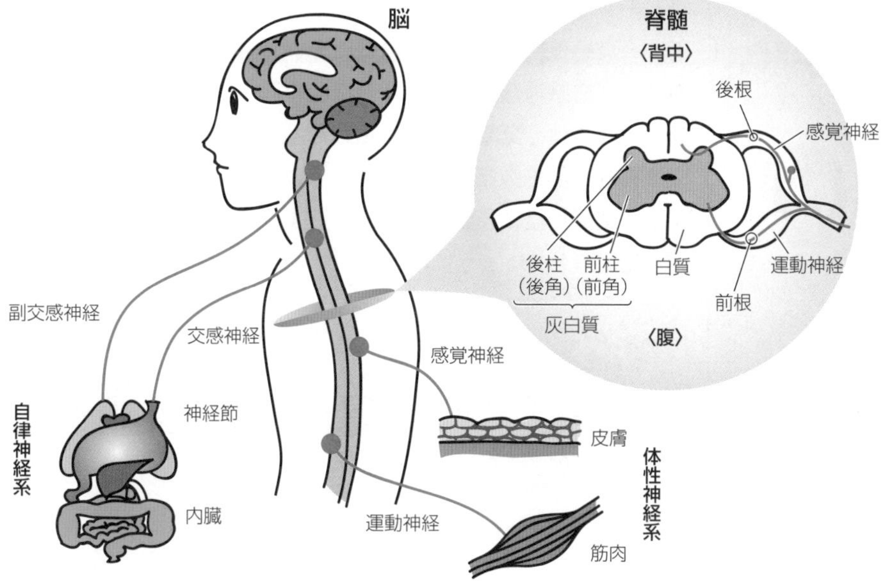

4 末梢神経系の構造と機能

1種 A　2種 A

末梢神経系には、**体性神経**と**自律神経**があります。

(1) 体性神経

体性神経は行動に関係する神経であり、**感覚神経**と**運動神経**があります。感覚神経は皮膚などの感覚器から情報を中枢神経系へ伝える働きをし、運動神経は中枢神経系からの命令を筋肉などに伝える働きをします。

(2) 自律神経

自律神経は生命に関係する神経であり、その中枢は脳幹や脊髄にあります。**内臓や血管、腺など**の**不随意筋に分布**して、生命を維持するうえで必要なさまざまな作用を**無意識的、反射的に調節**しています。

自律神経は、交感神経と副交感神経とに分けられます。**交感神経と副交感神経**は**同じ器官に分布していても**、その**役割は正反対**です。交感神経系は、身体の機能をより活動的に調節する働きがあり、副交感神経系は、身体の機能の回復に向けて働きます。**心臓**に対しては、**交感神経**は**心拍数を増加**させるように作用し、**副交感神経**は**心拍数を減少**させるように作用します。消化管に対しては、**交感神経**は**運動を抑制**させるように作用し、**副交感神経**は**運動を促進**させるように作用します。

「増加」「促進」のことを「亢進《こうしん》」という表現で出題されることがあります。

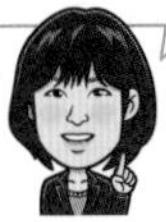

これで得点UP!　**自律神経の作用**

	心臓（心拍数）	消化管の活動
交感神経系	増加	抑制
副交感神経系	減少	促進

一般に昼間や体が活発に働いているときには交感神経系、夜間やリラックスしているときなどには副交感神経系が主に作用し、そのバランスのなかで人間は生きています。

チャレンジ! チェック問題

第1種・第2種 できたらチェック

□ 1 神経系を構成する基本的な単位である神経細胞は、通常、1 個の細胞体、1 本の軸索及び複数の樹状突起から成り、シナプスともいわれる。 H28.4-37 H28.4-23

□ 2 神経系は、中枢神経系と末梢《しょう》神経系に大別され、中枢神経系は脳と脊髄から成る。 R1.10-37 R1.10-23

□ 3 脳は、大脳、脳幹及び小脳から成る。 H22.4-39 H22.4-25

□ 4 大脳の内側の髄質は神経細胞の細胞体が集合した灰白質で、感覚、運動、思考などの作用を支配する中枢として機能する。 R1.10-37 R1.10-23

□ 5 脊髄では、中心部が灰白質であり、その外側が白質である。 R4.10-41 R4.10-27

□ 6 自律神経系は、内臓、血管などの不随意筋に分布している。 R2.4-44 R2.4-30

□ 7 体性神経には感覚器官からの情報を中枢神経に伝える感覚神経と、中枢からの命令を運動器官に伝える運動神経がある。 R4.10-41 R4.10-27

□ 8 自律神経である交感神経と副交感神経は、同一器官に分布していても、その作用はほぼ正反対である。 R2.4-44 R2.4-30

□ 9 自律神経の中枢は、小脳にあり、交感神経と副交感神経の働きを調整する。 H24.4-39 H24.4-25

□ 10 消化管に対しては、交感神経の亢《こう》進は運動を促進させ、副交感神経の亢進は運動を抑制させる。 R2.4-44 R2.4-30

[解答] 1. ×ニューロンともいわれる。／2. ○／3. ○／4. ×大脳の内側の髄質は、神経線維の多い白質である。／5. ○／6. ○／7. ○／8. ○／9. ×自律神経の中枢は、脳幹や脊髄にある。／10. ×消化管に対しては、交感神経の亢進は運動を抑制させ、副交感神経の亢進は運動を促進させる。

第1章

LESSON 8

運動器系

学習のPOINT

筋肉の種類を整理して押さえましょう。特に試験に頻出の心筋については、正確に押さえておきましょう。また、筋肉の収縮の仕組みと特徴は、混乱しやすい部分ですので、丁寧に学習しましょう。

1 筋肉とは　1種 B　2種 B

筋肉は一般的に、**横紋筋**《おうもんきん》と**平滑筋**《へいかつきん》に分類されます。

横紋筋は、主に四肢《しし》や体幹部、顔面など骨とともに存在する筋肉で、**骨格筋**とも呼ばれています。この骨格筋は、**意志によって動かすことができる随意筋**です。

平滑筋は、主に内臓に存在する筋肉で、**内臓筋**とも呼ばれています。この平滑筋は、**意志によらず自律神経によって調節**される**不随意筋**です。

ただし、心臓は心筋という特殊な筋肉で構成されています。**心筋**は、内臓にありながら平滑筋ではなく**横紋筋**で、かつ**不随意筋**です。

これで得点UP!　**筋肉の種類**

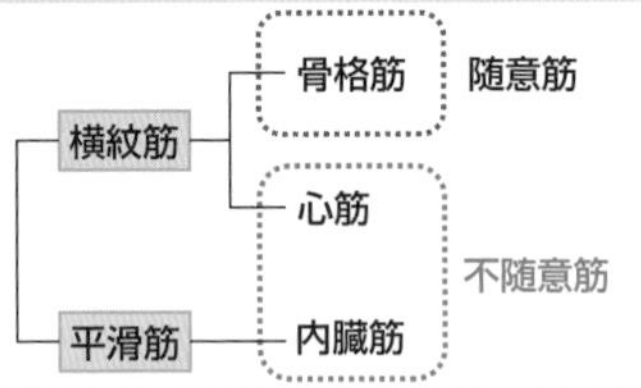

2 筋肉の性質　1種 A　2種 A

1. 筋肉の収縮の種類

筋肉は、神経から送られてくる刺激によって収縮します。筋肉の収縮には、主に等張性《とうちょうせい》収縮と等尺性《とうしゃくせい》収縮の2つの種類があります。

関節運動によって**筋肉が長さを変えて一定の張力で筋力を発生させる収縮の仕方**を**等張性収縮**といいます。荷物を持ち上げたり、屈伸運動を行うときにこの収縮の仕方をします。一方、**筋肉が長さを変えずに外力に抵抗して筋力を発生**させる持続的な筋収縮の仕方を**等尺性収縮**といいます。手で荷物を同じ位置で持ち続けたり、鉄棒にぶら下がっているときのほか、人が直立しているときにこの収縮の仕方をします。

コンピューターなどの画面を常に注視して行う**情報機器作業**では、長い時間同じ姿勢を保持するため、**等尺性収縮**が主体となり、血行不良や筋疲労が生じやすくなります。

筋肉自体が収縮して出す最大筋力は、筋肉の断面積1cm²当たりの平均値をとると、性差や年齢差がほとんどありません。

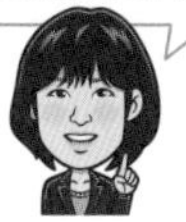

これで得点UP! 筋収縮の仕組み

収縮の仕方	仕組み	具体例
等張性収縮	筋肉が**長さを変えて**一定の張力で筋力を発生	荷物を持ち上げる、屈伸運動など
等尺性収縮	筋肉の**長さを変えずに**外力に抵抗して筋力を発生	直立姿勢、情報機器作業など

2. 筋肉の収縮の特徴

筋肉の収縮には、以下の特徴があります。

- **収縮しようとする瞬間**に**最も大きい力**を出す。
- **縮む速さが適当**なときに、**仕事の効率が最も大きい**。
- 負荷する重さが適当なときに仕事量が最も大きい。
- **引き上げることのできる物の重さ**は、**筋肉の太さ**（筋線維の数と太さ）に比例する。
- 引き上げることのできる物の高さは、筋肉の長さ（筋繊維の長さ）に比例する。

強い力を必要とする運動を続けていると、筋肉を構成する**個々の筋線維が太くなり**筋力が増強します。これを**筋肉の活動性肥大**といいます。なお、**筋肉**は、**神経に比べて疲労しやすい**という特徴があります。

ポイント講義

強い力を必要とする運動を続けていると、筋線維の「数が増える」ことで筋肉が太くなり筋力が増強するというひっかけ選択肢が定番です。

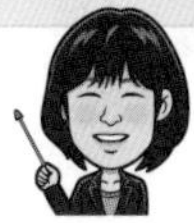

3 筋肉収縮のエネルギー 1種 C 2種 C

筋収縮の直接のエネルギーは、筋肉中の**アデノシン三りん酸（ATP）の分解（加水分解）によってまかなわれます**。

筋収縮を長時間維持するためにはATPの再合成が必要となります。ATPの再合成が不十分な場合、グリコーゲンやリン酸化合物が分解してATPを再合成します。

酸素の供給が十分な場合、グリコーゲンは**大量のATP**と**二酸化炭素**、**水**に完全に分解されます。

酸素の供給が不十分な場合、グリコーゲンの分解が不完全になり、**乳酸**とわずかながらのATPが得られます。筋肉の収縮時に酸素が不足していると、乳酸がたまり、筋肉の動きが鈍くなります。

これで得点UP! 筋肉収縮のエネルギー

- 酸素の供給が十分なとき

グリコーゲン → ATP（多量） ＋ 水 ＋ 二酸化炭素

- 酸素の供給が不十分なとき

グリコーゲン → ATP（少量） ＋ 乳酸

4 反射 1種 C 2種 C

ある刺激に対して無意識に起こる反応を反射といいます。最も単純な反射は伸張反射で、膝の下の腱をたたくと足が前方に伸びる**膝蓋腱反射**《しつがいけんはんしゃ》などがあります。

反射は、主に脊髄を中枢として起こる行動であり、大脳で思考・判断する時間が省略されるため、常にスピーディーに行われます。

反射は、「刺激 → 感覚器などの受容器 → 末梢神経系の感覚神経 → 脊髄 → 末梢神経系の運動神経 → 筋肉などの効果器 → 反応」という仕組みで行われ、大脳皮質は関係していません。

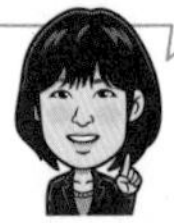

5 運動機能検査　1種 C　2種 C

労働者の健康保持・増進を目的として健康測定が行われますが、その際、健康状態を把握するために運動機能を検査します。

ポイント講義
運動機能検査は、労働衛生の問題として出題されることもあります。

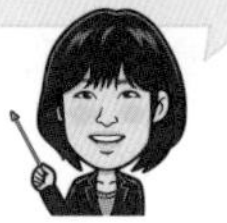

● **筋力検査**　握力

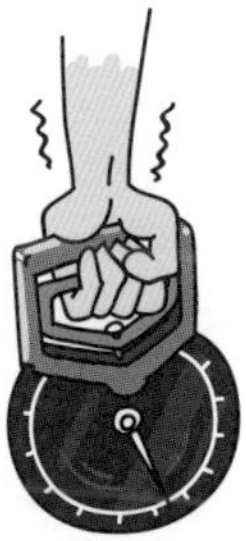

● **筋持久力検査**　上体起こし

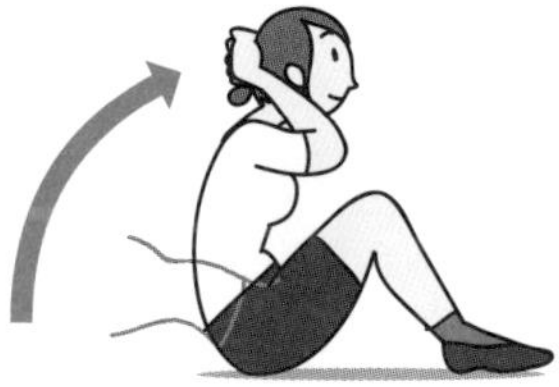

● **平衡性検査**　閉眼片足立ち

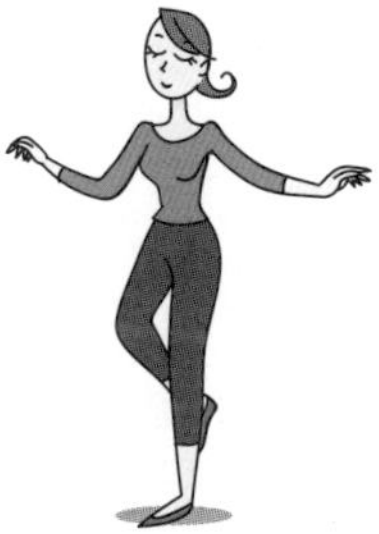

● **敏捷《びんしょう》性検査**　全身反応時間

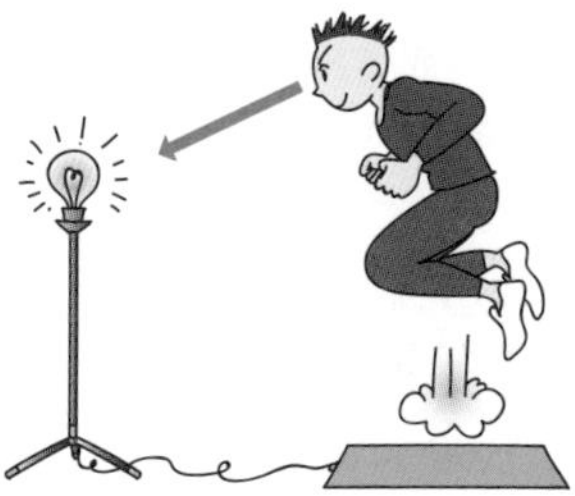

● **柔軟性検査**　体前屈（座位・立位）

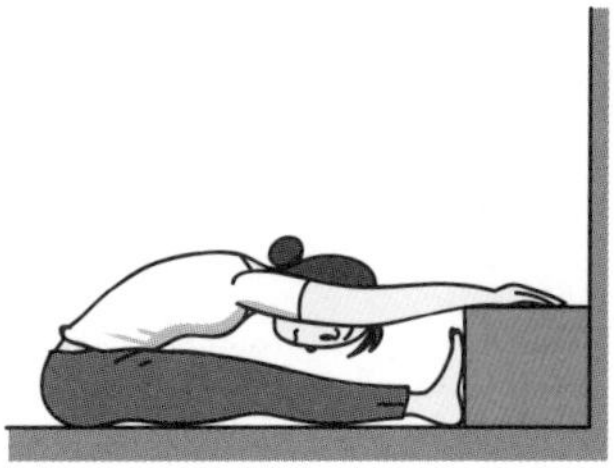

● **全身持久性検査**
自転車エルゴメーターによる最大酸素摂取量間接測定法

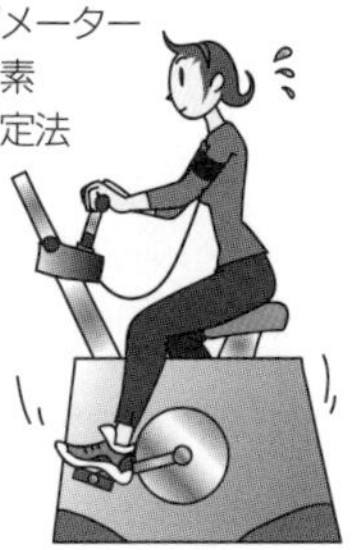

チャレンジ! チェック問題

第1種・第2種　できたらチェック		
□	1	横紋筋は、骨に付着して身体の運動の原動力となる筋肉で意志によって動かすことができるが、平滑筋は、心筋などの内臓に存在する筋肉で意志によって動かすことができない。 R5.10-41 R5.10-27
□	2	荷物を持ち上げたり、屈伸運動を行うときは、筋肉が長さを変えずに外力に抵抗して筋力を発生させる等尺性収縮が生じている。 R5.10-41 R5.10-27
□	3	長時間の姿勢保持を伴う情報機器作業などでは、持続的な筋収縮を必要とする等張性収縮が主体となるため、血行不良や筋疲労が生じやすい。 H24.4-40 H24.4-26
□	4	筋肉は、収縮しようとする瞬間に最も大きい力を出す。 R2.10-41 R2.10-27
□	5	筋肉の縮む速さが速ければ速いほど、仕事の効率は大きい。 H28.4-43 H28.4-29
□	6	筋肉は神経からの刺激によって収縮するが、神経より疲労しにくい。 R5.10-41 R5.10-27
□	7	筋肉自体が収縮して出す最大筋力は、筋肉の断面積 1 cm^2 当たりの平均をとると、性差、年齢差がほとんどない。 R5.4-43 R5.4-29
□	8	強い力を必要とする運動を続けていると、筋肉を構成する個々の筋線維の太さは変わらないが、その数が増えることによって筋肉が太くなり筋力が増強する。 R5.10-41 R5.10-27
□	9	筋収縮には、グリコーゲン、りん酸化合物などのエネルギー源が必要で、特に、直接のエネルギーは ATP の加水分解によってまかなわれる。 H28.10-43 H28.10-29
□	10	筋肉中のグリコーゲンは、酸素が十分に与えられると完全に分解され、最後に乳酸になる。 H28.4-43 H28.4-29
□	11	刺激に対して意識とは無関係に起こる定型的な反応を反射といい、四肢の皮膚に熱いものが触れたときなどに、その肢を体幹に近づけるような反射は屈曲反射と呼ばれる。 R5.10-41 R5.10-27

[解答]　1. ×心筋は筋肉の構造的には横紋筋である。／2. ×筋肉が長さを変えて一定の張力で筋力を発生させる等張性収縮が生じている。／3. ×情報機器作業などでは等尺性収縮が主体となる。／4. ○／5. ×筋肉の縮む速さが適当なときに、仕事の効率は最も大きい。／6. ×筋力は神経よりも疲労しやすい。／7. ○／8. ×個々の筋線維が太くなることで筋力が増強する。／9. ○／10. ×酸素が十分に与えられると大量の ATP と二酸化炭素、水に完全に分解される。／11. ○

LESSON 9 環境による心身の変化

学習のPOINT

比較的理解しやすい内容です。ストレスについては、ストレッサーによる生体の反応を理解し、引き起こされる疾患を押さえましょう。また、睡眠に関する出題も多いので注意しましょう。

1 ストレス 1種 B 2種 B

1. ストレスとは

人間は、**恒常性（ホメオスタシス）**の働きにより、外部環境に適応して生きていくことができます。外部環境からの刺激（**ストレッサー**）によって生じる心身の変化を**ストレス**といい、この変化した状態を元の状態に戻そうとする反応をストレス反応といいます。ストレス反応として、**自律神経系**では、**アドレナリン、ノルアドレナリンなどのカテコールアミン**＊1、**内分泌系**では、**コルチゾールなどの副腎皮質ホルモン**などが深く関与しています。これらは、ストレッサーの**強弱や質に応じて分泌が亢進（増加）**します。

適度なストレッサーは、心理的な高揚や身体的な活動の亢進、作業に対する爽快感や満足感、充実感をもたらします。しかし、適応能力を超えたストレッサーが加えられると、不安や焦燥感、抑うつ感、疲労などが生じます。さらに連続的に加えられた場合、自律神経系や内分泌系等のバランスがくずれ、さまざまな疾患を引き起こします。また、ストレスは、**高血圧症**、気管支喘息、**狭心症、胃・十二指腸潰瘍など**の内科的疾患の発生・悪化要因として関係しているとされています。

● ストレス性疾患

- 精神神経科的疾患（気分障害・神経症性障害）
- 心理的・感覚的な異常（だるさ、無気力、集中力低下）
- 自律神経系の障害（手足の震え、発汗、下痢、便秘、吐き気、めまいなど）

ポイント講義

ストレス反応は、個人差が大きく、同程度のストレッサーが加えられても、何事もなかったようにふるまう人と、大きなストレス反応を示す人がいます。

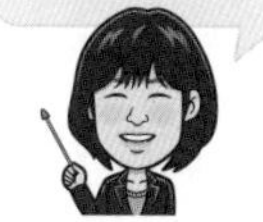

用語

＊1 **カテコールアミン**
神経伝達物質であるアドレナリン、ノルアドレナリンなどの総称。

2. ストレス発生因子

OA 化や情報機器作業の普及等による労働形態の変化や、**適正配置・異動**・昇進といった人事関係、職場での**人間関係**、**騒音**、**気温**といった物理・化学的環境などが、ストレスの**原因となる**とされています。

2 疲労 1種 C 2種 C

1. 疲労とは

疲労は、発生する部位、範囲、質などに個人差があります。働くこと（作業を行ったこと）が原因で生じた疲労を産業疲労といいます。産業疲労の要因の一つとして、作業強度や作業時間の長さなど生体に対する労働負荷が大きすぎることがあります。また、その回復や蓄積は日常生活ともかかわっています。

産業疲労は、疲労徴候の現れ方により、急性疲労、慢性疲労、日周性疲労[*1]などに分類することができます。

用語
＊1 **日周性疲労**
1労働日から翌日にわたる生活サイクルの不調によって発生する疲労。

産業疲労の対策としては、作業の各局面で生じる疲労を後へ持ち越さないようにすることが大切です。

2. 疲労の分類

疲労には、次のような分類があります。

① 身体的疲労と精神的疲労

身体的疲労	身体的活動によって生じた疲労。過度である場合、筋肉痛などの身体症状とともに疲労感が生じる。
精神的疲労	精神的な活動によって生じた疲労。主観的な疲労が長く続く。

② 動的疲労と静的疲労

動的疲労	身体的活動によって生じる動的な疲労。
静的疲労	座位などで安静にしていることによって生じる静的な疲労。近年の職場では、長時間、同一姿勢を保ったまま行う情報機器作業などによって生じる静的疲労が問題となっている。

③ 全身疲労と局所疲労

全身疲労	全身の負担となる疲労。
局所疲労	身体の一部だけに負担となる疲労。近年の職場では、体の一部の筋肉を使う情報機器作業などによる局所疲労が問題となっている。

3．疲労の測定

疲労の測定には自覚症状をとらえる調査表による方法と他覚的症状をとらえるための生理学的検査や作業能率、副次行動[＊2]の発生頻度を調べる方法があり、適当と思われる方法を**いくつか組み合わせ、総合的に判断**します。調査表には厚生労働省による「労働者の疲労蓄積度自己診断チェックリスト」などがあります。これを労働者に配付し該当する自覚症状にチェックしてもらいます。生理学的検査には、二《に》点《てん》弁《べん》別《べつ》閾《いき》検査[＊3]、エネルギー代謝率（RMR）[＊4]、自律神経系機能の検査（血圧の測定、心拍変動（HRV）解析）、内分泌系機能の検査（カテコールアミン、副腎皮質ホルモンの測定）などがあります。

4．疲労の予防と疲労回復

疲労の予防には、その作業を分析し、作業の方法を検討することが重要です。無理なく仕事が進行するよう手順を工夫したり、作業途中に適度な休憩や簡単な体操を取り入れるといった対策を考えます。

疲労回復の三大因子は、休息、休養、睡眠といわれています。

単純に「休む」だけでは疲労回復につながらないこともあります。精神的疲労では、スポーツや趣味などの余暇活動に積極的に取り組むことで、気分転換を図り、意欲的な生活を促すことも疲労回復の方法の一つです。また、静的疲労や局所疲労では、ストレッチなど、適度に体を動かすことも疲労回復に役立ちます。

3 睡眠　1種 A　2種 A

1．睡眠の意義

疲労やストレスの解消に最も有効な対策の一つが、**睡眠**です。特に、24時間以内の疲労から回復するのには最も良い方法です。睡眠が不足すると、感覚機能や集中力は低下するため、判断能力が鈍り、作業能力も落ち、やがては大きな事故につながる可能性もあります。

松果体から分泌される**メラトニン**は、夜間に分泌が上昇するホルモンで、**睡眠と覚醒のリズムの調節**に関与しています。睡眠中

用語

＊2 **副次行動**
あくびやのび、雑談など作業と関係のない行動。

＊3 **二点弁別閾検査**
同時に触れた異なる2点を2点と感じることができる最小の距離を調べるもの。

＊4 **エネルギー代謝率（RMR）**
労働の強度を表す指標だが、疲労の検査にも用いられる。

は副交感神経の働きが活発になり、筋肉の弛緩、新陳代謝の低下、呼吸数や**心拍数の減少**や**体温の低下**がみられます。

睡眠は、レム睡眠とノンレム睡眠に分類されます。**レム睡眠**は、**急速眼球運動を伴う浅い眠り**、ノンレム睡眠は、急速眼球運動を伴わない安らかな眠りで、この間に脳は休んだ状態になっています。入眠直後から前半は、ノンレム睡眠が生じます。

また、睡眠と食事は深く関係しています。そのため、就寝直前の過食は肥満のほか不眠を招くことになります。

2. 生体のリズム

睡眠と覚醒のリズムのように、約1日の周期で繰り返される生物学的リズムを**サーカディアン（概日）リズム**といいます。サーカディアンリズムは、体内時計により調節されており、体内時計の周期を24時間周期に同調させることができないために生じる睡眠の障害を概日リズム睡眠障害といいます。また、サーカディアンリズムの乱れは、疲労の原因となります。

一般に、夜間に働いた後の昼間に睡眠する場合、就寝から入眠までの時間が長くなり、睡眠時間が短縮し、睡眠の質も低下します。

チャレンジ! チェック問題

第1種・第2種 できたらチェック

□	1	ストレスにより、高血圧症、狭心症、十二指腸潰瘍などの疾患が生じることがある。 R5.10-43 R5.10-29
□	2	ストレスにより、発汗、手足の震えなど自律神経系の障害が生じることがある。 H29.10-43 H29.10-29
□	3	昇進、転勤、配置替えなどがストレスの原因となることがある。 R5.10-43 R5.10-29
□	4	典型的なストレス反応として、副腎皮質ホルモンの分泌の著しい減少がある。 H29.10-43 H29.10-29
□	5	近年の職場では、全身疲労のみならず、体の一部の筋肉を使う情報機器作業などによる局所疲労が問題となっている。 H29.4-42 H29.4-28
□	6	疲労を生理学的に測定するには、自律神経の機能を調べる心拍変動（HRV）解析などや感覚神経の機能を調べる２点弁別閾《いき》検査などが用いられる。 H25.10-41 H25.10-27
□	7	睡眠中には、体温の低下、心拍数の減少などがみられる。 R3.4-37 R3.4-23
□	8	甲状腺ホルモンは、夜間に分泌が上昇するホルモンで、睡眠と覚醒のリズムの調節に関与している。 R3.4-37 R3.4-23
□	9	レム睡眠は、安らかな眠りで、この間に脳は休んだ状態になっている。 R1.10-44 R1.10-30
□	10	睡眠と覚醒のリズムは、体内時計により約１日の周期に調節されており、体内時計の周期を外界の 24 時間周期に適切に同調させることができないために生じる睡眠の障害を概日リズム睡眠障害という。 H24.10-44 H24.10-30

［解答］ 1. ○／2. ○／3. ○／4. ×副腎皮質ホルモンの分泌の著しい亢進がある。／5. ○／6. ○／7. ○／8. ×睡眠と覚醒のリズムの調節に関与しているのは、松果体から分泌されるメラトニンである。／9. ×安らかな眠りで、脳が休んだ状態になっているのは、ノンレム睡眠である。／10. ○

労働衛生

この科目では、環境が人体にもたらす悪影響や管理の方法等について学びます。最初からすべてを覚えようとするのではなく、細かい部分はあとから覚えることにして、まずは太字や赤字部分を中心に学習しましょう。

第一種：有害業務関連が10問、非有害業務関連が７問出題されます。

第二種：非有害業務関連のみ10問出題されます。

[第二種を受験される方は、有害 がついている項目が試験範囲外の内容となりますので学習する必要はありません]

第2章
作業環境要素

第2章
LESSON 1

温熱環境

学習のPOINT
第一種衛生管理者試験では近年あまり出題のない内容ですが、第二種衛生管理者試験では、比較的多く出題されます。用語の定義とWBGT指数の求め方を押さえておきましょう。

1 温熱条件 1種 C 2種 A

1. 温度感覚

暑さや寒さなどの温度感覚は、人によって感じ方が異なり、個人差が大きいので、衣服などで調整することが必要です。

日常生活で、**暑さや寒さを感じること**を、**温度感覚**といいます。**気温**、**湿度**、**気流**（風速）、**輻射熱**《ふくしゃねつ》＊1（放射熱）の**4つ**の温熱要素と、服装やエネルギー代謝など人体側の条件とが、温度感覚を左右します。これは体内における熱の発生と放散が、外部環境の影響を受けるからです。

用語
＊1 **輻射熱**
輻射源から放出された熱が他の物質に吸収されて熱エネルギーに変わったものをいう。

2. 気温、湿度、輻射熱などの測定

気温、湿度、気流、輻射熱の測定には、以下の測定器具が使われます。

● **アスマン通風乾湿計（気温・湿度）と黒球寒暖計（輻射熱）**

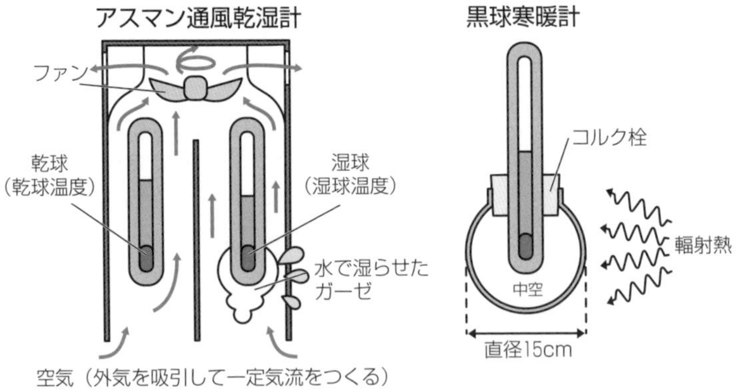

自然湿球温度、乾球温度は、自然気流のもとで測定したものを用いるため、気流が考慮されているということになります。

気温や湿度の測定には、輻射熱を防ぐことのできるように工夫されたアスマン通風乾湿計《つうふうかんしつけい》（乾球温度＋湿球温度）を使用します。気温は乾球温度の値をそのまま読み取りますが、湿度は**乾球温度**と**湿球温度**の値の差を用いて求めます。

気流は熱線風速計を用いて測定します。

輻射熱の測定には、黒球寒暖計を使用します。温度計の値は、気温と黒球の表面に照射される輻射熱の量によって決まります。

これで得点UP! **相対湿度**

湿度（相対湿度）は、空気中の水蒸気量（水蒸気圧）と、その温度における飽和水蒸気量（水蒸気圧）との比を百分率で示したものである。

2 温熱指数 1種 C 2種 A

1. 温熱指数とは

温熱条件の評価は、気温、湿度、気流、輻射熱の４要素それぞれの測定から導き出すのが一般的ですが、さらにそれらを総合した温熱指数という尺度で表すことが考えられています。

温熱指数には、実効温度（感覚温度：ET＊2）、WBGT 値、TGE 指数＊3、不快指数があります。

2. 実効温度（感覚温度）

(1) 実効温度

実効温度（感覚温度）は、**気温、湿度、気流の３要素**から総合効果を実験的に求め、その程度を１つの温度目盛りで表したものであり、**温度感覚の指標**となります。実効温度図表から、作業場内の温熱環境が快適であるかどうかを評価することができます。

(2) 至適温度

暑くも寒くもなく**最適と感じられる温度**を**至適《してき》温度**と呼びます。至適温度は、被服、飲食物、年齢、性別、民族などさまざまな条件によって異なります。至適温度は、冬は低く、夏は高くなりますが、それは、人間には環境に適応し、順応しようとする生理的な働きがあるためです。

また、至適温度は作業の質や内容によっても変わります。作業強度が強かったり、あるいは作業時間が長かったりするときには至適温度は低くなり、**通常のデスクワーク**では**筋肉作業よりも高く**な

補足

＊2 ET（Effective Temperature）。

＊3 TGE 指数は、作業場の平均気温×平均黒球温度×平均エネルギー代謝率で求められる。

実効温度図表については、P326 の参考資料に掲載しています。

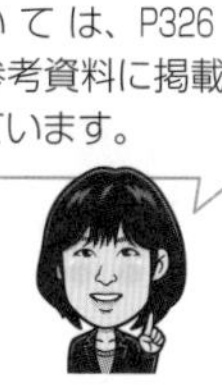

ります。

3. WBGT 値

WBGT 値[*1]は、**気温、湿度、気流、輻射熱**を考慮して、**高温（暑熱）環境による熱ストレスを総合的に評価する指標**です。その単位は気温と同じ℃で表されます。WBGT 値は、次の式によって求められます。

これで得点UP!　**WBGT 値の計算式**

- 日射がある場合
  WBGT ＝ 0.7 ×自然湿球温度＋ 0.2 ×黒球温度＋ 0.1 ×気温（乾球温度）
- 日射がない場合
  WBGT ＝ 0.7 ×自然湿球温度＋ 0.3 ×黒球温度

WBGT 値が、**WBGT 基準値[*2]を超え、または超えるおそれのある場合**には、熱中症の発生リスクが高まります。

● 身体作業強度等に応じた WBGT 基準値（抜粋）

身体作業強度（代謝率レベル）の例	WBGT基準値	
	暑熱順化者[*3]	暑熱非順化者
安静、楽な座位	33	32
軽い作業（書く、タイピングなど）・手および腕の作業（小さいベンチツール、点検など）・腕および脚の作業（普通の状態での乗り物の運転など）・立位でドリル作業・2.5km/h 以下での平坦な場所での歩き、など	30	29

そのため、冷房等により作業場所の WBGT 値の低減を図ること、身体作業強度の低い作業に変更することなどの熱中症予防対策を作業の状況等に応じて実施するよう努めることが必要です。それでもなお、WBGT 基準値を超え、または超えるおそれのある場合には、以下の熱中症予防対策の徹底を図り、熱中症の発生リスクの低減を図ることが必要です。

ポイント講義
一般の事務所では、冷房をする際、室内の気温を外気温より著しく低くしてはいけないとされています。

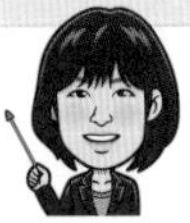

補足

＊1 WBGT (Wet-Bulb Globe Temperature：湿球黒球温度）の値。厚生労働省は、熱中症を予防するために、WBGT値の活用を推奨している。

＊2 WBGT 基準値は、健康な労働者を基準に、ばく露されてもほとんどの者が有害な影響を受けないレベルに相当するものとして設定されている。

用語

＊3 **暑熱順化者**
評価期間の少なくとも1週間以前から同様の全労働期間、高温作業条件（または類似もしくはそれ以上の極端な条件）にばく露された人をいう。

● 熱中症予防対策（抜粋）

1 作業環境管理
（1）WBGT 値の低減等
（2）休憩場所の整備等
2 作業管理
（1）作業時間の短縮等
（2）暑熱順化＊4
（3）水分および塩分の摂取
（4）服装等＊5
（5）作業中の巡視
3 健康管理
（1）健康診断結果に基づく対応等
（2）日常の健康管理等
（3）労働者の健康状態の確認
（4）身体の状況の確認
4 労働衛生教育
5 救急処置

4. 不快指数

不快指数は、気温、湿度によって人間が感じる快・不快の程度を数字で表したものです。不快指数は、一般的にはよく使われますが、無風を前提とし、気流の要素を考慮しないなど、学問的に合理性があるものとは認められていません。

補足

＊4 高温多湿作業場所において労働者を作業に従事させる場合には、暑熱順化（熱に慣れ当該環境に適応すること）の有無が、熱中症の発症リスクに大きく影響することを踏まえ、計画的に、暑熱順化期間を設けることが望ましい。

＊5 使い捨ての不織布マスク（サージカルマスク）、布マスク等の飛沫飛散防止器具は、作業の種類、作業負荷、気象条件等に応じて選択するとともに、着用が必要と考えられる作業や場所、外してもよい場面や場所等を明確にし、関係者に周知しておくことが望ましい。

不快指数は、快・不快の感覚を示す方法としては実効温度に劣ります。また両者の間に一定の関係がないことにも注意しておきましょう。

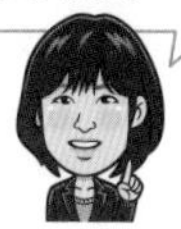

チャレンジ! チェック問題

第1種　できたらチェック

- □ 1　温熱環境は、気温、湿度及び放射熱(ふく射熱)の三つの温熱要素によって決定される。 H24.4-29
- □ 2　実効温度は、気温、湿度及び放射熱の総合効果を一つの指標で表したものである。 H24.4-29
- □ 3　WBGT は、暑熱環境のリスクを評価するための指標で、日射がある場合は、自然湿球温度、黒球温度及び気温（乾球温度）の測定値から算出される。 H24.4-29

[解答]　1. ×気温、湿度、気流および放射熱(輻射熱)の4つの温熱要素によって決定される。／2. ×気温、湿度および気流の総合効果を1つの指標で表したものである。／3. ○

第2種　できたらチェック

- □ 1　温度感覚を左右する環境条件は、気温、湿度及びふく射(放射)熱の三つの要素で決まる。 R5.10-11
- □ 2　相対湿度とは、空気中の水蒸気圧とその温度における飽和水蒸気圧との比を百分率で示したものである。 R5.4-12
- □ 3　WBGT は、日射がない場合は、自然湿球温度と黒球温度の測定値から算出される。 R4.4-12
- □ 4　WBGT には、基準値が定められており、WBGT 値が WBGT 基準値を超えている場合は、熱中症にかかるリスクが高まっていると判断される。 R4.10-13
- □ 5　日射がある場合の WBGT は、「0.7×自然湿球温度＋0.2×黒球温度＋0.1×気温（乾球温度)」の式で求める。 H30.4-12
- □ 6　実効温度は、人の温熱感に基礎を置いた指標で、気温、湿度及び気流の総合効果を温度目盛りで表したものである。 R3.4-12

[解答]　1. ×気温、湿度、気流およびふく射(放射)熱の4つの要素で決まる。／2. ○／3. ○／4. ○／5. ○／6. ○

第2章
LESSON 2

空気環境

学習のPOINT

第二種衛生管理者試験では、比較的多く出題されます。必要換気量を求める計算式や基準となる数値を押さえ、実際に計算ができるようになることが目標です。

1 空気 1種 C 2種 A

空気は地球を包む大気[*1]の下層部分を構成している無色透明な気体です。

1. 空気の組成

空気の組成《そせい》（体積%）は地上のどこでもほとんど変わりません。

● 主な空気の成分[*2]

成　分	記号	体積%
酸素	O_2	20. 93
窒素	N_2	78. 04
アルゴン	Ar	0. 9
二酸化炭素	CO_2	0. 03 ～ 0. 04

2. 空気の性状と健康

私たちは空気を吸い、肺に送り、酸素を取り込み二酸化炭素を排出しています。肺から体外に吐き出す空気**（呼気）の成分**は**酸素が約 16%、二酸化炭素が約4%**です。

● 酸素と二酸化炭素濃度の比較

	酸　素	二酸化炭素
空気の成分	20. 93%	0. 03 ～ 0. 04%
呼気の成分	16%	4%

窓を閉めたままの換気の悪い室内でたくさんの人が仕事をすると室内酸素量が次第に減少し、それに伴い、二酸化炭素量が増加していきます。空気中の酸素濃度が 18%未満の状態を酸素欠乏といいます。実際には 16%以下くらいで酸素欠乏症状がみられます。

用語
＊1 **大気**
地球をとりまく空気の全体。
地上約 1,000km まで存在するといわれる。

補足
＊2 空気は表に示したもののほかにも、水蒸気、二酸化硫黄などの気体、ほこりや花粉などの微粉も含んでいるが、これらは時と場所によって量が違う。

二酸化炭素は炭酸ガスとも呼ばれます。

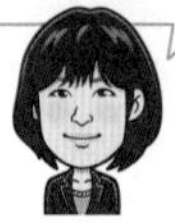

このように空気の性状と健康は密接な関係にあります。

2 換気 1種 C 2種 A

1．換気の種類

室内全体を換気することを全体換気といい、自然換気と機械換気（強制換気）の２つの方法があります。自然換気は、空気の流動や窓や戸を開けることによって空気を入れ換えることをいいます。建物の構造により部屋が密閉されていて自然換気があまり行われない場合や、燃焼器具を使用するため自然換気だけでは汚れた空気を排出しきれない場合には、送風機や排風機を用いて強制的に換気を行います。これを機械換気（強制換気）といいます。

2．必要換気量

作業場内において、衛生上入れ換える必要のある空気量を**必要換気量**といいます。一般に**1時間に交換される空気量**で表します。

換気の指標として、通常、**二酸化炭素濃度**を用い[＊1]、次の計算式から必要換気量を求めます。

補足

＊1 人が大勢いると二酸化炭素が増加し、全体的に環境状態が悪化するために、換気不良の指標として二酸化炭素濃度が用いられている。

これで得点UP!　必要換気量の計算式

$$\text{必要換気量}\,[m^3/h]=\frac{\text{室内にいる者が1時間に呼出する二酸化炭素量}\,[m^3/h]}{\text{室内二酸化炭素基準濃度}-\text{外気の二酸化炭素濃度}}$$

〈通常用いる数値〉

- **室内二酸化炭素基準濃度：0．1％　＝ 1,000ppm**
- **外気の二酸化炭素濃度：**
  0．03 ～ 0．04％ ＝ 300 ～ 400ppm

ポイント講義

二酸化炭素の濃度が％の場合は100倍、ppmの場合は100万倍して計算します。

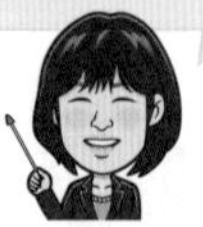

室内にいる者１人が呼出する二酸化炭素量の数値は、性別、年齢、労働の強度（エネルギー代謝率）などによって増減します。これによって、必要換気量も変わります。

また、その室内において１時間に必要とする換気回数を必要換気回数といいます。必要換気量の大きさに対して気積[＊2]が小さい場合には、換気回数を多くする必要がありますが、必要以上の換

用語

＊2 **気積**
空気の容積。労働者1人が必要とする気積は、原則として$10m^3$以上と定められている。

気を行うと、冷暖房の効果を低下させたり、不必要な気流を生じさせたりするため、適度な回数でなければなりません。

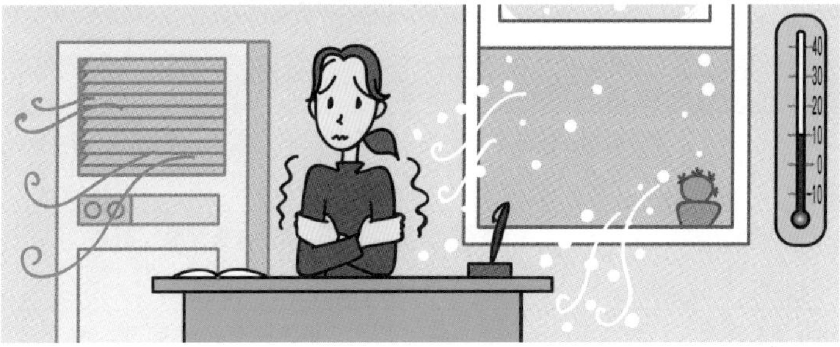

過去に実際に出題された問題を解いてみましょう。

〈例題〉

室内に10人の人が入っている事務室において、二酸化炭素濃度を1,000ppm以下に保つために最小限必要な換気量(m^3/h)を計算しなさい。

ただし、外気の二酸化炭素濃度を400ppm、室内にいる人の1人当たりの呼出二酸化炭素量を0.017m^3/hとする。

〈計算手順〉

① 在室者10人が1時間に呼出する二酸化炭素量を求める。

$\Rightarrow$ 0.017 (m^3/h) × 10 (人) = 0.17 (m^3/h)

② 二酸化炭素濃度がppm単位であるため、1,000,000倍する。

①②の結果と与えられた数値(400ppm)を公式にあてはめる。

$$\text{必要換気量}〔m^3/h〕 = \frac{0.17\ (m^3/h)}{1{,}000 - 400} \times 1{,}000{,}000$$

$$= 283.33\cdots$$

以上から、二酸化炭素濃度を1,000ppm以下に保つために最小限必要な換気量は、約283 (m^3/h) となる。

チャレンジ! チェック問題

第2種　できたらチェック

□ **1**　人間の呼気の成分の中で、酸素の濃度は約 16%、二酸化炭素の濃度は約 4%である。 R5.10-12

□ **2**　新鮮な外気中の酸素濃度は約 21%、二酸化炭素濃度は 0.3 ～ 0.4%程度である。 R4.4-11

□ **3**　室内の空気の清浄度を保つために入れ替える必要のある空気の量を必要換気量といい、通常、1 時間に交換される空気量で表す。 H27.4-11

□ **4**　室内の必要換気量（m^3/h）は、次の式により算出される。 R5.10-12

$$\frac{\text{室内にいる人が 1 時間に呼出する二酸化炭素量（}m^3 / h\text{）}}{\text{室内二酸化炭素基準濃度（\%）－外気の二酸化炭素濃度（\%）}} \times 100$$

□ **5**　必要換気量の算出に当たって、室内二酸化炭素基準濃度は、通常、1%とする。 R5.10-12

［解答］ 1. ○／**2.** ×二酸化炭素濃度は 0.03 ～ 0.04%程度である。／**3.** ○／**4.** ○／**5.** × 0.1%である。

視環境（照明・彩色・採光）

学習のPOINT 第二種衛生管理者試験対策としては、必須です。全般照明と局部照明、直接照明と間接照明の違いについて押さえましょう。

1 照明 1種 C 2種 A

作業場における照明（電灯など人工光線）、彩色《さいしき》（色どり）、採光（自然光）などの視環境は、作業能率や健康面に大きな影響をもたらします。

1. 照明の条件

作業においては、作業面がよく見える状態でなければなりません。理想的な照明には次のような条件が必要です。

① 作業の種類ごとに十分で、かつ適当な明るさがあること
② 適当な方向から光がきて、まぶしさ（グレア）がないこと
③ 作業面とその他の場所で明るさにムラがないこと
④ 光源が動かないこと
⑤ 適度な影ができること
⑥ 光の色が適当であること　など

2. 照明の種類

照明の種類は、全般照明と局部照明、直接照明と間接照明に大きく分けられます。

(1) 全般照明と局部照明

● 全般照明と局部照明

全般照明	●作業場全体を明るくする ●所要照度があまり大きくない一般的な作業場で用いられる ●白色光
局部照明	●作業面だけを明るくする ●特に手元が明るいことを必要とする作業（検査作業など）で用いられる

局部照明だけに頼ると、眼の疲労を起こすことがあります。そのため、全般照明を併用します。全般照明と局部照明を同時に使

ポイント講義
作業室全体の照度を、作業面の局部照明による照度の5分の1程度になるようにしていることは、この基準を満たしています。

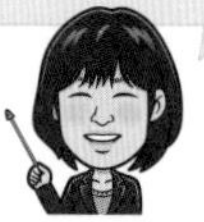

う場合、全般照明の照度は局部照明による照度の **10分の1以上**であることが望ましいとされています。

(2) 直接照明と間接照明

- **直接照明**[＊1]…… **作業面に直接光を当てる**もの。
- **間接照明**[＊2]…… **光を天井や壁に反射**させてから作業面に当たるようにしたもの。

補足
＊1 **直接照明**

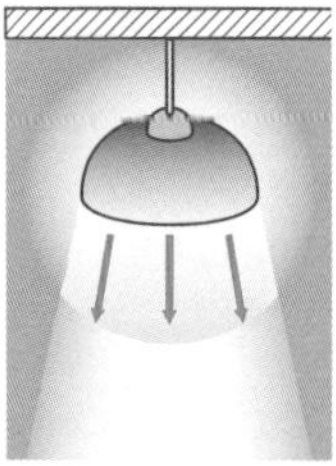

＊2 **間接照明**

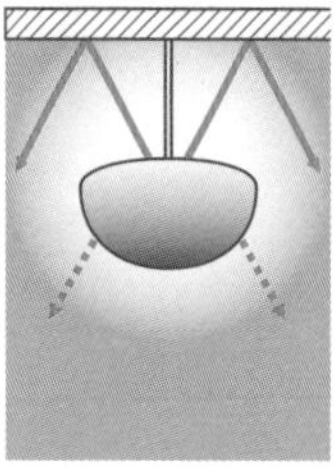

3. 光の方向

視線の前のほうで、しかもあまり高くない位置からの光は、まぶしさを感じ、十分に見ることができなくなり、いろいろな災害や視力障害を起こすことになります。そこで、**前方から明かりをとるときは、眼と光源を結ぶ線と視線とがつくる角度が30°以上になるようにすること**とされています。

● **作業面と光の方向**

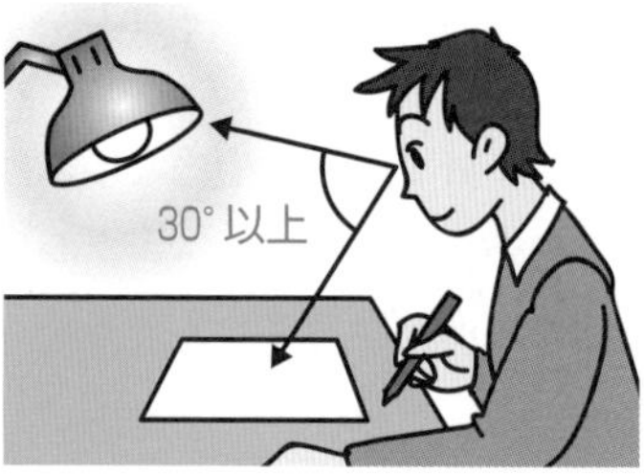

また、**同じくらいの明るさの光がいろいろな方向からくると、見るものに影ができず立体感がなくなってしまう**ことがあります。

4. 照度

光によって照らされている面の明るさの度合いのことを**照度**といいます。

明るさを表すには、**lx（ルクス）**という単位を使います。1ルクスは、**1cd（カンデラ）**[＊3]の光源から、**1m**離れた場所でその光に直角な面（1m^{2}の面）が受ける明るさのことです。

用語
＊3 **カンデラ**
光度の基本単位。光度とは、発光体から出る光の強さの程度のこと。

(1) 照度基準

作業の区分ごとに必要とされる照度は異なります。事務所衛生基準規則（＝事務所則）では、右の表のように規定されています。

● **室の作業面の照度（原則）**

作業の区分	基準
一般的な事務作業	300ルクス以上
付随的な事務作業	150ルクス以上

また、労働者が常時就業する場所の照明設備、作業場内の照明設備は、**6カ月以内ごとに1回**、定期に**点検**することが定められています。

(2) 情報機器作業と照度

情報機器作業は、一般的なデスク作業に比べて視覚系、筋骨格系に与える影響が多大です。それを防ぐためにも照明が適切であることは非常に重要です。

厚生労働省の「情報機器作業における労働衛生管理のためのガイドライン」では、情報機器作業では、まぶしさを生じさせず、照度はディスプレイを用いる場合、**書類やキーボード面**が**300ルクス以上**となるようにしなければならない、としています。

ポイント講義
高齢者は、若年者に比較して、一般に、高い照度が必要です。もっとも、水晶体の混濁（白内障の原因）により、まぶしさを感じやすくなっている場合もありますので、注意が必要です。

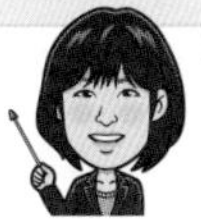

これで得点UP!　試験によく出る　照明のポイント

	説明	試験のポイント
全般照明	作業室全体を明るくする方法	前方から明かりをとるとき、目と光源を結ぶ線と視線とが作る角度は、**30°以上**になるようにする
局部照明	手元に高い照度が必要である場合に用いる方法	全般照明と局部照明を併用する場合、全般照明の照度は、局部照明による照度の少なくとも**10％（10分の1）以上**が望ましい
照度	光によって照らされている面の明るさの度合い	1ルクスは、1cdの光源から、1m離れた場所でその光に直角な面が受ける明るさ

2 彩色　1種 C　2種 A

天井や壁など建物設備の彩色には次のことに気をつける必要があります。

① **眼の高さより下**は、まぶしさを防ぎ、汚れを目立ちにくくし、安定感を出すために**濁色**《だくしょく》にする。**眼の高さより上の壁や天井**は、照明効果を良くするために**明るい色**（白、クリーム、淡黄、淡青色など）を用いる。通常の作業では、照明には白色光を用いる。

② **明度**（色の明るさの度合い）を**高く**すると、光の反射率が高くなるため**照度を上げる効果がある**が、高すぎるとまぶしさが大きくなる。

③ **彩度**（色の鮮やかさの度合い）が**高すぎる**と**交感神経の緊張を招きやすく**、長時間、眼にする場合は、**疲労しやすく**なる。

3 採光 1種 C 2種 B

自然光（太陽光線）によって明るさを得ることを採光といいます。採光には窓の方向（北向き、南向きなど）と形、部屋の奥行きとの関連が強く働きます。

(1) 窓の方向

南向きの窓では、夏は直射日光が少なく冬は多いのに対して、**北向きの窓**では、**直射日光は入りませんが、１年中平均した明るさを得ることができます**。

(2) 窓の形

採光には、横に長い窓よりも縦に長い窓のほうが有利です。それは開角[*1]と仰角《ぎょうかく》[*2]が大きくなるからです。

● **開角と仰角**

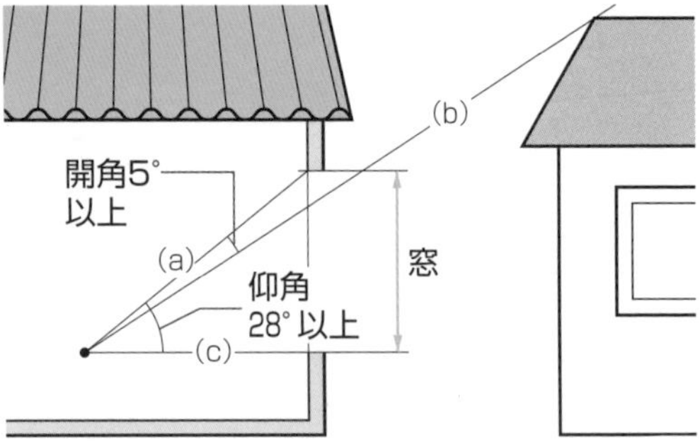

補足

＊1 開角とは、室内の１点と窓の上辺を結ぶ線(a)が、その１点と窓外の隣接建物の頂点とを結ぶ線(b)とでつくる角度のことで、採光には5°以上が必要とされている。

＊2 仰角とは、室内の１点と窓の上辺を結ぶ線が、その１点における水平線(c)とでつくる角度のことで、入射角ともいい、28°以上が必要とされている。

チャレンジ! チェック問題

第2種　できたらチェック

□	1	あらゆる方向から同程度の明るさの光がくると、見るものに影ができなくなり、立体感がなくなってしまうことがある。 R2.10-13
□	2	照度の単位はルクスで、1ルクスは光度1カンデラの光源から10m離れた所で、その光の光軸に垂直な面が受ける明るさに相当する。 R1.10-13
□	3	照明設備は、1年以内ごとに1回、定期に点検し、異常があれば電球の交換などを行っている。 R4.10-12
□	4	前方から明かりをとるとき、目と光源を結ぶ線と視線とが作る角度は、30°未満になるようにする。 H30.10-12
□	5	全般照明と局部照明を併用する場合、全般照明による照度は、局部照明による照度の5分の1程度としている。 R4.10-12
□	6	部屋の彩色として、目の高さ以下の壁面は、まぶしさを防ぎ安定感を出すために濁色を用い、目より上方の壁や天井は、照明効果を良くするため明るい色を用いるとよい。 H30.4-13
□	7	室内の彩色で、明度を高くすると光の反射率が高くなり照度を上げる効果があるが、彩度を高くしすぎると交感神経の緊張を招きやすく、長時間にわたる場合は疲労を招きやすい。 R2.10-13
□	8	北向きの窓では、直射日光はほとんど入らないが一年中平均した明るさが得られる。 R4.4-13

［解答］ 1. ○／2. ×光度1カンデラの光源から1m離れた所である。／3. ×6か月以内ごとに1回、定期に点検する。／4. × 30°以上になるようにする。／5. ○／6. ○／7. ○／8. ○

第2章 LESSON 4

有害作業環境

有害

学習のPOINT 第一種衛生管理者試験では、化学物質の状態は頻出です。試験によく出る有害物質は分類できるようにしておきましょう。化学物質のリスクアセスメントについては、実施手順の流れを押さえましょう。

1 有害物質

1種 C

害

1. 侵入経路

有害作業環境においては、有害物質が発散して作業環境中に拡散、労働者がばく露《ろ》する[*1]ことで健康障害発生の危険性が高まります。有害物質が体内に侵入する経路には、呼吸器、皮膚、消化器などがありますが、このうち呼吸器からの吸収が最も多くなります。体内に吸収される有害物質の量は、作業時間が長いほど、また、有害物質濃度が高いほど、多くなります。

用語

＊1 **ばく露**
生体が有害物質や有害エネルギーなどにさらされること。

● **侵入経路のイメージ**

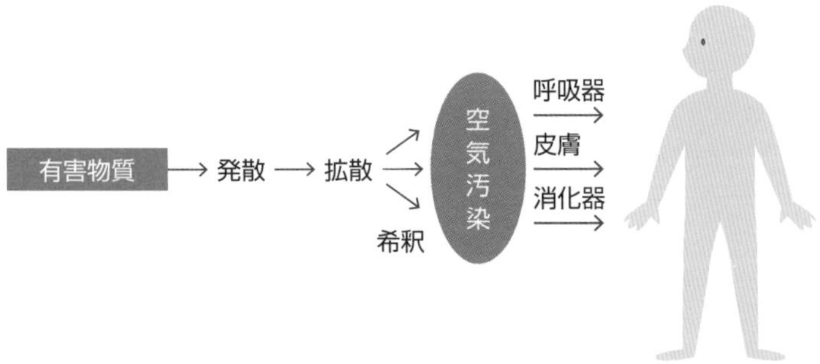

2. 代謝・蓄積・排泄

体内に侵入した化学物質は、血液などによって全身に運ばれ、腎臓や肝臓、腸などを通って、**そのままの形や肝臓などで分解などの化学的変化により代謝物となって体外に排泄**されます。また、物質によっては、臓器などに蓄積されるものもあります。

一般に、化学物質の吸収時間が長くなっても、ある時点で吸収量と排泄量が等しくなると、それ以上吸収し続けても体内の濃度は増加しない**平衡《へいこう》状態**になります。

なお、化学物質の吸収が止まると、排泄されるのみになるため、体内の濃度は減少します。**体内の濃度が最初の半分になるまでの時間**を**生物学的半減期**といいます。

2 化学物質の状態 1種 A 害

化学物質は、**気体**、**液体**、**固体**の状態で存在しています。それぞれの性状と代表的な物質は次のとおりです。

● 空気中における有害物質の分類

分類		状態	性状
気体状物質	ガス	気体	常温・常圧（25℃、1 気圧）で**気体**のもの
	蒸気		常温・常圧（25℃、1 気圧）で**液体または固体**の物質が、蒸気圧＊2 に応じて揮発《きはつ》または昇華《しょうか》＊3 して**気体**となっているもの
粒子状物質	ミスト	液体	**液体微粒子**が空気中に浮遊しているもの（粒径 5 ～ 100 μm＊4 程度）
	粉じん	固体	固体物質に研磨《けんま》、粉砕《ふんさい》、切削《せっさく》など機械的な作用を加えて発生した空気中に浮遊する**固体微粒子**（粒径 1 ～ 150 μm程度）
	ヒューム		気体（たとえば金属の蒸気）が空気中で凝固や化学変化を起こし、空気中に浮遊する**固体微粒子**（粒径 0.1 ～ 1 μm程度）

これで得点UP! 試験によく出る　常温・常圧における有害物質

分類	代表的物質
ガス	ホルムアルデヒド、塩素、**二酸化硫黄《いおう》**、**アンモニア**、**塩化ビニル**、硫化水素
蒸気	二硫化《にりゅうか》炭素、水銀、硫酸ジメチル、**アセトン**、トリクロロエチレン（トリクロルエチレン）、ニッケルカルボニル、フェノール、**アクリロニトリル**
粉じん	**ジクロロベンジジン**（ジクロルベンジジン）、石綿

労働衛生

用語

＊2 **蒸気圧**
任意の温度に対してある物質の気体が液体の状態、あるいは固体の状態と平衡になるような圧力。温度が高くなるにつれて蒸気圧は大きくなる。

＊3 **昇華**
物質が液体を経ずに固体から気体になる現象。

＊4 **μm（マイクロメートル）**
長さの単位。1 μm は 1mm の 1,000 分の 1 に当たる。

詳しい代表的な物質は、P327 の参考資料に掲載しています。

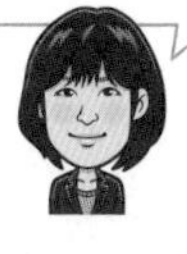

3 リスクアセスメント 1種 A 害

1. リスクアセスメント(危険性または有害性等の調査)とは

リスクアセスメントとは、労働者の就業に係る**危険性または有害性**＊1**を特定**し、それに対し**リスク**＊2**低減措置を検討**する一連の流れをいいます。事業者は、リスクアセスメントの結果に基づき、リスク低減措置を実施するよう努めなくてはなりません。

2. 化学物質等のリスクアセスメント

化学物質等のリスクアセスメントの基本的な進め方については、厚生労働省より「化学物質等による危険性又は有害性等の調査等に関する指針」が示されています。化学物質等のリスクアセスメントは、業種、事業規模を問わず、一定の化学物質等を取り扱う事業場はすべて実施しなければなりません。

(1) 実施体制・実施時期

リスクアセスメントおよびリスク低減措置(以下「リスクアセスメント等」)は、全社的な体制＊3で実施するとされています。中でも、リスクアセスメント等の技術的業務については、化学物質管理者が担当します。

リスクアセスメントの実施時期として、①化学物質等を**原材料等として新規に採用**し、または**変更**するとき、②化学物質等を製造し、または取り扱う業務に係る**作業の方法**または**作業手順を新規に採用**し、または**変更**するとき、③化学物質等による**危険性または有害性等**について**変化**が生じ、または生ずるおそれがあるとき、が示されています。

(2) 情報の入手

新たな化学物質等の譲渡または提供を受ける場合には、その化学物質を譲渡し、または提供する者から、その化学物質等のSDS(安全データシート)、作業標準、作業手順書などを入手することが必要です。

(3) 実施内容

化学物質等のリスクアセスメントは、次の手順で行います。

補足

＊1 危険性または有害性のことを「ハザード」という。たとえば作業場にある引火性の物が、ハザード(危険性)である。

用語

＊2 **リスク**
リスクとは、特定された危険性または有害性によって生ずるおそれのある負傷または疾病の重《じゅう》篤《とく》度(ひどさ)と負傷または疾病の発生可能性の度合いの両者を組み合わせて見積もるもの。たとえば作業場にある引火性の物に引火し、近くで作業をしている作業員に負傷が発生する可能性とその負傷の程度との組合せが、リスクである。

補足

＊3 衛生管理者は、リスクアセスメント等の実施の管理を行う。

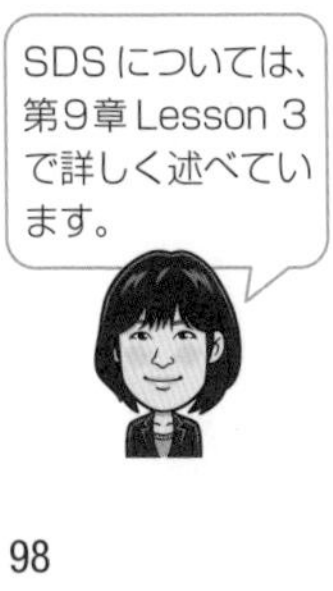

ステップ1	リスクアセスメント対象物による危険性または有害性の特定	リスクアセスメント
ステップ2	特定された危険性または有害性によるリスクの見積り	リスクアセスメント
ステップ3	リスクの見積りに基づくリスク低減措置の内容の検討	リスクアセスメント
ステップ4	リスク低減措置の実施	
ステップ5	リスクアセスメント結果の労働者への周知	

(4)〔ステップ 2〕リスクの見積り

●発生可能性および重篤度を考慮する方法

化学物質等が当該業務に従事する労働者に危険を及ぼし、または化学物質等により当該労働者の健康障害を生ずるおそれの程度（**発生可能性**）および当該危険または健康障害の程度（**重篤度**）を考慮する方法のうち、主な方法として以下のものがあります。

① **発生可能性および重篤度**を**相対的に尺度化**し、それらを縦軸と横軸とし、あらかじめ発生可能性および重篤度に応じてリスクが割り付けられた表を使用する方法
② **発生可能性および重篤度**を一定の尺度によりそれぞれ**数値化**し、**それらを加算または乗算**等する方法
③ **発生可能性および重篤度**を**段階的に分岐《ぶんき》**していく方法

●ばく露の程度および化学物質の有害性の程度を考慮する方法

当該業務に従事する労働者が化学物質等にさらされる程度（**ばく露の程度**）および当該**化学物質等の有害性の程度**を考慮する方法のうち、主な方法として以下のものがあります。

① ILOの化学物質リスク簡易評価法（**コントロール・バンディング**）などを用いる方法[*4]

補足

*4 ばく露量の測定などを行わないで、SDSなどの情報を利用する簡易で実務的な手法であり、中小企業などでも利用できることが評価されている。

② 管理濃度または濃度基準値が設定されていない物質については、対象の業務について作業環境測定等により測定した作業場所における化学物質等の気中濃度等を、当該化学物質等の**ばく露限界と比較**する方法
③ 数理モデルを用いて対象の業務に係る作業を行う労働者の周辺のリスクアセスメント対象物の気中濃度を推定し、当該物質の濃度基準値またはばく露限界と比較する方法
④ リスクアセスメント対象物への労働者のばく露の程度および当該化学物質等による有害性を相対的に**尺度化**し、それらを縦軸と横軸とし、あらかじめばく露の程度および有害性の程度に応じて**リスクが割り付けられた表**を使用する方法

(5)〔ステップ３・４〕リスク低減措置の検討および実施

リスクの見積りによるリスク低減の優先度を決定し、その優先度に従ってリスク低減措置の検討を行います。

リスク低減措置は、次に掲げる優先順位で検討および実施します。

法令に定められた事項がある場合
→必ず実施

↓

高

① ・危険性または有害性のより低い物質への代替等
・化学反応のプロセス等の運転条件の変更等
・化学物質等の形状の変更等
またはこれらの併用によるリスクの低減

↓

優先順位

② 工学的対策＊1
衛生工学的対策＊2

↓

低

③ 管理的対策＊3

↓

④ 化学物質等の有害性に応じた有効な保護具の使用＊4

補足

＊1 化学物質等に係る機械設備等の防爆《ぼうばく》構造化、安全装置の二重化などがある。

＊2 化学物質等に係る機械設備等の密閉化、局所排気装置の設置などがある。

＊3 作業手順の改善、立入禁止などがある。

＊4 保護具着用管理責任者を選任し、適正な保護具の選定、正しい使用、保守管理について管理させる必要がある。

(6)〔ステップ5〕リスクアセスメント結果等の労働者への周知等

①対象の化学物質等の名称、②対象業務の内容、③リスクアセスメントの結果（特定した危険性または有害性／見積もったリスク）、④実施するリスク低減措置の内容について、労働者に周知＊5するものとされています。また、業務が継続し労働者への周知を行っている間はこれらの記録を保存しておくことが望ましいとされています。

(7) 記録と保存

リスクアセスメントに関する記録を作成し、次にリスクアセスメントを実施するまでの期間または3年間の長いほうの期間保管しなければなりません。

補足

＊5 ①各作業場の見やすい場所に常時掲示し、または備え付けること、②書面を労働者に交付すること、③電子媒体で記録し作業場で常時確認可能な機器（パソコン端末など）を設置することのいずれかの方法で周知する。

チャレンジ！チェック問題

第1種　できたらチェック

□ 1　化学物質の体内への吸収が長時間に及ぶと、ある時点で、吸収量と排泄量が等しくなり、それ以上吸収し続けても体内の濃度は上昇しなくなる平衡状態になる。H23.10-12 害

□ 2　化学物質の体内への吸収が止まり、体外へ排泄されていくとき、体内濃度が最初の1／2に減少するまでに要する時間を物理的半減期という。H23.10-12 害

□ 3　アセトンは、常温・常圧(25℃、1気圧)の空気中で蒸気として存在する。R5.10-11 害

□ 4　アンモニアは、常温・常圧(25℃、1気圧)の空気中で蒸気として存在する。R4.10-11 害

□ 5　ジクロロベンジジンは、常温・常圧（25℃、1気圧）の空気中で蒸気として存在する。R5.4-12 害

□ 6　塩化ビニルは、常温・常圧（25℃、1気圧）の空気中で蒸気として存在する。R5.4-12 害

□ 7　リスクアセスメントの基本的手順のうち最初に実施するのは、労働者の就業に係る化学物質等による危険性又は有害性を特定することである。R2.4-15 害

□ 8　化学物質等による疾病のリスク低減措置の検討では、法令に定められた事項を除けば、危険性又は有害性のより低い物質への代替等を最優先する。R2.4-15 害

□ 9　ハザードは、労働災害発生の可能性と負傷又は疾病の重大性（重篤度）の組合せであると定義される。R2.4-15 害

□ 10　化学物質等による疾病のリスク低減措置の検討では、化学物質等の有害性に応じた有効な保護具の使用よりも局所排気装置の設置等の衛生工学的対策を優先する。R2.4-15 害

□ 11　ILOの化学物質リスク簡易評価法(コントロール・バンディング)を用いる方法は、「化学物質等による危険性又は有害性等の調査等に関する指針」において示されている化学物質等による健康障害に係るリスクを見積もる方法として、適切である。R4.10-12 害

[解答]　1. ○／2. ×生物学的半減期という。／3. ○／4. ×ガスとして存在する。／5. ×粉じんとして存在する。／6. ×ガスとして存在する。／7. ○／8. ○／9. ×ハザードは、労働者の就業に係る危険性または有害性と定義される。／10. ○／11. ○

第3章
職業性疾病

第3章
LESSON 1

生物化学的要因と疾病

学習のPOINT 細菌性食中毒の原因菌について、感染型と毒素型の区別ができるように、知識の整理をしましょう。また、ノロウイルスについて、その特徴を押さえましょう。

食中毒とは、飲食物の摂取によって起こる中毒のことです。食中毒の原因には、食品に付着した細菌やウイルスのほか、食品に含まれる自然毒、食品に混入した化学物質などがあります。

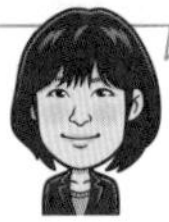

1 食中毒 1種 A 2種 A

1. 細菌性食中毒

細菌性食中毒は、食品に付着した細菌そのものによって中毒症状を起こす**感染型食中毒**と、食品に付着した細菌が出す毒素によって引き起こされる**毒素型食中毒**とに大別されます。

これで得点UP! **細菌性食中毒の主な原因菌**

	感染型		毒素型	
原因菌	サルモネラ菌	腸炎ビブリオ （病原性好塩菌《びょうげんせいこうえんきん》）	黄色ブドウ球菌 毒素：エンテロトキシン	ボツリヌス菌 毒素：ボツリヌストキシン（神経毒）
原因食品	ネズミなどの糞《ふん》尿《にょう》や、ゴキブリなどによって汚染された食肉、鶏卵 	海産生鮮魚介類 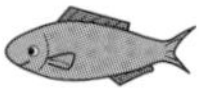	にぎりめし あんこ 弁当 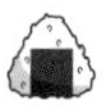	缶詰 真空パック食品 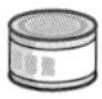
特性・症状	●急性胃腸炎型の症状 ●75℃で1分以上の加熱で殺菌可能	●胃痙攣《いけいれん》様の腹痛、水様下痢 ●予後良好	●嘔吐《おうと》、続いて腹痛、下痢 ●回復は早い ●産生する毒素は熱に強い	●**神経症状**（呼吸困難）を呈し**致死率が高い** ●筋肉の麻痺 ●熱に強く死滅しにくい

感染型食中毒の原因菌である腸炎ビブリオは、塩分のある環境で繁殖するため、**病原性好塩菌**とも呼ばれています。生鮮魚介類を好むわが国では発生件数の多い食中毒です。なお、潜伏期間はおよそ10～24時間です。

このほかの**細菌性食中毒**の原因となる菌としては、**ウェルシュ菌**、**カンピロバクター**、腸管出血性大腸菌（代表：O-157）、**セレウス菌**などがあります。O-157はベロ毒素を産生する大腸菌で潜伏期間は3～5日です。これによる食中毒では、腹痛、出血を伴う水様性の下痢が見られます。

2. ノロウイルス

ウイルスによる食中毒では、**ノロウイルス**が代表的です。ノロウイルスは感染力が非常に強いウイルスで、これによる食中毒は、特に**冬**の季節に**多発**します。潜伏期間は**1～2日**で、体内に入ったあと、腸の中で増殖し、嘔吐、下痢、発熱、腹痛などの胃腸炎症状を起こします。**ノロウイルスの失活化《しっかつか》**[＊1]には**煮沸《しゃふつ》消毒、塩素系の消毒剤を用います**。また、ノロウイルスは熱に弱いため、加熱により死滅します。

● **ノロウイルスまとめ**

原因	食品に付着したウイルスが腸内で増殖することで発症
潜伏期間	1～2日間
発症時期	冬季
症状	吐き気、嘔吐、下痢が主症状
失活化	煮沸消毒、塩素系の消毒剤を用いる

用語

＊1 **失活化**
活性が失われること。

ポイント講義

ノロウイルスのウイルスの失活化には、エタノールや逆性《ぎゃくせい》石鹸はあまり効果がありません。

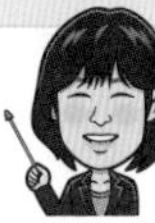

3. その他の食中毒

腐敗による食中毒は、食品についた細菌によって蛋白質が分解され（腐敗）、アミン類が生じて引き起こされるものです。また、カビから発生するアフラトキシンも毒素の一つです。自然毒による食中毒では、一般的にフグ毒（**テトロドトキシン**）や、キノコによるものが知られています。

化学物質による食中毒は、外部から化学物質が混入したり、生成することによって生じます。赤身魚やチーズなどに含まれるヒスチジンが細菌により分解されて生成される**ヒスタミン**[＊2]による中毒も化学性食中毒に分類されます。ヒスタミンによる中毒では、**数時間後**に**腹痛**や**下痢**、**嘔吐**などの症状を発症します。

補足

＊2 ヒスタミンは加熱調理では分解されにくい。

2 感染症 1種 C 2種 C

1．感染症の成立

人間の抵抗力よりも微生物等が病気を引き起こす力（病原性）が強くなったときに、感染が成立します。この感染により症状が発生することを感染症といいます。

感染症にかかわる主な用語は以下のとおりです。

● 感染症にかかわる主な用語

用語	意義
潜伏期	感染が成立してから症状が現れるまでの期間
保菌者（キャリアー）	感染が成立してから症状が現れるまでの人
不顕性感染	感染が成立してから症状が現れない状態が継続すること
日和見感染	人間の抵抗力が弱まっている場合に、普段は感染しない微生物等により発症すること

2．感染経路

微生物が、感染が成立した人や動物の排せつ物などの感染源から人の体内に移行し感染する道筋を感染経路といいます。

主な感染経路には、以下のものがあります。

● 主な感染経路

感染経路	原因・特徴
接触感染	感染源と直接接触することによる感染。医療や介護施設で生じる可能性が高く、患者を適切に隔離しないことで生じる。
飛沫感染	感染源の咳やくしゃみから唾液に混じった微生物が飛散することにより生じる。通常２m以内の距離で感染する。飛沫が浮遊し続けることはない。
エアロゾル感染	微細な飛沫の粒子が換気の悪い密室において空気中を漂い感染する。
空気感染	微生物を含む飛沫の水分が蒸発し、乾燥した小粒子が空気中に長時間浮遊して感染する。同じ空気を呼吸していることで生じる。

3．呼吸器感染症

(1) インフルエンザ

一般的に、11月下旬頃から感染が始まり、５月上旬までには減少します。

飛沫感染で広がり、1～3日ほどの潜伏期間のあとに、38℃以上の高熱・頭痛・全身の倦怠感・関節痛などを発症し、約1週間で軽快します。予防には、うがいや手洗いなどのほか、ワクチンの接種が望ましいとされています。

(2) 新型コロナウイルス

多くは2～6日の潜伏期間を経て発症し、発熱やのどの痛み、長引く咳、強い倦怠感などを発症します。飛沫感染やエアロゾル感染で広がります。

インフルエンザウイルスにはA型・B型・C型の3つの型がありますが、流行の原因となるのは、主として、A型とB型です。

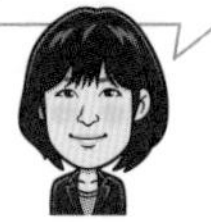

チャレンジ! チェック問題

第1種・第2種　できたらチェック		
□	1	毒素型食中毒は、食物に付着した細菌により産生された毒素によって起こる食中毒で、サルモネラ菌によるものがある。 R4.4-33 R4.4-19
□	2	感染型食中毒は、食物に付着した細菌そのものの感染によって起こる食中毒で、黄色ブドウ球菌によるものがある。 R4.4-33 R4.4-19
□	3	ボツリヌス菌は、缶詰や真空パックなど酸素のない密封食品中でも増殖するが、熱には弱く、60℃、10分間程度の加熱で殺菌することができる。 R5.10-33 R5.10-19
□	4	O-157は、ベロ毒素を産生する大腸菌で、腹痛や出血を伴う水様性の下痢などを起こす。 R4.10-34 R4.10-20
□	5	ノロウイルスによる食中毒は、ウイルスに汚染された食品を摂取することにより発症し、夏季に集団食中毒として発生することが多い。 R4.4-33 R4.4-19
□	6	テトロドトキシンは、カビの産生する毒素の一つで腹痛や下痢を起こす。 H25.4-33 H25.4-19
□	7	赤身魚などに含まれるヒスチジンが細菌により分解されて生成されるヒスタミンは、加熱調理によって分解する。 H31.4-33 H31.4-19

[解答]　1. ×毒素型食中毒には、黄色ブドウ球菌などがある。サルモネラ菌は感染型食中毒である。／2. ×黄色ブドウ球菌による食中毒は、毒素型食中毒である。／3. ×ボツリヌス菌は、熱に非常に強く、菌が芽胞という形態になると長時間煮沸しても死滅しない。熱に弱いのではない。／4. ○／5. ×食品に付着したウイルスが腸内で増殖することで発症し、冬季に発生することが多い。／6. ×テトロドトキシンは、フグ毒である。／7. ×ヒスタミンは、加熱調理では分解されにくい。

第3章
LESSON 2

作業要因と疾病

学習のPOINT
過重労働により健康障害として生じる脳血管障害と心臓疾患のそれぞれの分類と症状を押さえましょう。特に混乱しやすい脳塞栓症と脳血栓症の原因については、イラストを参照に正確に覚えましょう。

1 過重労働による疾病　1種 A　2種 A

脳血管疾患《しっかん》や心臓疾患は、高血圧や動脈《どうみゃく》硬化《こうか》などの基礎疾患の進行に過重労働が契機となり起こると考えられています。

1. 過重負荷による脳血管疾患

(1) 脳血管疾患の分類

脳血管疾患は、**出血性病変**、**虚血性《きょけつせい》病変**などに分類されます。**出血性**の脳血管疾患には、**くも膜下出血**や**脳出血**などがあります。脳の表面の動脈にできた動脈瘤などが破れ、くも膜下腔[*1]に出血したものをくも膜下出血、脳実質（脳全体）の細かい血管が破れて出血したものを脳出血といいます。**虚血性の脳血管疾患**である**脳梗塞《のうこうそく》**は、脳の血管が狭くなる、血栓がつまるなどの原因によって脳の一部の血流が低下し、脳組織が壊死《えし》する病気です。脳梗塞は、**脳の血管自体の動脈硬化や蓄積した血栓によって脳の血管が狭くなること**（動脈硬化病変）により生じる**脳血栓症**と、**心臓や動脈壁などからはがれ流れてきた血栓**などが**脳の血管をふさぐこと**により生じる**脳塞栓症**に分類されます。

用語
＊1 **くも膜下腔**
脳の表面を覆っている網目状の薄い膜をくも膜といい、その下にある隙間をくも膜下腔という。

● 脳血管障害の分類

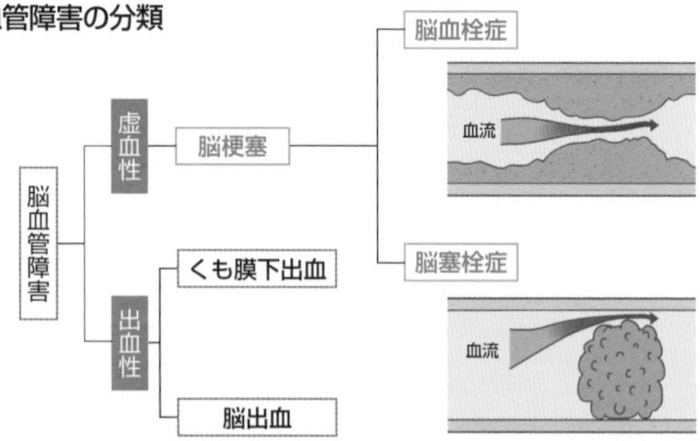

(2) 脳血管疾患の症状

一般的に次のような症状が現れます。

これで得点UP! **脳血管障害の症状**

疾病				症状
脳血管障害	虚血性	脳梗塞	脳血栓症	頭痛、吐き気、手足のしびれ、視覚や言語の障害
			脳塞栓症	
	出血性	くも膜下出血		突然の激しい頭痛 「頭をハンマーやバットでたたかれたような痛み」、「頭が割れるような痛み」と表現される
		脳出血		頭痛、吐き気、手足のしびれ、視覚や言語の障害

2. 過重負荷による心臓疾患

(1) 虚血性心疾患の分類

虚血性心疾患[*2]は、動脈硬化や血栓などによって**冠状動脈（冠動脈）**が狭くなる、ふさがるなどが原因で生じ、狭心症、心筋梗塞など[*3]に分類されます。冠状動脈が狭くなり、**血流が一時的に低下**（**可《か》逆《ぎゃく》性《せい》虚血**）**した状態**を**狭心症**、冠状動脈がふさがり、**血流が完全に途絶え**、**心筋が壊死した状態**を**心筋梗塞**といいます。

● 虚血性心疾患の分類

- 虚血性心疾患
  - 狭心症
  - 心筋梗塞

(2) 虚血性心疾患の症状

一般的に次のような症状が現れます。

これで得点UP! **虚血性心疾患の症状**

疾病		症状	発作時間
虚血性心疾患	狭心症	激しい胸の痛みによる発作	数分間。 長くても 15 分以内。
	心筋梗塞		長時間。 1 時間以上続くこともあり。

労働衛生

補足
＊2 虚血性心疾患の発見には、運動負荷心電図検査が用いられる。

補足
＊3 狭心症・心筋梗塞のほかに、心不全や心停止、大動脈解離がある。

一度壊死した心筋は元に戻ることはありません。状態が元に戻らないことを不可逆的といいます。

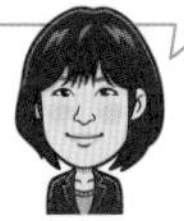

チャレンジ! チェック問題

第1種・第2種 できたらチェック

□ 1 脳血管障害は、脳の血管の病変が原因で生じ、出血性病変、虚血性病変などに分類される。 H31.4-31 H31.4-17

□ 2 出血性の脳血管障害は、脳表面のくも膜下腔《くう》に出血するくも膜下出血、脳実質内に出血する脳出血などに分類される。 R5.4-31 R5.4-17

□ 3 くも膜下出血の症状は、「頭が割れるような」、「ハンマーでたたかれたような」などと表現される急激で激しい頭痛が特徴である。 H27.10-30 H27.10-16

□ 4 虚血性の脳血管障害である脳梗塞は、脳血管自体の動脈硬化性病変による脳塞栓症と、心臓や動脈壁の血栓が剥がれて脳血管を閉塞する脳血栓症に分類される。 R5.4-31 R5.4-17

□ 5 虚血性心疾患は、心筋の一部分に可逆的虚血が起こる心筋梗塞と、不可逆的な心筋壊《え》死が起こる狭心症とに大別される。 H30.4-31 H30.4-17

□ 6 狭心症の痛みの場所は、心筋梗塞とほぼ同じであるが、その発作が続く時間は、通常数分程度で、長くても 15 分以内におさまることが多い。 R4.10-31 R4.10-17

□ 7 虚血性心疾患は、門脈による心筋への血液の供給が不足したり途絶えることにより起こる心筋障害である。 R4.10-31 R4.10-17

□ 8 虚血性心疾患発症の危険因子には、高血圧、喫煙、脂質異常症などがある。 R4.10-31 R4.10-17

［解答］ 1. ○／2. ○／3. ○／4. ×脳血管自体の動脈硬化性病変による脳血栓症と、心臓や動脈壁の血栓が剥がれて脳血管を閉塞する脳塞栓症に分類される。／5. ×心筋の一部分に可逆的虚血が起こる狭心症と、不可逆的な心筋壊《え》死が起こる心筋梗塞とに大別される。／6. ○／7. ×冠状動脈（冠動脈）による心筋への血液の供給が不足すること等により起こる。／8. ○

化学的要因と疾病

有害

学習のPOINT 疾病の原因となる物質とその症状を確実に覚えること。暗記すべき知識が多くなりますが、覚えるべきことを覚えれば得点に結びつきます。頻出の知識については、正確に覚えてしまいましょう。

1 粉じん　1種 A　害

1. 粉じんの種類

粉じんには、植物性、動物性、鉱物性＊1や金属、炭素などがあります。植物性粉じんや動物性粉じんは有害性は低いものの、**労働者の体質によっては喘息《ぜんそく》や結膜炎、気管支炎を起こす**ことがあります。

2. じん肺

粉じんを吸入することによって肺に**線維増殖性《せんいぞうしょくせい》変化**＊2を起こす疾患を**じん肺**といい、原因となる粉じんには、土石・岩石・鉱物中に含まれている**遊離《ゆうり》けい酸**や**石綿（アスベスト）、炭素、金属の粉じん**などがあります。

じん肺は、初期にはほとんど自覚症状がありませんが、進行すると咳《せき》や痰《たん》がみられ、やがて呼吸困難が現れます。ある**程度進行**すると、粉じんの**ばく露を中止してもさらに進行**するので注意が必要です。また、じん肺になると、**肺がん、肺結核、続発性気管支炎**などの**合併症**＊3**を起こすことが多くなります**。

じん肺は、原因となる粉じんの種類に応じて呼び方が異なります。

● 粉じんの種類とじん肺

じん肺の呼び方	粉じんの種類	特　徴
けい肺	遊離けい酸	肺に線維増殖性変化をきたす作用が非常に強く**けい肺結節《けっせつ》**が形成される
石綿肺（アスベスト肺）	石綿（アスベスト）	**胸膜**に**肥厚《ひこう》**や**石灰化**がみられ**肺がん**や**中皮腫**を発生させることがある
溶接工肺、鉄肺	**鉄**	鉄鉱採鉱や電気溶接作業等で発生
アルミニウム肺、アルミナ肺	アルミニウム	アルミニウム粉末製造業等で発生
炭素肺、黒鉛肺	炭素	炭坑の採炭、黒鉛精錬工場等で発生

補足

＊1
[植物性]
綿・麻・木材（米杉、ラワン）・でん粉
[動物性]
羊毛・絹糸・皮革・獣骨
[鉱物性]
土石・岩石・鉱物

用語

＊2 **線維増殖性変化**
肺の細胞が破壊され、破壊されたところが線維状の組織に変化して増殖していく炎症反応。

＊3 **合併症**
ある疾病に関連して引き起こされる別の疾病のこと。

2 金属

1種 A 害

金属は、粉じんやヒュームなど微細な粒子になって吸入されると、肺の奥深くまで侵入し、さらに血液中に入り込んで健康上の問題を引き起こします。

(1) 鉛

鉛による中毒では、血中鉛濃度の上昇により赤血球のヘモグロビンに関係する代謝異常や**貧血**、**末梢神経障害**、**腹部の疝痛《せんつう》**[＊1]や**腎障害**などがみられます。

(2) 水銀

① 金属水銀中毒

神経系（脳）が損傷され、**手指の震え**や感情不安定、判断力低下や幻覚といった**精神障害**などの症状が現れます。

② 有機水銀中毒

神経系（脳）が損傷され、身体のしびれ感や視野狭《きょう》窄《さく》[＊2]などの症状が出現します。

③ 無機水銀中毒

経口侵入では腎臓が損傷され、尿細血管の障害、血尿、蛋白尿などの症状が現れます。

(3) カドミウム

急性中毒では**上気道炎**と**肺炎**、**慢性**中毒では**肺気腫**と**腎障害**の症状や歯の黄色環[＊3]が現れます。

(4) クロム

クロムによる中毒には、皮膚の潰瘍《かいよう》や鼻の粘膜の潰瘍とその進行による**鼻《び》中《ちゅう》隔《かく》穿孔《せんこう》**[＊4]や皮膚障害があります。長期にわたるばく露で肺や上気道にがんが発症することもあります。

(5) マンガン

マンガンの慢性中毒では神経系（脳）が障害を受け、**筋のこわばり**、**震え**、**歩行困難**などのパーキンソン病に似た症状がみられます。

(6) ベリリウム

ベリリウムによる中毒では、**皮膚**や肺に障害が現れます。慢性中毒の場合はベリリウム肺として知られる肺肉《はいにく》芽《が》腫《しゅ》が生じます。

(7) 砒素

鉛中毒でみられる末梢神経障害としては、伸筋麻痺《しんきんまひ》があります。手を伸ばしたり広げたりする神経である橈《とう》骨《こつ》神経が侵され、手首が垂れ下がる状態になることが多いとされています。

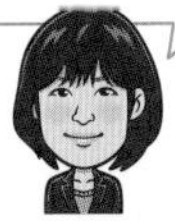

用語

＊1 **疝痛**
激しい発作性の腹痛。間欠的に生じる。

＊2 **視野狭窄**
視野が狭くなること。

＊3 **黄色環**
歯に黄色の色素が沈着した状態。

＊4 **鼻中隔穿孔**
鼻腔を左右の二室に分けている仕切り（鼻中隔壁）に穴があくこと。

砒素《ひそ》（三酸化砒素）の慢性中毒では**黒皮症**《こくひしょう》[*5]、**角化症**《かくかしょう》[*6]、**皮膚がん**、**鼻中隔穿孔**、**肺がん**などの症状が現れます。

金属による健康障害を、試験での出題実績が多いものから並べると、以下のようになります。

これで得点UP!

金属による健康障害まとめ

金属	特徴	主な症状
鉛	骨に蓄積	貧血・伸筋麻痺、末梢神経障害・腹部疝痛など
金属水銀	脳に障害	手指の震え・精神障害など
カドミウム	気道から吸収、腎臓肝臓に蓄積	急性：上気道炎・肺炎 慢性：肺気腫・腎障害など
マンガン	脳に沈着	筋のこわばり・震え・歩行障害など
砒素（ヒ素）	口・気道から吸収	黒皮症・角化症・鼻中隔穿孔・皮膚がん・肺がんなど

(8) 金属熱

金属のアーク溶接などの作業工程で、**亜鉛**や**銅のヒューム**を多量に吸入すると、**悪寒**《おかん》や**発熱**、**関節痛**などを発症することがあります。体質によってかかりやすい傾向のある人もいます。

3 窒息性・刺激性ガスによる疾病

1種 A　害

1. 窒息性ガス

窒息を起こすガスには以下のものがあります。

● **試験によく出る　窒息性ガスによる疾病と特徴**

ガス	特徴	症状
一酸化炭素	無色・無臭の気体であり、吸入しても気づかないことが多い。血液中のヘモグロビンと強く結合する。	●酸素欠乏状態による息切れ、頭痛などから始まり、虚脱や意識混濁《こんだく》がみられ、濃度や吸入時間によっては死に至る。 ●後遺症として、健忘《けんぼう》やパーキンソン症状がみられる。
シアン化水素	アーモンド臭のある無色の気体。肺や皮膚から吸収される。	細胞内の酸素の利用の障害による呼吸困難や痙攣《けいれん》などがみられる。
硫化水素	腐卵臭の気体。	意識消失、呼吸麻痺などがみられる。

用語

＊5 **黒皮症**
皮膚が黒くなる症状。

＊6 **角化症**
手や足の裏の角質が厚くなる症状。

労働衛生

ポイント講義

金属熱は金属ヒュームによって肺に蛋白質の変性が生じることに対するアレルギー反応です。

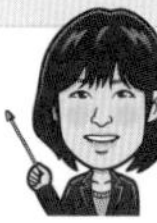

シアン化水素、硫化水素による中毒でも死に至ることがあります。

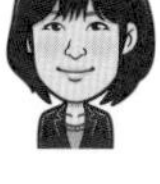

2. 刺激性ガス

刺激性ガスは、気道や肺に炎症反応を引き起こします。

障害を引き起こす主な刺激性ガスは、次のとおりです。

● **試験によく出る　刺激性ガスによる疾病と特徴**

ガス	特徴	症状
塩素	漂白剤や消毒剤に用いる刺激臭の強い気体。消毒や漂白などに用いられる**次《じ》亜《あ》塩《えん》素《そ》酸《さん》塩《えん》溶液**と、洗浄や水処理などに用いられる**酸性溶液**が混触すると発生し、中毒を起こす。	咽頭痛などの粘膜刺激性症状のほか、高濃度では、肺水腫を生じることがある。
二酸化窒素	赤褐色の気体で、水に溶けると硝酸と亜硝酸になる。	慢性中毒では、**歯牙酸蝕症**、**慢性気管支炎**、胃腸障害などがみられる。
二酸化硫黄	水に溶けると亜硫酸になる。	慢性中毒では、慢性気管支炎、歯牙酸蝕症などがみられる。
弗《ふっ》化《か》水素	刺激性が強く、眼や鼻、気道に刺激を与える。	**高濃度**では、**肺炎**、**肺水腫**を生じることがある。**慢性中毒**では、**骨の硬化**、**斑状歯**などがみられる。

4 有機化合物による障害 1種 A 害

分子中に炭素を含んだ化合物を有機化合物といい、日常生活のいろいろなところに使われています。

1. 有機溶剤による障害

有機溶剤[*1]は、他の物質を溶かす性質をもつ液体（常温・常圧）の有機化合物で、塗料を薄めるシンナーや接着剤など身近なところで用いられるほか、工場の生産工程においても多量に使用されています。

有機溶剤は、**脂溶性**（脂肪に溶けやすい）、**引火性**[*2]、**揮発性があり、蒸気は一般に空気より重い**という特徴があります。**呼吸器や皮膚から吸収**[*3]**されやすく**、体内では**脂肪を多く含む脳に入りやすい**ことから、**中枢神経系麻酔作用**や**皮膚粘膜刺激作用**などの共通した有害性があります。**低濃度で繰り返しばく露**された場合では、中枢神経系麻酔作用によって、**めまい**、**物忘れ**、**不眠**など

補足

＊1 有機溶剤中毒予防規則によって規制されている。

＊2 ハロゲン化炭化水素は特殊で、難燃性である。

＊3 水溶性を併せ持つ物質は特に吸収されやすい。

の**不定愁訴**《ふていしゅうそ》**がみられます**。皮膚粘膜刺激作用では、**角化**、**亀裂**《きれつ》、**湿疹**、**結膜炎**などの症状がみられます。

これらの共通症状のほかに有機溶剤には特有症状もあります。試験に出題された主なものは次のとおりです。

これで得点UP!　有機溶剤による健康障害まとめ

有機溶剤	主な症状
二硫化炭素	精神障害など
メタノール、酢酸《さくさん》メチル	視神経障害（視力低下など）、生殖毒性
ベンゼン	白血病[*4]、再生不良性貧血
ノルマルヘキサン	末梢神経障害（多発性神経炎）
N,N-ジメチルホルムアミド	頭痛、肝機能障害など、生殖毒性

ベンゼンは、構造上は有機溶剤ですが、発がん性物質のため、特定化学物質障害予防規則によって取扱い等が規制されています。

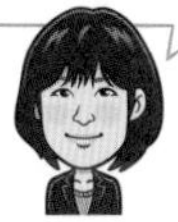

2. 塩化ビニルによる障害

塩化ビニル樹脂を製造する工程で、塩化ビニルモノマー（塩ビモノマー）[*5]を吸入すると中毒を発症することがあります。

低濃度の長時間ばく露で手指の**レイノー現象**（手指の蒼白化現象）や**指の骨の溶解**（指端骨溶解《したんこつようかい》）、**皮膚の硬化**、**肝障害**、肝血管肉腫《にくしゅ》（一種のがん）がみられます。

補足
＊4 白血病は、血液のがんともいわれ、ベンゼンのほかにも放射線などが原因で発症することがある。

用語
＊5 **塩化ビニルモノマー**
塩化ビニル樹脂を製造するための原料。

5 職業がん　1種 A　害

職業がんとは、ある作業に従事することにより、その職業に特有な発がん因子にばく露して発症するがんのことです。職業がんは、一般のがんに比べてやや若年で発症し、その潜伏期が平均で10～30年と、きわめて長いのが特徴です。

職業がんには、肺がんをはじめ化学物質が直接接触する皮膚がん、吸入の経路である鼻腔、喉頭、肺、そして膀胱がんが多いのが特徴です。

● 職業がんの原因となる主な物質

原因	主たるがん
ベンジジン	膀胱がん
ベンゼン	白血病
塩化ビニル（塩化ビニルモノマー）	肝血管肉腫
ビス（クロロメチル）エーテル	肺がん
クロム酸、重クロム酸	肺がん
石綿	肺がん、胸膜中皮腫
コールタール	肺がん、皮膚がん
ベンゾトリクロリド	肺がん、鼻腔がん

● 職業がん

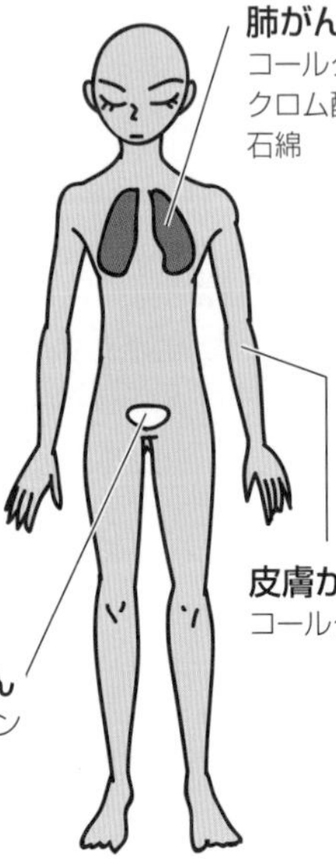

6 酸素欠乏症

1種 A 害

空気中の酸素濃度は通常約21%で、酸素濃度が18%未満の状態を酸素欠乏といいます。一般的に酸素濃度が約16%以下になると、脳の障害や循環器の障害といった酸素欠乏症状が起こります。

● 酸素欠乏症状

障害	主な症状
脳	頭痛、吐き気、耳鳴り、興奮、意識消失、痙攣など
循環器	頻脈《ひんみゃく》、動悸《どうき》、チアノーゼなど

酸素が極端に低下した空気を吸うと、それがわずか1回の呼吸であっても、体内の酸素不足が劇的に生じて、**数秒で活動低下、**または**活動停止状態**という危険な状態になります。

チャレンジ！ チェック問題

第1種　できたらチェック

□	1	じん肺は、粉じんを吸入することによって肺に生じた炎症性病変を主体とする疾病で、その種類には、けい肺、間質性肺炎、慢性閉塞性肺疾患（COPD）などがある。 R4.10-13 害
□	2	けい肺は、鉄、アルミニウムなどの金属粉じんによる肺の線維増殖性変化で、けい肺結節という線維性の結節が形成される。 R5.4-16 害
□	3	鉛中毒では、骨の硬化、斑状歯などの症状・障害がみられる。 H28.10-15 害
□	4	金属水銀中毒では、感情不安定、幻覚などの精神障害、手指の震えなどの症状がみられる。 R5.10-16 害
□	5	マンガン中毒では、指の骨の溶解、肝臓の血管肉腫などがみられる。 R4.10-18 害
□	6	金属熱は、鉄、アルミニウムなどの金属を溶融する作業などに長時間従事した際に、高温により体温調節機能が障害を受けたことにより発生する。 R3.10-13 害
□	7	一酸化炭素中毒は、血液中のグロブリンと一酸化炭素が強く結合し、体内の各組織が酸素欠乏状態を起こすことにより発生する。 R4.4-13 害
□	8	弗《ふっ》化水素による慢性中毒では、骨の硬化、斑状歯などがみられる。 R4.10-16 害
□	9	有機溶剤は、揮発性が高いため呼吸器から吸収されやすいが、皮膚から吸収されることはない。 R2.10-14 害
□	10	有機溶剤は、水溶性と脂溶性を共に有し、その蒸気は空気より軽い。 R2.4-14 害
□	11	ノルマルヘキサンによる障害として顕著なものには、白血病や皮膚がんがある。 R5.4-14 害
□	12	メタノールによる健康障害として顕著なものは、網膜細動脈瘤《りゅう》を伴う脳血管障害である。 R3.4-13 害
□	13	窒素ガスで置換したタンク内の空気など、ほとんど無酸素状態の空気を吸入すると徐々に窒息の状態になり、この状態が5分程度継続すると呼吸停止する。 R4.10-15 害

［解答］ 1. ×線維増殖性変化（肺の組織が線維化すること）を主体とする疾病である。／2. ×けい肺は、遊離けい酸の粉じんを吸入することにより起こる。／3. ×貧血･末梢神経障害･腹部疝痛などがみられる。／4. ○／5. ×筋のこわばり・震え・歩行障害などがみられる。／6. ×金属ヒュームによって肺の蛋白質の変性が起きることに対するアレルギー反応である。／7. ×血液中のヘモグロビンと一酸化炭素が強く結合することにより発生する。／8. ○／9. ×皮膚からも吸収されることがある。／10. ×蒸気は空気より重い。／11. ×末梢神経障害などがある。／12. ×健康障害として顕著なものは、視神経障害である。／13. ×数秒で活動低下、活動停止状態になる。

第3章

LESSON 4

物理的要因と疾病

有害

学習のPOINT

このレッスンの内容は、横断的に出題されます。温熱環境による疾病、騒音環境による疾病は特に頻出です。疾病名と症状が一致するように区別を意識しながら押さえましょう。

1 温熱環境と疾病

1種 A 害

1. 高温（暑熱）環境による疾病

高温環境下で生じる障害を**総称**して**熱中症**＊1 といいます。

熱中症の症状には次のようなものがあります。

補足

＊1 高温や強い輻射熱などの作業条件下、あるいは高温でなくても、多湿、熱の放散を妨げる防火服などの着用時には、体内に熱が蓄積する状態になり、熱中症を起こす。

(1) 熱失神（Ⅰ度）

高温環境下では、放熱のため皮膚血流量が増加する一方で**体内の血流量は減少し**、脳へ供給される血流量も低下します。このとき、一時的な脳虚血による立ちくらみを起こすことがあり、これを熱失神といいます。

(2) 熱けいれん（Ⅰ度）

大量の発汗で水分と塩分が失われたときに**水分だけを補給**していると、**血液中の塩分濃度が低下**し、**筋肉のけいれんを生じます。**これが熱けいれんです。涼しいところで安静にさせ、不足した塩分を補うことで改善します。

(3) 熱疲労（Ⅱ度）

長時間の発汗により、体内の塩分や水分が失われバランスが崩れた状態を熱疲労といいます。頭痛や吐き気、嘔吐、倦怠《けんたい》感、顔面蒼白、冷汗などの症状が現れますが、体温の上昇はありません。

高温環境下での作業が長期にわたる場合、体力消耗、ビタミン不足などが原因となり、**だるさ**、**食欲不振**や体重減少、衰弱などの症状を起こします。これを**熱衰弱**といいます。

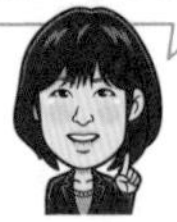

(4) 熱射病（Ⅲ度）

熱射病は、高温環境による体温調節中枢機能障害で、**熱中症のなかでは最も危険**な状態です。**体温が 40℃以上**になり、**発汗の停止**、**意識障害やけいれん**、**呼吸困難**がみられます。

2. 寒冷（低温）環境による疾病

寒冷環境下では、体温を維持するために末梢の血管が収縮して血液の循環が悪くなります。このようなときに発症するのが**凍瘡《とうそう》**

(しもやけ) です。血管が収縮するため、血圧の上昇もみられます。

さらに厳しい**寒冷環境(0℃以下)になると、組織の細胞が死んで凍結壊死《えし》**する**凍傷**[＊2]を起こします。凍傷では、症状が重いと手や足の指が脱落してしまうこともあります。

> **補足**
> ＊2 手の指で10℃、足の指では13℃程度まで低下すると、凍傷の危険信号である痛みやしびれが生じる。

全身が冷やされ**体内温度(直腸温などの中核温度)が約35℃より低く**なると、体温低下の状況に応じて、**ふるえ、意識消失、筋の硬直**などの症状を示します。これを**低体温症**といいます。

これで得点UP!　寒冷(低温)環境による疾病

疾病名	原因と主な症状
凍瘡(しもやけ)	軽度な寒冷により発症
凍傷	0℃以下の寒冷による組織の凍結壊死
低体温症	体内温度が35℃程度以下で発症

2 騒音環境と疾病　1種 A　害

1. 音とは

物体の振動が空気の振動として聴覚に感知されたものが音です。音の大きさ(音圧レベル)[＊3]はdB(デシベル)、音の高さはHz(ヘルツ)という単位で表します。Hzは、1秒間に振動する回数(周波数)のことで、サイクル/秒ともいいます。一般に周波数が多くなるほど、つまりHzが高いほど高い音として感じられます。**人間が音として感じられる**のは、20〜2万Hzくらいの振動数といわれています。

> **補足**
> ＊3 音圧レベルは、通常、その音圧と人間が聴くことができる最も小さな音圧(20μPa)との比の常用対数を20倍して求められる。

2. 騒音とは

聞き手にとって不快に感じられる音の総称を騒音といいます。

どのような音を騒音と感じるかは、聞き手の感覚によって大きな変化が生じます。そのため、騒音の大きさに対する感覚を1つの尺度で表すために騒音レベルが用いられます。騒音レベルの測定は、通常、騒音計の周波数重み付け特性A[＊4]で行い、その大きさはdBで表します。

> **補足**
> ＊4 測定した音を人間の聴覚に近づけ補正したものをA特性という。

また、騒音は常に変動していて一定ではないため、時間的に変動する騒音を評価するには、**等価騒音レベル**を用います。等価騒音レベルは、**時間的に変動する騒音レベルのエネルギー的な平均値を表す量**で、変動する騒音に対する人間の生理・心理的反応とよく対応しています。

一般に、等価騒音レベルで85dB以上の騒音＊1にさらされる作業場では難聴を起こす危険があるとされており、定期的な聴力検査や作業時間短縮などの対策を講ずることが必要です。

補足
＊1 等価騒音レベルで常時85dB以上の騒音にばく露される労働者に対しては、配置前およびその後6カ月に1回、定期的に聴力検査をはじめとする健康診断を行う必要がある。

3. 騒音による疾病

騒音ばく露によって起こる疾病には、次のようなものがあります。

(1) 精神疲労

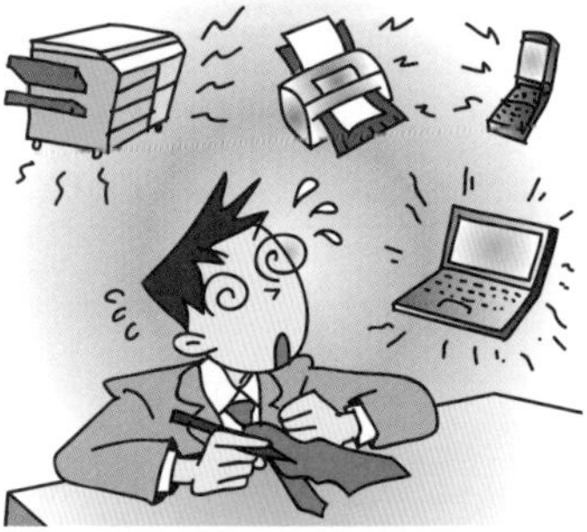

作業環境に騒音が存在すると、その音の中で物音を聞こうと努力するため、精神疲労が生じます。特に近年では、事務作業のOA化や生産現場のFA＊2化が進展し、事務機器や機械による騒音が問題となるケースが増えています。

用語
＊2 **FA**
Factory Automation：生産・製造における機械化。

精神疲労からくるストレスが、自律神経系や内分泌系に影響を与えるため、騒音ばく露により、**交感神経の活動**の**亢進**や**副腎皮質ホルモンの分泌**の**増加**が認められることがあります。

(2) 騒音性難聴

一定レベル以上の騒音に長時間さらされると**内耳**にある**蝸牛の有毛細胞**が損傷を受け、聴力障害が起こります。このような慢性的な聴力障害を**騒音性難聴**といい、次のような特徴がみられます。

① **4,000Hz**付近の音の聴力の低下から始まる。
② **初期段階では気がつかない**ことが多い。

オージオメーター＊3で聴力を測定すると、騒音性難聴は、初期には、図のように4,000Hzを中心とした**高音域**でV字形の聴力低下がみられます。人間の通常会話音域は500～2,000Hz程度なので、本人も気づかないまま進行する場合が多くあります。

用語
＊3 **オージオメーター**
聴力を測定する機器。

ポイント講義
4,000Hz（4kHz）付近にみられるV字形の聴力低下はC^5dip《ディップ》と呼ばれています。

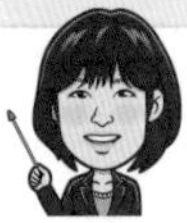

● 騒音性難聴の初期聴力

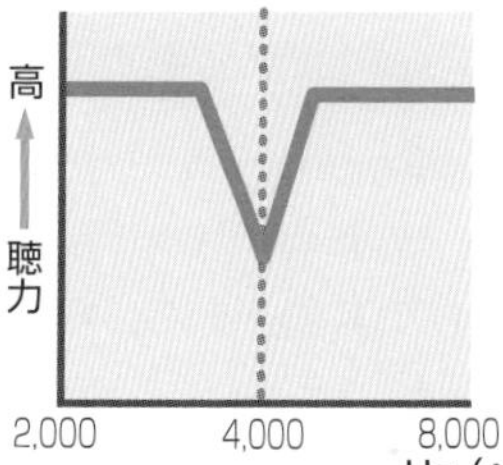

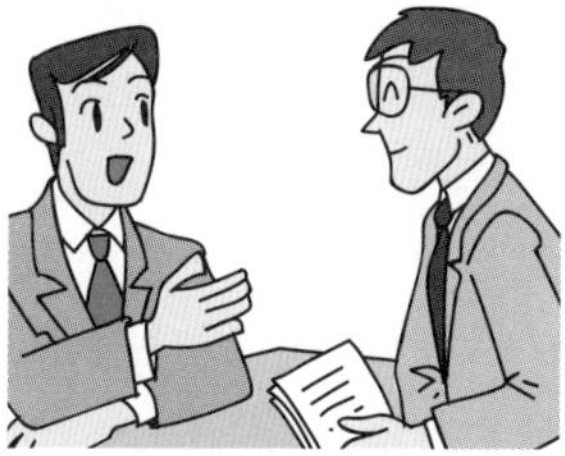

通常の会話音域は500～2,000Hz程度

③ 永久的に聴力が障害を受ける。

　騒音性難聴は、薬剤の投与では回復しないとされているので、その予防と早期発見が重要になってきます。

また、高周波音（高い音）のほうが低周波音（低い音）より騒音性難聴になりやすく、音が強く、同一であるほど有害性が高くなります。

これで得点UP!

騒音性難聴

騒音性難聴は、騒音によって**内耳**が障害を受けることで起こり、通常の会話音より高い音（**4,000Hz付近**）から聞こえにくくなるため、初期には気づかないことが多い。

3 振動環境　1種 B　害

1．振動とは

振動とは、物体が一点を中心としてその前後左右、または上下など、一定の運動を規則正しく繰り返す状態をいいます。一般に、振幅、速度、加速度、振動数[*4]を用いてこれを表します。

2．振動による疾病

振動環境下における作業による障害は、大きく次の２つに分類されます。

(1) 局所振動障害

局所振動障害は、チェーンソーや削岩《さくがん》機などの手持ち振動工具

補足
＊4 振動数は、Hz（1秒間の振動数）またはサイクル数（cps：cycles per second、cpm：cycles per minute）で表示される。

の**機械的振動に寒冷のばく露が重なることにより**発症します。**手のしびれなどの末梢神経障害**や、**手指の蒼白現象（レイノー現象）などの末梢循環障害**、関節痛などの筋骨格系障害が発生することがあります。

振動ができる限り少ない工具を使用し、身体を冷やさず、作業時間の管理などの予防対策をとる必要があります。また、喫煙も振動障害の発生に影響するといわれています。

(2) 全身振動障害

全身振動障害は、トラックやクレーン、フォークリフトなどの運搬機器の操縦を長期にわたって行っている労働者に発症します。

全身性の振動障害は、不快感、注意の散漫、視覚障害などのほか、特有の全身疲労を起こします。また、脊柱《せきちゅう》障害（腰痛や頸部《けいぶ》痛など）を起こす可能性があります。

4 高圧環境と疾病 1種 B 害

1. 気圧とは

気圧とは、大気中の空気の圧力をいい、単位面積当たりに働く力で表されます*1。

補足

*1 1 cm^2 当たり約 1 kg の力に相当する大気の圧力を絶対圧力で 1 気圧と呼ぶ。

2. 高圧環境による疾病

高圧環境下での作業では、加圧時、高圧下、減圧中および減圧後に、それぞれ特有の障害を起こし、人体機能への影響もそれぞれ異なります。

● 高圧環境と障害

高圧状態		障　害
加圧時（潜降時）	不均等な加圧	●スクイーズ （しめつけ障害：耳、鼻、肺）
高圧滞在中（潜水中）		●窒素酔い ●酸素中毒 ●炭酸ガス（二酸化炭素）中毒
減圧時	不均等な減圧	●肺の過膨張および破裂、気胸
	減圧中（浮上中） および 減圧後（浮上後）	●減圧症

(1) 高圧による疾病

人体に対する加圧が不均等に行われた場合に肺、耳、副鼻腔などが締め付けられて痛みを生じます（スクイーズ）。

また、高圧下で血液中に溶けた窒素が過剰になると、窒素のもつ麻酔作用が中枢神経に作用し、酒に酔ったような気分の高揚感を覚えます。これが、窒素酔いです。

(2) 減圧症

高圧環境から、**急浮上**などによって**急激に常圧に戻る**と、血液に溶け込んでいた窒素が体内で気化してガスを発生します。このガスが血管を閉塞して発生する障害を**減圧症**といい、吐き気、嘔吐、**関節痛（ベンズ）**、**皮膚のかゆみ**、呼吸困難（チョークス）、**中枢神経の麻痺**などの症状が現れます。

減圧症は、高圧下から急に常圧に戻ることの多い圧気シールド工法の作業者、潜水作業者、潜函作業者などに多くみられます。

5 電離放射線 1種 A 害

1. 放射線とは

放射線は、電磁波と粒子線とに分けられます。

また放射線のうち、物質内で電離作用＊2を起こすものを電離放射線、電離作用を起こさないものを非電離放射線として、これらを区別しています。

● 放射線の分類

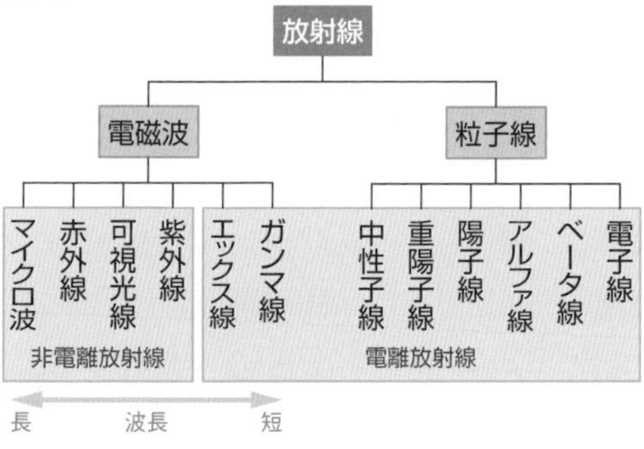

用語

＊2 **電離作用**
物質の中の原子に放射線が当たって原子に力を及ぼし、マイナスの電気を有する電子が放出される作用。イオン化するともいう。

非電離放射線である紫外線や赤外線なども物理学上は「放射線」に分類されますが、労働衛生学上、単に「放射線」という場合は「電離放射線」をさします。

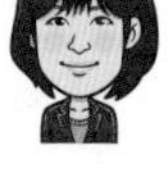

2. 電離放射線の種類

物質を構成する元素のうち、ほかの元素に変わろうとするときに放射線を放出するものを放射性同位元素（ラジオアイソトープ）といいます。

電離放射線は、放射性同位元素のほかに、エックス線発生装置や粒子加速装置からも放射され、人体に吸収されると放射線障害を起こします。

(1) エックス線（X線）

エックス線は、エックス線管などの電子を加速する装置（エックス線装置）から放射される電離放射線です。エックス線は、透過力が非常に大きく、容易に人体を透過することから、健康診断の際に行うエックス線撮影など、医療上の診断や治療に使われています。また、非破壊検査[*1]にも用いられています。

(2) ガンマ線（γ線）

ガンマ線は、コバルト60、イリジウム192など、放射性同位元素から放射される電離放射線です。

ガンマ線は、エックス線よりもさらに透過力が大きいため、この性質を利用して、非破壊検査や各種の計器に利用されています。

(3) 被ばく

これらの電離放射線に人体がさらされることを被《ひ》ばくといい、外部被ばく[*2]と内部被ばく[*3]の二通りに分類されます。

放射性物質の取扱いではその両面からの防護対策を考える必要があります。

3. 電離放射線と疾病

放射線に被ばくすることによって、生体にはさまざまな障害が生じます。放射線被ばくによる影響は、**身体的影響**と**遺伝的影響**に分けられます。

身体的影響は、被ばく後の症状が現れるまでの期間によって、さらに**急性障害**（早期障害）と**晩発障害**に分類されます。**急性障害**は、**被ばく後30日以内に**症状がみられ、**晩発障害**は、**被ばく後、半年から十数年の潜伏期を経て**白内障や発がんなどの症状を起こします。

また、放射線被ばくによる生体への影響は、障害の生じる可能

用語

＊1 **非破壊検査**
材料内部の欠陥や表面の微細な欠陥を、被検査物を物理的に破壊することなく検出する検査方法のこと。

用語

＊2 **外部被ばく**
エックス線装置など放射線源から体外に放射される放射線に被ばくすること。

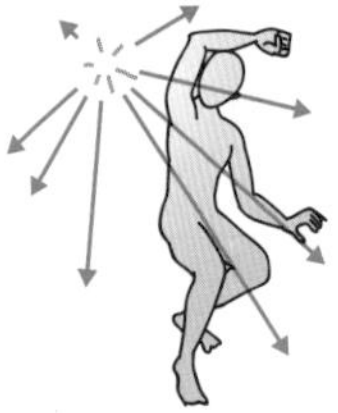

＊3 **内部被ばく**
経口などで体内に取り込まれた放射性同位元素から放射される放射線に被ばくすること。

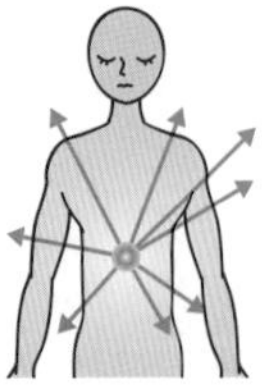

性によって**確定的影響**と**確率的影響**に分けることができます。

確定的影響と確率的影響の違いは次のようになります。

① 確定的影響

電離放射線による身体的影響のうち確定的影響は、被ばく線量がしきい値[*4]を超えた段階で障害が発生し、障害の発生率や程度（重症度）が被ばく線量に対応して増加します。**中枢神経系障害**や**白内障**などが**確定的影響**に分類されます。

② 確率的影響

確率的影響は、しきい値がなく、発生する確率が被ばく線量の増加に応じて増加します。どんなに低い被ばく線量であっても障害の発生する可能性があります。**発がん**と**白血病**、**遺伝的影響**は**確率的影響**に分類されます。

〈確定的影響〉

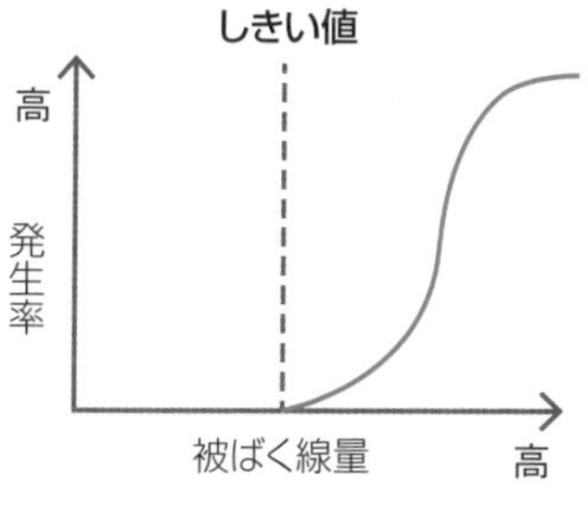

〈確率的影響〉

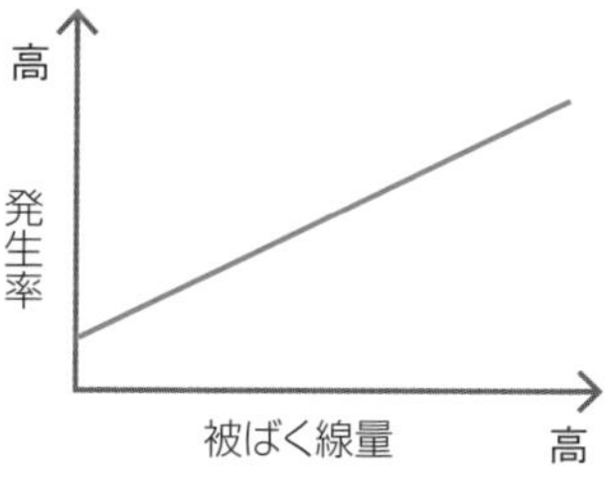

これで得点UP!

放射線被ばくによる影響

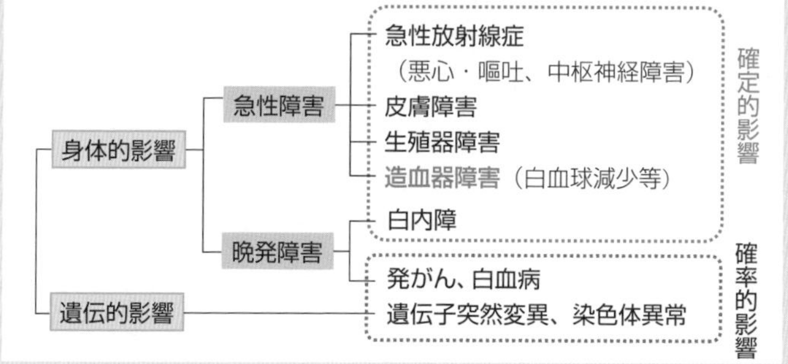

用語

＊4 **しきい値**
ある障害が出現するかしないかの境界の値。

6 非電離放射線 1種 B 害

1. 非電離放射線の種類

非電離放射線は、波長の長さによって、次のように分類されます。

● 非電離放射線の種類とその障害

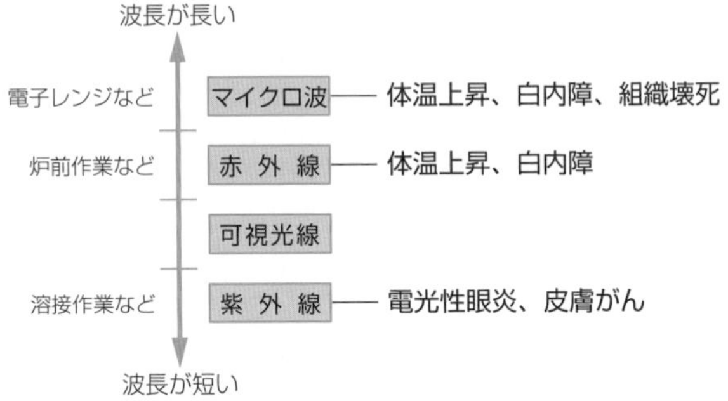

電磁波のうち、人間の眼で見える光線を可視光線といい、波長によって、紫から赤までの色彩感覚を生じます。

(1) 紫外線

紫外線は、可視光線より波長の短い光線で、UV（Ultraviolet Rays）と略称されます。太陽光線のほかに、アーク溶接作業などによっても発生します。

(2) 赤外線

赤外線は、可視光線より波長の長い光線で、IR（Infrared Rays）と略称されます。

太陽光線にさらされる屋外作業のほかに、炉前作業や鍛造《たんぞう》冶《や》金《きん》*1、ガラス加工作業などの現場では大量の赤外線にばく露されます。

(3) マイクロ波

マイクロ波は、**赤外線よりさらに長い波長域**をもつもので、レーダーや電子レンジなどに使用されています。

(4) レーザー光線

レーザー光線は、180nm《ナノメートル》～1mmまでの波長域にある**単一スペクトル**（単一波長）の人工光線です。**指向性や集束性が強い***2という特徴があります。この強い指向性や集束性を利用し、**高密度のエネルギーを発生**させることができます。レーザー光線は、そ

用語
*1 **鍛造冶金**
金属をハンマーで叩いて形を整える工法を鍛造、金属を精製し加工することを冶金という。

補足
*2 1つの波長の光が一定の方向に規則正しく広がらずに進むことを示す。

のパワーによってクラス分けされており、半導体製造、金属加工、印刷や医療などさまざまな業種で使用されています[*3]。

2. 非電離放射線と疾病

(1) 紫外線

紫外線は、**眼の角膜や網膜、水晶体**などに吸収されて**急性炎症**（**電光性眼炎**）を起こすことがあります。特に**障害を受けやすいのは角膜**で、電光性眼炎を発症すると、痛みを伴い、まぶしさが強くて涙が止まらなくなります。

長期間にわたって紫外線にばく露すると、**皮膚がん**の原因となることがあります。

(2) 赤外線

赤外線が眼に照射されると、**白内障**を起こすことがあります。

また、過度の赤外線が体内に照射されると、熱中症の原因になったり、皮膚への局所的なばく露で、火傷になることもあります。

(3) マイクロ波

マイクロ波は、筋肉に吸収されて体温上昇作用を生じ**組織壊死**を起こします。また、**白内障**を引き起こすことがあります。

(4) レーザー光線

レーザー光線は、指向性と集光性が高く、**熱凝固作用**をもつため、眼に入ると網膜を損傷して**網膜火傷**、**網膜剥離**を起こし、角膜火傷や白内障、さらには失明の原因になります。また、皮膚障害として、皮膚火傷などが生じます。

これで得点UP!　非電離放射線のまとめ

種類	特徴	主な疾病
紫外線	可視光線より波長が短い	電光性眼炎
赤外線	可視光線より波長が長い	白内障
マイクロ波	赤外線よりも波長が長い 照射部位の組織を加熱する	組織壊死、白内障
レーザー光線	単一波長の人工光線 指向性・集束性が強い	網膜火傷、網膜剥離

補足

＊3 レーザー光線にさらされるおそれのある業務は、レーザー機器の出力パワーなどに基づくクラス分けに応じた労働衛生上の対策を講ずる必要がある。なお、「レーザー光線による障害の防止対策について（平成17年3月25日基発第0325002号）」では、レーザー光線による障害を防止するための措置として、労働衛生管理体制の整備、レーザー機器のクラス別措置基準が定められている。

出力パワーが最も弱いクラス1またはクラス2のレーザー光線は、可視光のレーザーポインタとして使用されている。

チャレンジ! チェック問題

第1種　できたらチェック

- □ **1**　凍瘡《そう》は、皮膚組織の凍結壊《え》死を伴うしもやけのことで、0℃以下の寒冷にばく露することによって発生する。 R4.4-16 害
- □ **2**　低体温症は、全身が冷やされ体内温度が25℃以下にまで低下したとき発生し、意識消失、筋の硬直などの症状がみられる。 H25.10-16 害
- □ **3**　等価騒音レベルは、単位時間（1分間）における音圧レベルを10秒間ごとに平均化した幾何平均値で、変動する騒音レベルの平均値として表した値である。 R3.10-16 害
- □ **4**　騒音は、自律神経系や内分泌系へも影響を与え、交感神経の活動の亢《こう》進や副腎皮質ホルモンの分泌の増加が認められることがある。 R3.10-16 害
- □ **5**　全身振動障害では、レイノー現象などの末梢《しょう》循環障害や手指のしびれ感などの末梢《しょう》神経障害がみられ、局所振動障害では、関節痛などの筋骨格系障害がみられる。 R5.10-18 害
- □ **6**　減圧症は、潜函《かん》作業者、潜水作業者などに発症するもので、高圧下作業からの減圧に伴い、血液中や組織中に溶け込んでいた窒素の気泡化が関与して発生し、皮膚のかゆみ、関節痛、神経の麻痺《ひ》などの症状がみられる。 R4.4-16 害
- □ **7**　エックス線は、紫外線より波長の長い電磁波である。 R3.10-17 害
- □ **8**　電離放射線による造血器障害は、確率的影響に分類され、被ばく線量がしきい値を超えると発生率及び重症度が線量に対応して増加する。 R5.4-16 害
- □ **9**　電離放射線の被ばくによる白内障は、晩発障害に分類され、被ばく後、半年～30年後に現れることが多い。 R4.10-14 害
- □ **10**　赤外線は、可視光線より波長の長い電磁波で、白内障を起こすことがある。 H24.4-16 害
- □ **11**　レーザー光線は、誘導放出による光の増幅によって人工的に作られた電磁波で、網膜の損傷を起こすことがある。 H24.4-16 害

[解答]　**1.** ×皮膚組織の凍結壊死を伴うのは、凍傷である。／**2.** ×体内温度が35℃以下にまで低下したとき発生する。／**3.** ×時間的に変動する騒音レベルのエネルギー的な平均値を表す量である。／**4.** ○／**5.** ×全身振動障害では、脊柱障害（腰痛や頸部痛など）を起こす可能性がある。／**6.** ○／**7.** ×紫外線より波長の短い電磁波である。／**8.** ×確定的影響に分類される。確率的影響ではない。／**9.** ○／**10.** ○／**11.** ○

第4章

救急処置

第4章 LESSON 1

救急蘇生法とは

学習のPOINT 得点源としやすい分野です。一次救命処置の手順について、理解しましょう。数字の部分が出題されやすいので、数字は正確に覚えましょう。

1 救急蘇生法の基本 1種 C 2種 C

救急蘇生法のことを単に救急処置、応急手当てのことを応急処置またはファーストエイドという場合もあります。試験対策上、分類の細かい名称にこだわる必要はありません。

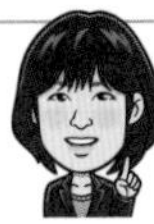

事故などにより生命の危険が生じ、緊急を要する人に対して行う一時的な救急処置を救急蘇生法といいます。

救急蘇生法には一次救命処置と応急手当てがあります。傷病者を発見した場合は、その場に居合わせた人々で手分けをして、傷病者の症状の確認、救急車や医師の手配を行います。そして、救急隊員や医師が到着するまでの間、生命の危険性が高い状態のものから優先して処置を行います。特に、呼吸停止と心臓の停止（心停止）については急を要するため、ただちに一次救命処置を行います。

このような場合に、一次救命処置を習得していて迅速かつ適切に対応できれば、傷病者を救助できる可能性はかなり高まります。いざというときに適切な処置を施すためには、普段から基本的な知識と実践的な技術を体得しておくことが必要です。

2 一次救命処置 1種 A 2種 A

1．発見時の対応

① 反応の確認

傷病者を発見したら、周囲の安全を確認後、近寄り、肩を軽くたたきながら、大きな声で呼びかけて反応の有無を確認します。**反応がある場合**は、**回復体位《かいふくたいい》**をとらせ安静にし、経過を観察します。**反応がない場合**は、**周囲へ協力を求め、119番通報、AEDの手配を依頼します**。一次救命処置は、できる限り単独で行うことは避けるべきです。

● 回復体位

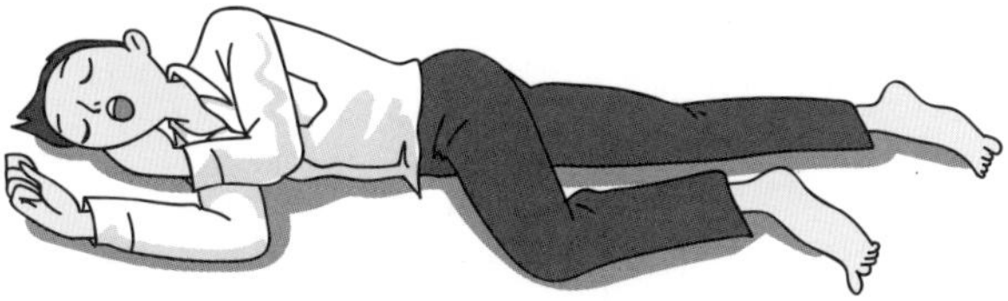

胃の内容物が逆流して気道をふさぐことなく、ひとりでに口の外へ流れ出やすくなるよう、横向きの体位にする。

気道に異物が詰まっている場合は、腹部突き上げ法（ハイムリック法）や背《はい》部《ぶ》叩《こう》打《だ》法によって異物除去を試みます。

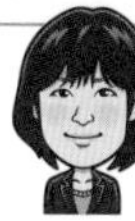

② 呼吸状態の確認

反応がない場合、**普段どおりの呼吸をしているかどうか**を**10秒以内**に**確認**します。呼吸が停止している場合やしゃくり上げるような不規則な呼吸（死戦期呼吸）など十分な呼吸が行われていないような状態のときは、心停止と判断し、心肺蘇生を実施します。

反応はないものの正常な呼吸がみられる場合は、回復体位にし、気道確保を行い、傷病者の様子を観察しながら救急隊員等の到着を待ちます。

2．心肺蘇生

(1) 胸骨圧迫

呼吸状態を確認し、心停止と判断したら、胸骨圧迫を行います。圧迫する力が十分に伝わるよう、傷病者は平らな硬い場所に仰向けに寝かせます。

救助者は開いた両手を1つに重ね、手のひらの付け根（手《しゅ》掌《しょう》基《き》部《ぶ》）を傷病者の**胸骨の下半分**（胸の中央部）に当て、肘《ひじ》を伸ばした状態にして全身の体重をのせるようにして胸が**約5cm**[*1]**沈むよう**、1分間に**100～120回**のテンポで弾力的に垂直に圧迫します。圧迫した手を緩めると胸は弾力により元に戻ります。圧迫と弛緩で1回の胸骨圧迫となります。

胸骨圧迫を繰り返すには多くの体力が必要です。疲れてくると圧迫が弱くなるため、他に救助者がいる場合は、1～2分を目安に担当を交替し、絶え間なく続けることが重要です。

補足

＊1　6cmを超えないようにする。

● 胸骨圧迫の方法

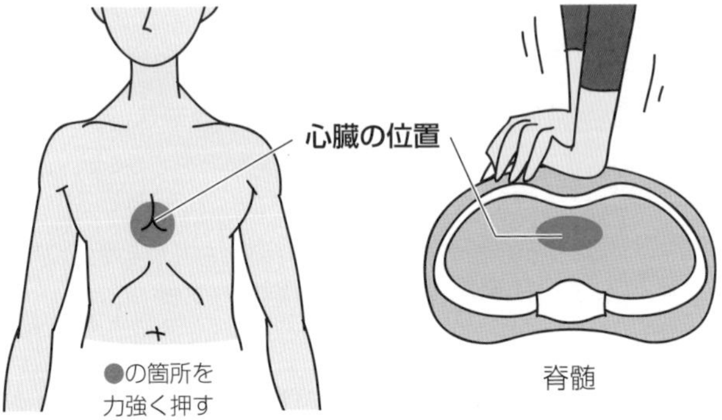

(2) 気道確保

人工呼吸ができる場合は、**胸骨圧迫を 30 回**行ったあと、気道を確保し、**人工呼吸**を行います。

救助者は傷病者の頭部付近にしゃがみ、片手を傷病者の額《ひたい》付近にあて、もう片方の手の人差し指と中指を**顎《あご》先にかけて上方に向け、頭部を軽く後方に反らせる**頭部《とうぶ》後屈《こうくつ》顎先《あごさき》挙上《きょじょう》法《ほう》で気道確保を行います。

● 頭部後屈顎先挙上法による気道確保

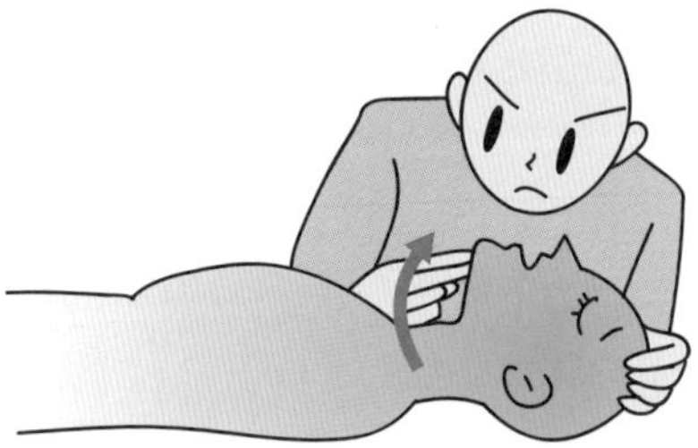

(3) 人工呼吸

気道を確保した状態のまま、口対口人工呼吸を行います。人工呼吸は、戸外なら平坦な木陰などの場所に移し、室内なら窓などを開けて空気の流通を良くして行います。

救助者は、**約 1 秒かけて傷病者の胸に上がりが見える程度の量を吹き込みます**。その際、額を押さえている手の親指と人差し指で傷病者の鼻をつまみ、吹き込んだ息がもれないようにします。もし、1 回目の人工呼吸で胸の上がりが確認できない場合は、うまく気道が開いていないと考えられますので、再度、気道の確保を行います。胸の上がりが確認できた、できないにかかわらず、息を２回吹き込みます。気道が確保されていない状態で人工呼吸を行うと、吹き込んだ息が胃に流入し、胃が膨張して内容物が口の方に逆流し気道閉塞を招くことがあるので、注意が必要です。

● **口対口人工呼吸法**

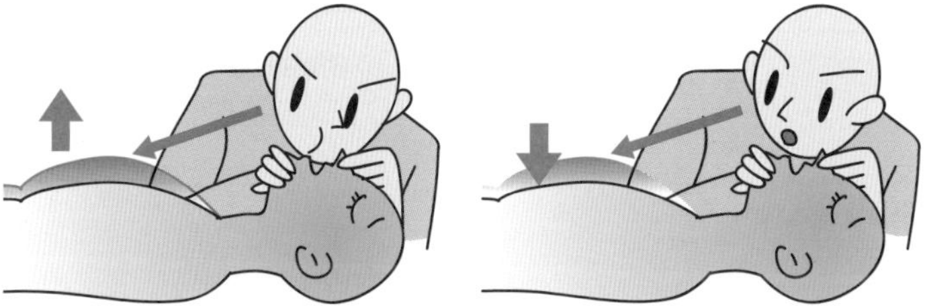

肺に空気を送り込む　　胸の動きと呼気を確認する

胸骨圧迫 30 回と人工呼吸２回の組み合わせを心肺蘇生といいます。傷病者に普段どおりの呼吸や目的のあるしぐさなど何らかの反応がみられるか、または救急隊員等に引き継ぐ、あるいは、AED が装着されるまで絶え間なく繰り返します。

３．AED の使用

心室細動《しんしつさいどう》[*1]が起きることで心臓が停止した場合、心肺蘇生と併用して AED の使用が有効です。

AED は電気ショックを与えることで、心臓の動きを取り戻す装置で、音声メッセージの指示に従って使用します。

心肺蘇生を開始後、AED が到着したら速やかに使用します。AED を傷病者に装着するとコンピュータが電気ショックが必要かどうかを判断します。必要でないと判断された場合は、ただちに、胸骨圧迫と人工呼吸（30：2）を再開します。必要と判断された場合は、AED の音声に従い操作し、電気ショックを実施し、その後、胸骨圧迫と人工呼吸（30：2）を再開します。

可能であれば、感染防護具を使用して実施するのが望ましいとされています。なお、感染防護具が備わっていない、傷病者に出血があるなど物理的、精神的にためらわれる場合は、人工呼吸を省略してもかまいません。その場合は、胸骨圧迫を続けます。

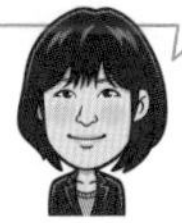

用語

＊１ **心室細動**
心臓の心室が不規則に細かく震える状態。

心電図の解析、電気ショック、心肺蘇生は、救急隊員等が到着して引き継ぐまで、または傷病者に何らかの反応があるまで、コンピュータの指示に沿って繰り返します。

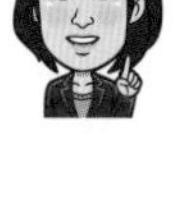

● 一次救命処置（心肺蘇生と AED）を行う手順

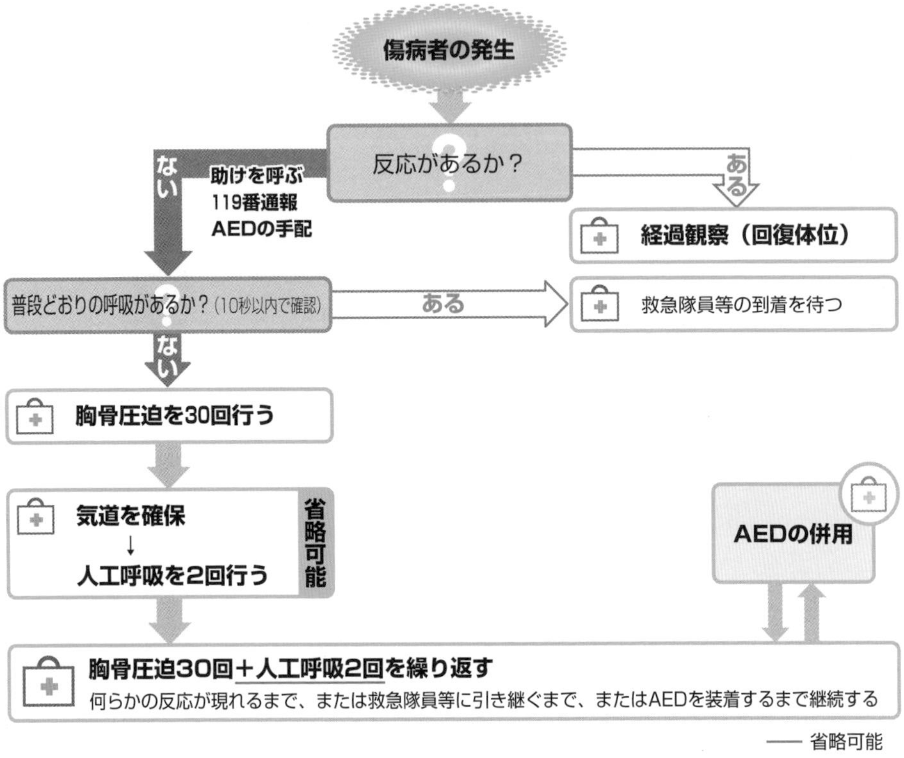

チャレンジ! チェック問題

第1種・第2種 できたらチェック

□ 1 傷病者に反応がある場合は、回復体位をとらせて安静にして、経過を観察する。 R3.4-32 R3.4-18

□ 2 傷病者の反応がない場合は、その場で大声で叫んで周囲の注意を喚起し、協力者を確保する。 H31.4-30 H31.4-16

□ 3 呼吸を確認して普段どおりの息（正常な呼吸）がない場合や約1分間観察しても判断できない場合は、心肺停止とみなし、心肺蘇《そ》生を開始する。 R2.10-32 R2.10-18

□ 4 胸骨圧迫は、胸が約5cm 沈む強さで胸骨の下半分を圧迫し、1分間に少なくとも 60 回のテンポで行う。 R2.10-32 R2.10-18

□ 5 口対口人工呼吸は、傷病者の鼻をつまみ、1回の吹き込みに3秒以上かけて傷病者の胸の盛り上がりが見える程度まで吹き込む。 R3.4-32 R3.4-18

□ 6 人工呼吸が可能な場合、心肺蘇生は、胸骨圧迫 30 回に人工呼吸2回を繰り返して行う。 R1.10-34 R1.10-20

□ 7 AED（自動体外式除細動器）による心電図の自動解析の結果、「ショックは不要です」などのメッセージが流れた場合には、すぐに胸骨圧迫を再開し心肺蘇生を続ける。 R3.4-32 R3.4-18

[解答] 1. ○／**2.** ○／**3.** ×呼吸状態を継続観察（10 秒以内）しても判断できない場合は、心肺蘇生を開始する。／**4.** ×1分間に 100 ～ 120 回のテンポで行う。／**5.** × 1 回の吹き込みに約1秒かける。／**6.** ○／**7.** ○

第4章
LESSON 2

さまざまな応急手当

学習のPOINT 熱傷では、熱傷の重症度と熱傷時の措置が頻出です。骨折では、骨折の種類について混乱しやすいですから正確に覚えましょう。

1 出血（止血法） 1種 B 2種 B

出血とは、血管中から血液が喪失する状態です。**全血液量**[*1]**のおよそ3分の1**を急速に失うような**大量出血**があると、生命の危険に陥ります。

補足
＊1 人体の血液量は、およそ体重の13分の1（約8%）に当たる。

1. 出血の分類

出血には、内出血と外出血があります。内出血は、胸腔《くう》、腹腔などの体腔内や皮下などの軟部組織への出血で、血液が体外に流出しないものです。外出血は、血液が体外に流出するものです。外出血は一般の人でも応急手当てが十分にできます。

● 外出血の種類

動脈性出血	心臓の拍動に一致するように鮮紅色の出血
静脈性出血	じわじわとした持続的な暗赤色の出血
毛細血管性出血	末梢組織などからにじみ出るような出血。出血量は少ない

2. いろいろな止血法

止血法[*2]には、直接圧迫法、間接圧迫法などがありますが、一般人が行う応急手当としては直接圧迫法が推奨されています。

補足
＊2 傷口が汚れているときは、手際良く水道水で洗い流す。

直接圧迫法は、**出血部にガーゼやハンカチなどを当てて強く直接圧迫**することで出血を止める止血法です。**四肢《しし》の出血**では、毛細血管性出血はもちろん**静脈性出血**や**動脈性出血**も**直接圧迫法でほとんど止血できます**。

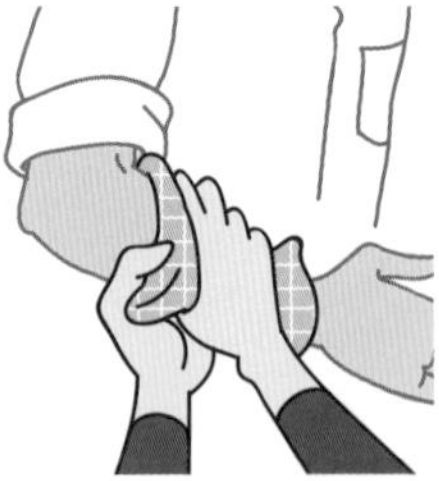

3. 感染防止

傷病者から流出する血液中に感染ウイルスが存在していることがあります。**ゴム手袋などを着用することで感染を予防する**ことが大切です。

2 熱傷（火傷） 1種 C 2種 C

熱傷（火傷）とは、熱によって皮膚などの組織が損傷されることをいいます。損傷の程度は、皮膚に触れる熱の温度と触れる時間によって異なり、熱傷の重症度は、損傷した深さと面積で決まります。

1. 熱傷の重症度

深度	症状
Ⅰ度	**最も軽傷**で、皮膚に紅斑《こうはん》が現れ、ヒリヒリ痛む状態
Ⅱ度	表皮の下の真皮《しんぴ》層まで損傷が及び、**水疱の形成**がみられ、**灼熱感が伴う**状態
Ⅲ度	皮膚がただれ、組織が壊死して剥離《はくり》した状態

一般にⅡ度以上の皮膚損傷の面積が、体表面積＊3のおよそ30%以上になると重症といわれます。

● 熱傷の深度

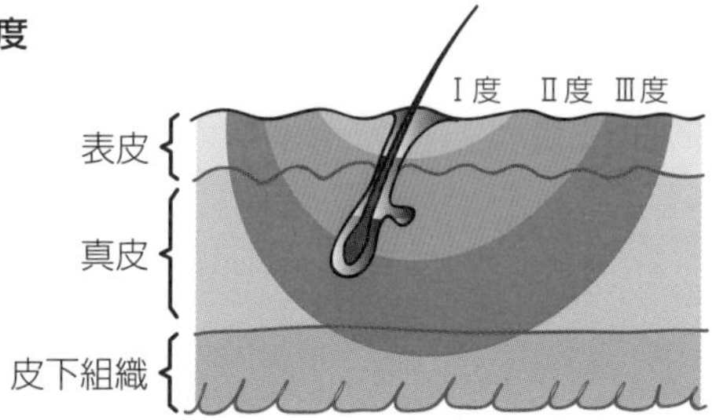

2. 熱傷時の処置

熱傷の処置で最も大切なのは、**できるだけ早く患部を水で冷やす**ことです。ただし、熱傷の範囲が広い場合、**全体を冷却し続けることは低体温となるおそれがある**ので注意が必要です。**熱傷面にシャツなどの衣類が付着している場合は、無理にはがさない**ようにします。

損傷した皮膚から細菌が侵入するのを防ぐため**水疱があるとき**

ポイント講義

通常、熱源45℃（低温熱源）では1時間、熱源70℃では1秒間で組織は破壊されるといわれています。低温熱源による低温熱傷は、一見、軽症にみえても熱傷深度は深く難治性の場合が多いです。

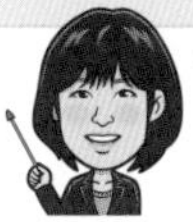

補足

＊3 手のひらの面積を体表面積の1%に換算して熱傷面積を判定する際の目安とする。

軽度の熱傷で傷病者に意識がある場合は、水分を補給させるとよいでしょう。
また火事などで熱い空気を吸入すると、気道が損傷され、気道熱傷になることがあります。気道熱傷では、気道粘膜が熱による損傷で浮腫《ふしゅ》（腫《は》れ）になって気道を狭めてしまい、呼吸困難となることがあります。その際は気道確保が大切になります。

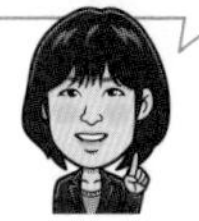

は破らないようにします。そして、消毒ガーゼを当てて包帯をゆるく巻き、医師の手当てを受けさせるようにします。

広範囲の熱傷では、熱傷部位の皮膚から水分が失われ、重症に陥った場合には血流が低下して**ショック**になることもあります。身体を**保温**し、仰向けに寝かせて**足を高く**し、心臓へ血液を送るようにします。

薬品による熱傷では、薬品のかかった衣服を急いで脱がせ、皮膚に付いた薬品をふき取ります。そして**水道水で薬品を洗い流しながら冷やします。**

高温のアスファルトやタールによる熱傷では、**皮膚に付着したアスファルト等ははがさず**にその上から水をかけて冷やします。

3 骨折 1種 B 2種 B

骨折は、骨に抵抗力以上の外力が加わったりすると起きます。骨折すると、その局所に痛みや腫れが現れ、本来動かない部分に異常な動きや変形がみられます。また、骨折した骨が擦れ合って摩擦音（軋轢《あつれき》音）が聞かれることもあります。

1. 骨折の種類

骨折は、傷害の程度により、完全骨折と不完全骨折に分けることができます。

また、骨折部の皮膚の損傷により、単純骨折と複雑骨折とに分かれます。

これで得点UP! **骨折の種類**

完全骨折	骨が完全に折れているもの
不完全骨折	骨折端が一部接続しているもので、骨にひびが入った状態
単純骨折	皮下骨折、閉鎖骨折ともいい、皮膚には損傷がなく、皮下で骨折している状態
複雑骨折	開放骨折ともいい、骨折とともに皮膚、皮下組織などが損傷し、骨折した骨が外に出ている状態。骨折部が外界と交通しているため細菌などに感染する危険性があり、また治癒も困難

ポイント講義

複雑骨折は、骨の折れ方そのものが複雑だという意味ではありません。

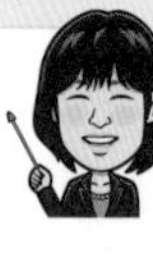

● **骨折の種類**

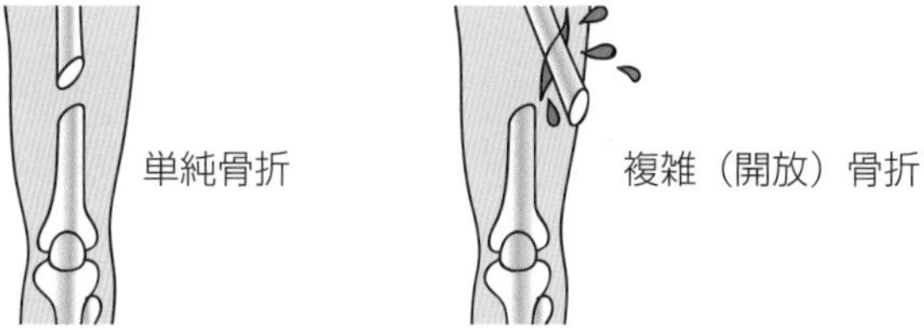

2. 骨折時の処置

骨折の処置にあたっては、**骨折部位を動かさない**ことが基本です。骨折部位のずれが大きくならないように**副子《ふくし》**＊1 **を使って固定**します。また、骨折の症状がはっきり現れていなくても、骨折の疑いがある場合には骨折時と同様の処置をほどこすようにします。

● **骨折のときの副子による固定法**

前腕骨《ぜんわんこつ》の骨折　　**下腿骨《かたいこつ》の骨折**

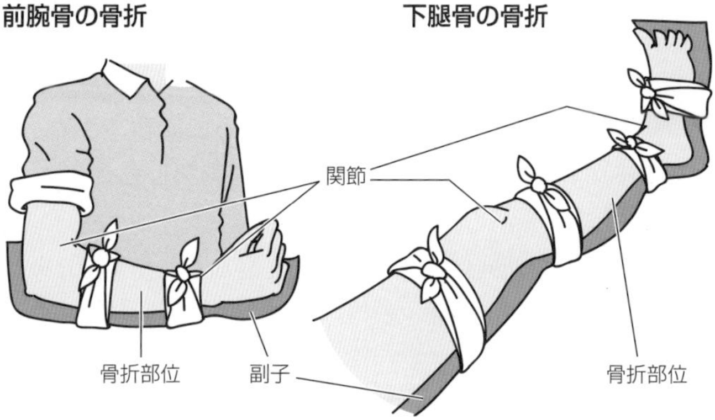

副子は三角巾や布で包んで使い、皮膚に当たる部分には厚い綿や布を挟みます。副子は、骨折部の上下の関節を越えて固定できるよう、十分な長さのものを用います。手や足に副子を当てるときは、**副子の先端が手先、足先から少し出る程度**にします。

なお、**脊髄《せきずい》損傷の疑いがある場合**の搬送は、**硬い板の上に乗せて行います**。

補足

＊1 副子（木材、合成樹脂、アルミ材などによるものがある）は捻挫の治療などにも用いられる。

ポイント講義

外傷を伴う骨折のときは、まず、創傷、出血の処置を行い、その後骨折の処置を行います。

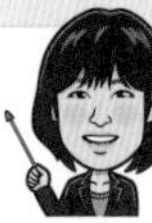

4 熱中症 1種 C 2種 C

熱中症は、次のように分類されています。

分類	病名	重症度
Ⅰ度	熱失神	小
	熱けいれん	↓
Ⅱ度	熱疲労	
Ⅲ度	熱射病	大

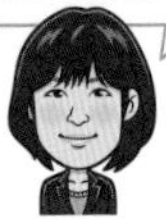

(1) 熱失神

涼しいところで仰向けに寝かせ、足を高くした姿勢で休ませることで、自然に回復します。ただし、ひどい場合にはショック状態を起こすため、その対策をとります。

● 脳へ血液を送るための体位

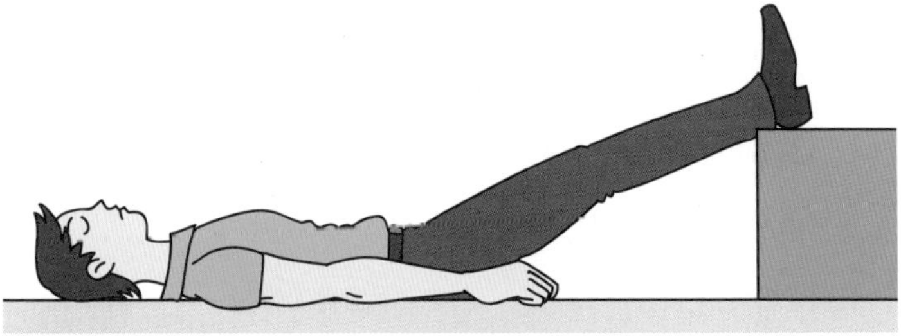

(2) 熱けいれん

熱けいれんを改善するには、涼しいところで安静にさせ、食塩水やスポーツドリンクなどで不足した塩分を補給します。

(3) 熱疲労

涼しいところで仰向けに寝かせ、足を高くした姿勢をとり、意識があれば水分と塩分を補います。

(4) 熱射病

冷水をかけながら扇風機の風を当てたり、頸や脇の下などに氷やアイスパックを当てたり、氷水に体を浸したりするなどの処置を行い、急速に体温を下げる必要があります。

チャレンジ! チェック問題

第1種・第2種 できたらチェック

□	1	静脈性出血は、擦り傷のときにみられ、傷口から少しずつにじみ出るような出血である。 R3.10-30 R3.10-16
□	2	体内の全血液量の 10 分の 1 程度が急激に失われると、生命が危険な状態となる。 H28.10-31 H28.10-17
□	3	止血法には、直接圧迫法、間接圧迫法などがあるが、一般人が行う応急手当としては直接圧迫法が推奨されている。 R3.10-30 R3.10-16
□	4	止血を行うときは、処置者の感染防止のため、ビニール手袋を着用したりビニール袋を活用したりして、受傷者の血液に直接触れないようにする。 H31.4-32 H31.4-18
□	5	熱傷は、Ⅰ～Ⅲ度に分類され、水疱《ほう》ができる程度の熱傷は、Ⅱ度に分類される。 H29.4-34 H29.4-20
□	6	水疱ができたときは、周囲に広がらないように破って清潔なガーゼや布で軽く覆う。 H28.10-32 H28.10-18
□	7	複雑骨折とは、骨が多数の骨片に破砕された状態をいう。 R1.10-32 R1.10-18
□	8	不完全骨折では、変形や骨折端どうしが擦れ合う軋轢《あつれき》音が認められる。 R1.10-32 R1.10-18
□	9	骨折部の固定のため副子を手や足に当てるときは、その先端が手先や足先から出ないようにする。 H28.4-31 H28.4-17
□	10	脊髄損傷が疑われる傷病者を移動させる必要があるときには、硬い板などの上に載せる。 H29.10-32 H29.10-18

[解答] 1. ×静脈性出血は、傷口からゆっくり持続的に湧き出るような出血である。／2. ×3分の 1 程度が急激に失われると、生命が危険な状態となる。／3. ○／4. ○／5. ○／6. ×水疱ができたときは、破らないようにして、清潔なガーゼや布で軽く覆う。／7. ×複雑骨折とは、皮膚および皮下組織の損傷を伴う骨折をいう。／8. ×骨折端どうしが擦れ合う軋轢音、変形などが認められるのは、完全骨折（の場合）である。／9. ×副子の先端が手先や足先から少し出る程度にする。／10. ○

第5章
労働衛生教育・統計

第5章
LESSON 1

労働衛生教育

学習のPOINT ここ数年、公表問題上は出題されていません。各教育法の長所・短所を中心に一通り目をとおしておけば十分です。

1 教育の目的 1種 C 2種 C

労働災害を防ぐためには、労働者一人ひとりが自らの安全を守ろうという自覚をもつことが必要です。特に、作業環境や設備、取り扱い物質の危険性や有害性、その取り扱い方などについての十分な知識と技能を身につけることが重要です。そのために、各事業場では**労働衛生教育**が行われています。

労働衛生教育の具体的な指針となる安全衛生教育等推進要綱では、事業場における労働衛生教育の対象、時期、内容などの基本的な事項を示しています。安全衛生水準の向上を図るため、各事業場で安全衛生教育等推進要綱に基づいた労働衛生教育を推進していくことが重要です。

● 安全衛生教育等推進要綱に示す安全衛生教育の体系（抜粋）

教育の対象者		教育の内容
経営トップ等	事業者、総括安全衛生管理者など	安全衛生セミナー
安全衛生に係る管理者	安全管理者、衛生管理者など	能力向上教育
	職長、作業指揮者、安全衛生責任者など	職長等教育
作業者	一般業務に従事する者	雇入時教育
	危険有害業務に従事する者	特別教育
安全衛生専門家	産業医、労働安全コンサルタントなど	実務向上研修
技術者等	特定自主検査・定期自主検査に従事する者、設計技術者、生産技術管理者など	選任時教育 技術者教育

2 教育方法 1種 C 2種 C

教育を進めるうえで特に重要とされるのは次の4つの点です。

① 教育対象者や教育内容にふさわしい方法を選ぶこと

教育方法にはそれぞれに長所と短所があります。

● 教育方法

- 知識教育 ― 講義法など
- 技能教育 ― 実習（訓練）など
- 動機づけ教育 ― 討議法、ロールプレイング（役割演技）法など

● 各教育法の長所と短所

	長所	短所
講義法	・多くの学習内容を一度に多くの学習者に示すことができる ・学習者の反応を見ながら学習指導を展開できる ・指導者と学習者の間に人間的な触れ合いができる	・受け身になりやすい
討議法	・学習者相互の思考を深めることができる	・特定意見に引きずられ、時間がかかりやすい ・進行が脱線することがある
役割演技法	・現実に近い状態で活発な学習が可能	・進行が停滞することもあり、時間がかかりやすい
事例研究法	・行動力の育成、現実的事柄の学習が可能	・リーダーに指導技術が要求される
視聴覚的方法	・理解を容易にすることができる	・受け身になりやすい ・設備に費用がかかる
OJT	・個人の能力や仕事に応じた指導をすることができる	・一度に大勢の学習者を教育することができない

② 教え方の原則を守ること

効果的に教育を進めるためには、十分な知識だけではなく、教えるときの8原則[*1]にのっとった、教える技術も必要です。

③ 視聴覚教材を活用すること

映画、スライド、ビデオ、テレビなどの視聴覚メディアを利用すれば、より深い理解を得られます。

補足

＊1
[心構え3原則]
① 相手の立場に立って
② やさしいことから、難しいことへ
③ 動機づけを大切に
[教え方の3原則]
④ 一時に一事を
⑤ 反復して
⑥ 身近な事例で強い印象を与えるように
[効果的な教え方のポイント2原則]
⑦ 急所の理由をいって
⑧ 体験させ五感を働かせて

④ OJT を重視すること

個人の能力・仕事に応じた個別教育[*1]ができる OJT[*2]には次のような長所があります。

① 個人の能力に応じた指導ができる
② 個人の仕事に応じた指導ができる
③ 日常的に機会をとらえて指導ができる
④ 効果の把握がしやすい
⑤ 成績の向上に直結する

補足
＊1 集合教育と違い、一度に多くの人に対する指導はできませんが、個別教育と集合教育を両立することで教育効果が上がることが期待できます。

用語
＊2 **OJT**（on the job training）
職場で実際の仕事をしながら実地に学んでいくことを意味し、持ち場を離れての教育訓練（off the job training）と区別される。

チャレンジ! チェック問題

第1種・第2種 できたらチェック		
□	1	講義法は、一度に多くの内容を大勢の学習者に確実に伝達することができるが、指導者と学習者との間に人間的な触れ合いが全くできない方法であり、学習者の反応を見ながら学習指導を展開することはできない。 H22.4-29 H22.4-12
□	2	討議法は、学習者が積極的に学習活動に参加でき、相互の発言により思考を深めることができる方法であるが、全員が討議に参加できるよう配慮が必要で、進行が逸脱したり、時間の浪費を招く場合もある。 H22.4-29 H22.4-12
□	3	事例研究法は、具体的な事例を素材として積極的に学習することができる方法であるが、事例作成に手間がかかり、リーダーに指導技術が要求される。 H22.4-29 H22.4-12

［解答］ 1．×指導者と学習者との間に人間的な触れ合いができる方法であり、学習者の反応を見ながら学習指導を展開することができる。／2．○／3．○

労働衛生管理統計

学習のPOINT 統計学の基礎では用語の意味を押さえましょう。また、労働衛生管理に用いられる統計について、計算の仕方を覚え、実際に計算ができるようになることを目標としましょう。

1 労働衛生管理統計とは　1種 C　2種 C

事業場の労働衛生管理状況を把握するためには、現状を調査し、その結果を統計学的に分析する労働衛生管理診断を行うことが必要です。この診断の指標となる統計調査のことを、労働衛生管理統計といいます。労働衛生管理統計を用いることには、次のような意義があります。

① 事業場の労働衛生管理業務の具体的目標が明確になる
② 産業疫学の資料として有意義である
③ 全国統計や業種別統計と比較できる

2 統計学の基礎　1種 A　2種 A

衛生管理者は、自ら、あるいは指示することにより、労働衛生管理に係るデータを集積・集計し、その結果を分析・評価したうえで衛生管理の基礎資料を作成することが必要です。状況を正しく把握するために正確を期することが求められるので、衛生管理者は、データの集計・分析・評価に関する統計学の基礎的な知識を身につけなければなりません。

(1) 統計データの種類

労働衛生管理統計で使われるデータの定義は以下のとおりです。

用　語	意　味	例
量的データ	数値化されたデータ	身長、体重等
質的データ	質的に分類されたデータ	自覚症状、性別等
静態データ	ある**時点**の集団に関するデータ	有所見率

動態データ	ある期間の集団に関するデータ	発生率
計数データ	個数を数えられる要素のデータ	対象人数、受診者数等
計量データ	各要素の何らかの量に関するデータ	体重、摂取カロリー等

(2) データの指標

データを集める際は、出所の信頼できる良質なデータを確保することが重要です。また、ある目的をもって集計したデータは一定ではなく、何らかのバラツキをもって分布します。労働者集団から得られた健康に係る指標や、作業環境測定に係る**指標におけるバラツキは、その集団の特徴を表します**。

生体から得た諸指標の分布は、測定値や対数変換値が**正規分布**[*1]を示すことが多く、**バラツキの程度**は、**分散**や**標準偏差で表されます**。

補足
＊1 **正規分布**

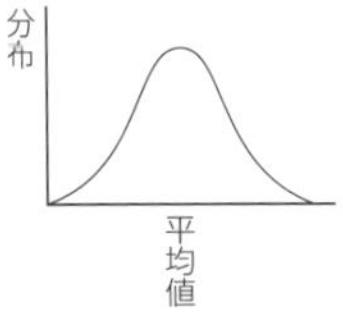

平均値を境に左右対称にばらついている状態を正規分布という。

集団を比較する場合、平均値が明らかに違う集団は異なった特徴をもつ集団と評価されます。また、**平均値が同じであっても分散が違う集団も異なった特徴をもつ集団と評価**されます。

● 分布の代表値とバラツキ指標

	指　標	指標の意味
分布の代表値	平均値	全データの和をデータ数で割った値
	中央値	データを大きい値（または小さい値）の順に並べた場合の中央の値
	最頻値	データの中で最も多く見られた値
バラツキ指標	**分散**	値のバラツキ程度
	標準偏差	分散の平方根、値のバラツキ程度
	範囲	最大値と最小値との差

こうした指標のいずれを用いてデータの代表値とすべきかは、データの内容と分布によって異なります。

(3) 有所見率と発生率

労働衛生管理における健康管理統計において、**ある時点**（健康診断の日など）における検査の**有所見者**[*2]**の割合**のことを**有所見率**といいます。また、**一定期間**（たとえば1年間）**に有所見が発生した人の割合**を**発生率**といいます。

用語
＊2 **有所見者**
検査によって何らかの異常が認められた者。

作業場の問題点を明らかにするためには、計算をする際の分母となる集団（母集団）の範囲に注意する必要があります。

たとえば、有害物質ばく露作業に常時従事している労働者のみを母集団とする場合の有所見率に比べ、ときどきしかばく露されない労働者を母集団に含めた場合、有所見率は見かけ上小さくなります。

(4) 因果関係

ある事象とその原因の関係を**因《いん》果《が》関係《かんけい》**といいます。

統計上、一方が増えると他方も増えるという**相関が認められる場合であっても、因果関係がないこともあります**。因果関係が成立するためには、時間的先行性、関係の普遍性、関係の強さ、関係の特異性、関係の一致性の５つの条件が必要です。

3 スクリーニングレベル　1種 B　2種 A

検査を行ったとき、正常であるか、有所見であるかをふるい分けるためにあらかじめ決めておく判定値をスクリーニングレベルといいます。

労働衛生管理における、種々の検査では、**スクリーニングレベルは低く設定**されています。**スクリーニングレベルを低く設定すると、正常者を有所見と判定する率（偽陽性率）は高くなりますが、**再検査や精密検査を行うことで、病気の見逃しを防ぐことができるからです。一方で**有所見の判定の適中率が低い統計データとなります**。

疾病のスクリーニング検査の結果と精密検査結果によるその疾病の有無（真の姿）から、スクリーニング検査の偽陽性率と偽陰性率を求めるには、以下の計算によります。

ポイント講義

スクリーニングレベルを高く設定すると、偽陰性率（本当は病気なのに、正常と判断するリスク）は高くなり、病気を見逃すことになってしまいます。たとえば、血圧の正常値を 120 とした場合、スクリーニングレベルを 130 と高く設定すると、有所見者を正常と判断し、病気を見逃すことにつながります。

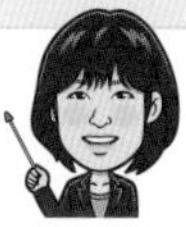

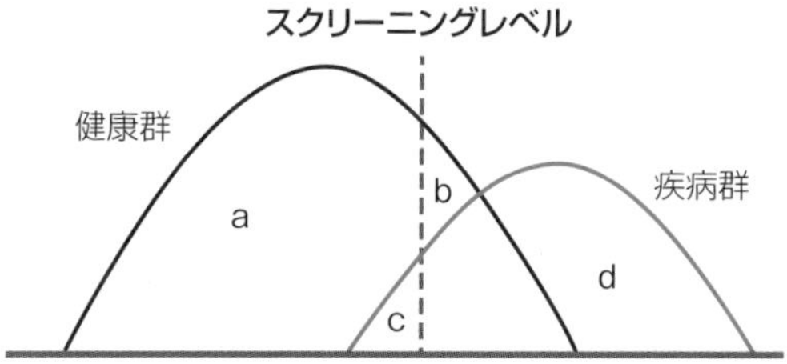

精密検査結果による疾病の有無	スクリーニング検査結果	
	陽性	陰性
疾病有り	真陽性　d	偽陰性　c
疾病無し	偽陽性　b	真陰性　a

$$偽陽性率（\%）= \frac{b}{a + b} \times 100$$

$$偽陰性率（\%）= \frac{c}{c + d} \times 100$$

過去に実際に出題された問題を解いてみましょう。

〈例題〉

1,000人を対象としたある疾病のスクリーニング検査の結果と精密検査結果によるその疾病の有無（真の姿）は下表のとおりであった。このスクリーニング検査の偽陽性率及び偽陰性率の近似値を求めなさい。ただし、偽陽性率とは、疾病無しの者を陽性と判定する率をいい、偽陰性率とは、疾病有りの者を陰性と判定する率をいう。

精密検査結果による疾病の有無	スクリーニング検査結果	
	陽性	陰性
疾病有り	20	5
疾病無し	180	795

〈計算手順〉

$$偽陽性率（\%）= \frac{180}{180 + 795} \times 100$$

$$\fallingdotseq 18.5$$

$$偽陰性率（\%）= \frac{5}{5 + 20} \times 100$$

$$\fallingdotseq 20$$

4 疾病休業統計 1種 C 2種 C

1. 病休度数率

疾病り患の**頻度**を表す指標となる**病休度数率**は、**在籍労働者の延べ実労働時間 100 万時間当たりに何件の疾病休業があったか**を示すものです。

病休度数率は、次のような計算式で計算されます。

$$\text{病休度数率} = \frac{\text{疾病休業件数}^{*1}}{\text{在籍労働者の延べ実労働時間数}} \times 100\text{万}$$

補足
＊1 負傷が原因で引き続き発生した疾病も件数に含める。

2. 病休強度率

病休強度率は、**在籍労働者の延べ実労働時間 1,000 時間当たりに何日の疾病休業があったか**を示すものです。病休強度率の数値が大きいほど、疾病り患しやすい過酷な労働環境であるといえます。

病休強度率は、次のような計算式で計算されます。

$$\text{病休強度率} = \frac{\text{疾病休業延べ日数}^{*2}}{\text{在籍労働者の延べ実労働時間数}} \times 1{,}000$$

補足
＊2 年次有給休暇のうち疾病によることが明らかなものも日数に含める。

ほかにも、疾病休業状況の作成のために必要とされる統計値があります。それぞれ次の計算式によって計算されます。

3. 病休件数年千人率

病休件数年千人率は、**在籍労働者 1,000 人当たり、年間何件の疾病休業があったか**を示すものです。

$$\text{病休件数年千人率} = \frac{\text{疾病休業件数}}{\text{在籍労働者数}} \times 1{,}000$$

4. 疾病休業日数率、他

疾病休業日数率は、**在籍労働者の延べ所定労働日数 100 日当たりの疾休業延日数の割合**です。

$$\text{疾病休業日数率} = \frac{\text{疾病休業延べ日数}^{*3}}{\text{在籍労働者の延べ所定労働日数}^{*4}} \times 100$$

$$\text{負傷休業日数率} = \frac{\text{負傷休業延べ日数}}{\text{在籍労働者の延べ所定労働日数}} \times 100$$

$$\text{その他休業日数率} = \frac{\text{その他休業延べ日数}}{\text{在籍労働者の延べ所定労働日数}} \times 100$$

補足
＊3 年次有給休暇のうち、疾病によることが明らかなものは数に含める。

＊4 所定休日に労働した場合でも、その日は算入しない。

チャレンジ! チェック問題

第1種・第2種 できたらチェック

□ 1 ある事象と健康事象との間に、統計上、一方が多いと他方も多いというような相関関係が認められたとしても、それらの間に因果関係があるとは限らない。 R5.10-30 R5.10-16

□ 2 集団を比較する場合、調査の対象とした項目のデータの平均値が等しくても分散が異なっていれば、異なった特徴をもつ集団であると評価される。 R4.10-33 R4.10-19

□ 3 生体から得られたある指標が正規分布である場合、そのばらつきの程度は、平均値や最頻値によって表される。 R5.10-30 R5.10-16

□ 4 静態データとは、ある時点の集団に関するデータであり、動態データとは、ある期間の集団に関するデータである。 R4.10-33 R4.10-19

□ 5 健康管理統計において、ある時点での検査における有所見者の割合を有所見率といい、一定期間において有所見とされた人の割合を発生率という。 R4.10-33 R4.10-19

□ 6 健康診断において、対象人数、受診者数などのデータを計数データといい、身長、体重などのデータを計量データという。 R4.4-29 R4.4-15

□ 7 労働衛生管理では、種々の検査において、正常者を有所見者と判定する率が低くなるようにスクリーニングレベルが高く設定されるため、有所見の判定の適中率が低い統計データとなる。 H26.10-30 H26.10-16

□ 8 病休強度率は、在籍労働者の延実労働時間1000時間当たりの疾病休業延日数で示される。 H20.10-28 H20.10-11

[解答] 1. ○／2. ○／3. ×分散や標準偏差によって表される。／4. ○／5. ○／6. ○／7. ×正常者を有所見と判定する率（偽陽性率）が高くなるように、スクリーニングレベルは低く設定する。／8. ○

第6章
作業環境管理

第6章
LESSON 1

作業環境管理

一部有害

学習のPOINT
労働衛生の３管理（作業環境管理、作業管理、健康管理）、それぞれの定義を押さえましょう。具体的な措置が３管理のいずれに当てはまるのか、判断できるようにしましょう。

1 労働衛生管理の基本 1種 A 2種 C

労働衛生管理の目標は、健康的な労働の場をつくり、労働者のより良い健康状態を確保することにあります。衛生管理者が労働衛生管理のために行う職務の基本となるのは、

① 作業環境管理 … 有害要因の除去により作業環境を良好な状態に維持すること[＊1]
② 作業管理 ……… 作業内容や作業方法を適切に管理し、作業そのものから発生する有害要因を除去し労働者の健康を守ること[＊2]
③ 健康管理 ……… 労働者の健康状態を的確に把握し必要な措置を講ずること[＊3]

の３つであり、これを**労働衛生の３管理**といいます。

2 作業環境管理の概要 1種 A 害

（1）作業環境管理の目的

作業環境の中には労働者の健康に影響を及ぼすさまざまな要因があり、職業性疾病を引き起こす原因となっています。

作業環境管理は、疾病の原因となる**有害要因を作業環境から除去し、良好な作業環境を維持する**ためのもので、労働衛生管理の土台ともいえる根本的な対策です。その主な目的は、有害な**作業環境に起因する**労働者の健康障害を防ぐことにあります。

補足

＊1 有害な化学物質を取り扱う設備を密閉化する、有機溶剤業務を行う作業場所に設置した局所排気装置のフード付近の気流の風速を測定することは、作業環境管理に該当する。

＊2 情報機器作業における作業姿勢を管理すること、放射線業務において、管理区域を設定し、必要のある者以外の者を立ち入らせないことは、作業管理に該当する。

＊3 鉛健康診断の結果、鉛業務に従事することが健康の保持のために適当でないと医師が認めた者を配置転換することは、健康管理に該当する。

● 作業環境測定による環境管理のサイクル

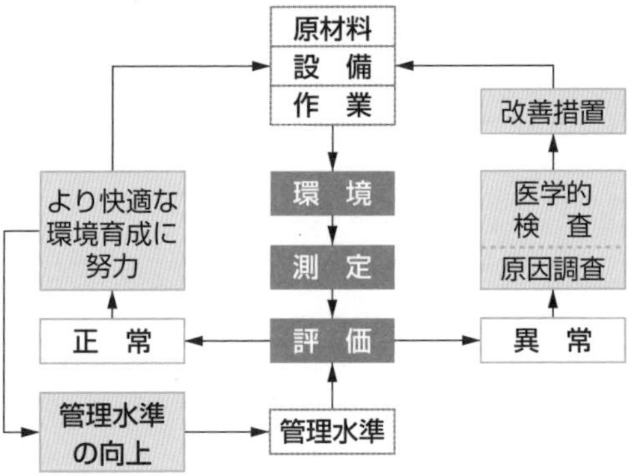

(2) 作業環境測定とは

作業環境管理を進めるにあたって重要なことは、作業環境の状態をできるだけ客観的に把握することです。そのために行うのが**作業環境測定**です。

労働安全衛生法（＝安衛法）に定める作業環境測定は、作業環境の有害要因をある一定水準以下にコントロールする目的で行う作業環境管理のための定期的な測定です。

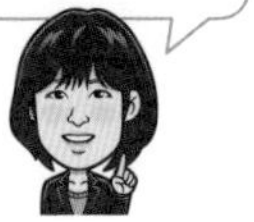

チャレンジ! チェック問題

第1種　できたらチェック

□ 1　ずい道建設工事の掘削作業において、土石又は岩石を湿潤な状態に保つための設備を稼働することは、作業環境管理に該当する。 R5.10-12 害

□ 2　有害な化学物質を取り扱う設備を密閉化することは、作業管理に該当する。 R3.10-11 害

□ 3　放射線業務において、管理区域を設定し、必要のある者以外の者を立入禁止とすることは、作業環境管理に該当する。 R4.4-17 害

□ 4　有機溶剤業務を行う作業場所に設置した局所排気装置のフード付近の気流の風速を測定することは、作業管理に該当する。 R1.10-11 害

□ 5　鉛健康診断の結果、鉛業務に従事することが健康の保持のために適当でないと医師が認めた者を配置転換することは、健康管理に該当する。 R4.4-17 害

□ 6　有機溶剤を使用する塗装方法を、有害性の低い水性塗料の塗装に変更することは、作業環境管理に該当する。 R4.4-17 害

［解答］　1. ○／2. ×作業環境管理に該当する。／3. ×作業管理に該当する。／4. ×作業環境管理に該当する。／5. ○／6. ○

第2種　できたらチェック

□ 1　座位での情報機器作業における作業姿勢は、椅子に深く腰をかけて背もたれに背を十分あて、履き物の足裏全体が床に接した姿勢を基本とすることは、作業管理に該当する。 R5.4-13

□ 2　情報機器作業において、書類上及びキーボード上における照度を 400 ルクス程度とすることは、作業環境管理に該当する。 R5.4-13

□ 3　高温多湿作業場所において労働者を作業に従事させる場合には、計画的に、暑熱順化期間を設けることは、作業管理に該当する。 R5.4-13

□ 4　空気調和設備を設け、事務室内の気温を調節することは、作業環境管理に該当する。 R5.4-13

□ 5　介護作業等腰部に著しい負担のかかる作業に従事する労働者に対し、腰痛予防体操を実施させることは、健康管理に該当する。 R5.4-13

［解答］　1. ○／2. ○／3. ○／4. ○／5. ○

第6章 LESSON 2

作業環境測定・評価 有害

学習のPOINT
A測定、B測定、管理濃度の定義をキーワードを中心に押さえましょう。第１評価値、第2評価値、B測定の結果と管理濃度の関係から管理区分が決定できるようにしましょう。

1 作業環境測定・評価の実施 1種 A 害

1. 作業環境測定の基準

事業者が作業環境測定を実施したときは、厚生労働省が定める作業環境評価基準に従って測定結果の評価を行わなければなりません。

作業環境評価基準とは、同一の管理状態に対して同一の結果が得られるような具体的な基準のことをいい、単位作業場所*1の作業環境の測定結果を客観的に判断できる基準のことです。

2. 作業環境測定の手順と評価

作業環境測定の手順と評価の流れは右図に示すとおりです。

● 作業環境測定の手順と評価の流れ

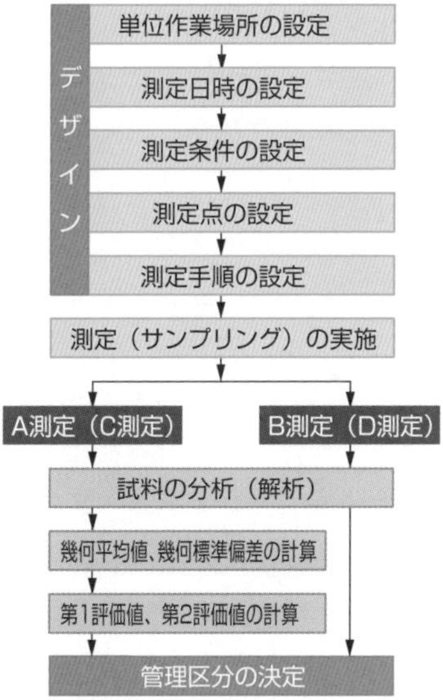

(1) 測定点

作業環境測定を行うには、単位作業場所の範囲、**A測定・B測定**の実施方法などを検討し、内容を決定します。

① **A測定**…単位作業場所全体における**有害物質**の**平均的な濃度分布を知るため**の測定*2。

② **B測定**…単位作業場所の中で、**発散源**に**近接した位置**における**有害物質**の**最高濃度を知る**ための測定。有害物質

用語
＊1 **単位作業場所**
作業環境測定のために必要な作業場の範囲。単位作業場所の設定は、作業中の行動範囲、有害物質の分布状況などに基づいて作業環境測定士が決定するが、衛生管理者や作業主任者等の協力も欠かすことができない。

補足
＊2 測定点の高さの範囲は、原則として、床上50cm以上150cm以下である。

の高濃度が予想される作業位置、作業時間において行う。

作業者が**有害物質の発散源に近いところにいる場合**や、**多量の有害物質が間欠的**[*1]**に発散するような作業場の場合**、A測定の結果だけでは、短時間または局部的に濃度が高くなる危険性を見逃すおそれがあります。そのため、A測定を補うものとしてB測定を行い、総合的に判断することが必要です。

用語
＊1 **間欠的**
連続的ではなく、一定の時間を隔てて起こること。

(2) C測定・D測定

5人以上の作業者の身体に個人サンプラー（試料採取機器）を装着し、全作業時間（2時間以上）試料を採取する測定方法をC測定といいます。①管理濃度が低い一定の物質等と②有機溶剤取扱作業のうち有機溶剤の発生源が一定しない作業が行われる単位作業場所において、A測定に代えて行うことができます。

作業者の身体に個人サンプラーを装着し、濃度が最も高くなると思われる時間に15分間試料を採取する測定方法をD測定といいます。有機溶剤の発生源に近接する場所で作業が行われる単位作業場所において、B測定に代えて行うことができます。

(3) 評価値の算出

作業環境測定で得られる空気中の有害物質の濃度分布は、経験的に対数正規分布[*2]に近くなることが知られています。

用語
＊2 **対数正規分布**
対数変換することによって正規分布する変数の分布。測定値は低濃度側に偏るため、測定値を対数変換して正規分布した形にして結果の評価を行う必要がある。

また、対数変換した変量の平均値、標準偏差の真数をそれぞれ幾何平均値、幾何標準偏差と呼び、作業環境評価基準ではこの値を評価値の計算に用います。

まず、A（C）測定の測定結果から幾何平均値と幾何標準偏差を算出し、第1評価値と第2評価値を求めます。

A（C）測定しか行わなかった場合は、この2つの評価から管理区分を決定し、B（D）測定を併せて行った場合は、A（C）測定とB（D）測定の結果を総合的に判断して管理区分を決定します。

第1評価値と第2評価値については、これ以上深入りする必要はありません。

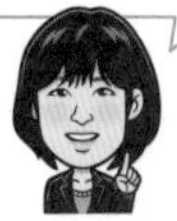

第1評価値、第2評価値は、それぞれ次のような意味をもちます。

- **第1評価値** … 単位作業場所におけるすべての測定点の作業時間内における、気中有害物質濃度の実現値を母集団として分布図を描いた際に、高濃度側から面積で5％に相当する濃度の推定値。

● **第２評価値** … 単位作業場所における気中有害物質の**算術平均**の濃度の推定値。

2 管理区分の決定 1種 A 害

1. 管理区分の決定

管理区分とは、作業環境測定によって得られる作業環境の評価基準です。測定の結果により、第１管理区分から第３管理区分までの３段階に評価されます。

管理区分を決定するためのデータには、**第１評価値**、**第２評価値**、B（D）測定を実施した場合の**B（D）測定値**に加えて、**管理濃度**が必要となります。

管理濃度とは、作業環境測定基準に従って、単位作業場所について実施した**作業環境測定結果から管理区分を決定するための指標**で、**有害物質に関する作業環境の状態を評価**するために用いられます。

2. 結果の評価と管理区分

具体的な決定方法は、次のようになります。

(1) A（C）測定のみを実施した場合

A（C）測定のみを実施した場合は、第１評価値、第２評価値、管理濃度によって評価します。

● **A（C）測定のみを実施した場合の決定方法**

管理区分	評価値と管理濃度との比較の結果
第１管理区分	第１評価値が管理濃度に満たない場合
第２管理区分	第１評価値が管理濃度以上であり、かつ第２評価値が管理濃度以下である場合
第３管理区分	第２評価値が管理濃度を超える場合

つまり、まとめると次のようになります。

● **A（C）測定のみを実施した場合**

A（C）測定		
第１評価値＜管理濃度	第２評価値≦管理濃度≦第１評価値	第２評価値＞管理濃度
第１管理区分	第２管理区分	第３管理区分

ポイント講義

管理濃度は、作業環境管理の目的に沿うように行政的見地から定められたものです。**個々の労働者のばく露濃度との比較を前提としたばく露限界とは異なります。**

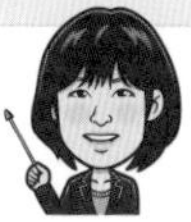

労働衛生

(2) A(C)測定およびB(D)測定を実施した場合

A(C)測定およびB(D)測定の両方を実施した場合は、第1評価値、第2評価値、管理濃度、B(D)測定を実施して得られたB(D)測定値によって評価します。

● A(C)測定およびB(D)測定を実施した場合の決定方法

管理区分	評価値と管理濃度との比較の結果
第1管理区分	第1評価値およびB(D)測定の測定値（2以上の測定点においてB(D)測定を実施した場合には、そのうちの最大値）が管理濃度に満たない場合
第2管理区分	第2評価値が管理濃度以下であり、かつB(D)測定の測定値が管理濃度の1.5倍以下である場合（第1管理区分に該当する場合を除く）
第3管理区分	第2評価値が管理濃度を超える場合またはB(D)測定の測定値が管理濃度の1.5倍を超える場合

つまり、まとめると次のようになります。

これで得点UP!　**A(C)測定およびB(D)測定を実施した場合**

		A(C) 測 定		
		第1評価値<管理濃度	第2評価値≦管理濃度≦第1評価値	**第2評価値>管理濃度**
B(D)測定	**B(D)測定値<管理濃度**	**第1管理区分**	第2管理区分	**第3管理区分**
	管理濃度≦B(D)測定値≦管理濃度×1.5	第2管理区分	第2管理区分	**第3管理区分**
	B(D)測定値>管理濃度×1.5	**第3管理区分**	**第3管理区分**	**第3管理区分**

作業環境の評価値と区分の関係において注意すべき点は、次のように要約されます。

- **A(C)測定による第2評価値が管理濃度を超えている場合**は、B(D)測定の値にかかわらず必ず**第3管理区分**となる。
- **B(D)測定による値が管理濃度の1.5倍を超えている場合**は、A(C)測定の値にかかわらず必ず**第3管理区分**となる。
- A(C)測定の評価が悪く、B(D)測定の評価が良くて第3管理区分となった場合は、作業環境測定のデザインまたは分析などが誤っている場合が多い。

3 管理区分と事後措置 1種 C 害

事業者は、作業環境測定による評価によって決定された管理区分に応じて、適切な措置を講じなければなりません。

それぞれの管理区分における作業場の状態と、事業者が講ずるべき措置は次のように定められています。

第１管理区分は、**作業環境が良好**であると判断される区分で、現状維持に努めればよいのですが、以後も定期的に測定を実施するなど作業環境測定を省略することはできません。

第２管理区分は、第１管理区分に比べ、作業環境になお改善の余地があると判断される区分で、第１管理区分に近づけるように努める努力義務があります。

第３管理区分は、作業環境管理が適切でないと判断される区分で、定められた事後措置を講ずる必要があります。

● 管理区分と管理区分に応じて講ずるべき事後措置

管理区分	作業場の状態	講ずるべき事後措置
第１管理区分	**単位作業場所のほとんど（95%以上）の場所で気中有害物質の濃度が管理濃度を超えない状態**	現在の管理の継続的維持に努める
第２管理区分	単位作業場所の気中有害物質の濃度の平均が管理濃度を超えない状態	施設、設備、作業工程または作業方法の点検を行い、作業環境を改善するために必要な措置を講ずるように努める
第３管理区分	**単位作業場所の気中有害物質の濃度の平均が管理濃度を超える状態**	①施設、設備、作業工程または作業方法の点検を行い、作業環境を改善するために必要な措置を講ずる ②有効な呼吸用保護具を使用する ③産業医などが必要と認める場合には健康診断の実施、その他労働者の健康を保持するために必要な措置を講ずる

チャレンジ! チェック問題

第1種　できたらチェック		
□	1	A測定は、原材料を反応槽へ投入する場合など、間欠的に大量の有害物質の発散を伴う作業における最高濃度を知るために行う測定である。 R2.10-12 害
□	2	B測定は、単位作業場所中の有害物質の発散源から遠い場所で作業が行われる場合等において、作業者の位置における有害物質の濃度を知るために行う測定である。 H29.10-18 害
□	3	A測定における測定点の高さの範囲は、床上100cm以上150cm以下である。 R4.4-12 害
□	4	作業環境測定を実施する場合の単位作業場所は、労働者の作業中の行動範囲、有害物の分布の状況などに基づいて設定する。 H30.4-19 害
□	5	A測定の第二評価値及びB測定の測定値がいずれも管理濃度に満たない単位作業場所は、第一管理区分になる。 R4.4-12 害
□	6	A測定の第二評価値が管理濃度を超えている単位作業場所の管理区分は、B測定の結果に関係なく第三管理区分となる。 H31.4-12 害
□	7	B測定の測定値が管理濃度を超えている単位作業場所は、A測定の結果に関係なく第三管理区分に区分される。 R3.10-18 害
□	8	評価の指標として用いられる管理濃度は、個々の労働者の有害物質へのばく露限界を示すものである。 H29.10-18 害

[解答]　1. ×単位作業場所における有害物質の気中濃度の平均的な分布を知るために行う測定である。／2. ×有害物質の発散源に近接する場所において作業が行われる場合や多量の有害物質が間欠的に発散するような作業における最高濃度を知るために行う測定である。／3. ×A測定における測定点の高さの範囲は、原則として、床上50cm以上150cm以下である。／4. ○／5. ×A測定の第1評価値およびB測定の測定値がいずれも管理濃度に満たない単位作業場所が第1管理区分になる。A測定の第2評価値ではない。／6. ○／7. ×B測定の測定値が管理濃度の1.5倍を超えている場合は、A測定の結果に関係なく第三管理区分に区分される。管理濃度を超えている場合ではない。／8. ×有害物質に係る作業環境の状態を、単位作業場所ごとにその作業環境測定結果から評価するための指標として定められている。

作業環境改善の手法 有害

学習のPOINT 有害物質のばく露を防止するための手法を、優先順位の高い順に押さえましょう。有害エネルギーのばく露を防止するための手法は、近年の公表問題ではあまり出題されていません。一通り確認すれば十分です。

1 有害物質 1種 B 害

有害物質に対するばく露を防止するための基本的手法は、有効な順に、次の７つになります。

優先順位（高→低）

① **有害物質の製造・使用の中止、有害性の少ない物質への転換**
② **有害な生産工程、作業方法の改良による有害物質発散の防止**
③ **有害物質を取り扱う設備の密閉化や自動化**
④ **有害な生産工程の隔離と遠隔操作の採用**
⑤ **局所排気装置またはプッシュプル型換気装置の設置**
⑥ **全体換気の実施**
⑦ **作業行動の改善による二次発じん[＊1]などの防止**

作業上、有害物質を使用せざるを得ない場合や、有害物質の発散源を絶つという最善策をとることが難しいときは、上記７つの手法を優先順に検討します。また、これらの基本的手法はいくつか組み合わせることで、より効果を発揮します。

７つの基本的手法について注意すべき点は、それぞれ次のとおりです。

(1) 有害物質の製造・使用の中止、有害性の少ない物質への転換

業務に差し障りのない限り有害物質の使用を中止するか、原材料などを有害性の少ない物質に転換するのが最も良い改善方法です。

このほか、粒子の細かい粉じんを粒子の粗い粉じんに転換するのも有効です。

(2) 有害な生産工程、作業方法の改良による有害物質発散の防止

作業方法を部分的に変更したり、生産工程の順番を入れ替えたりすることで、有害物質の発散を防ぎ、有害性を低減することが

基本的手法を選択する前に作業環境条件の実態調査を行います。実態調査の際には現場作業者の意見を十分に聞くことが重要です。

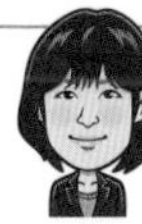

用語
＊1 **二次発じん**
床などに堆積した粉じんが、振動や風などで再び舞い上がること。

できます。その例として次のようなものがあります。

- **粉じん作業の湿式化**[*1]（発散源に直接水分を噴射する）
- 粉末状の有害物質をペレット状、スラリー状[*2]またはウェットケーキ状、顆粒状に転換する

(3) 有害物質を取り扱う設備の密閉化や自動化

有害物質の発散・飛散・拡散を防止するために、**設備の全部または一部を密閉**します。メッキ作業の開放槽では、有害物質を発散する工程だけでも密閉することが可能です。その際、加工すべき原料の送給や仕掛品の取り出しなどは、できるだけ機械化・自動化しなければなりません。

設備上の理由で完全な密閉化が行えないときは、**内部をわずかに負圧**[*3]**にする**ことで、隙間からの有害物質の漏えいを防ぐことができます。

(4) 有害な生産工程の隔離と遠隔操作の採用

有害物質を取り扱う生産工程とそうでない工程が作業の中に混在している場合は、建物を別々に分けたり間仕切りや壁を設置したりして隔離します。

一連の流れ作業の一部を隔離することで視覚が遮られ、作業に支障をきたす場合には、強化ガラスなどを用いて、視野の妨げとならないよう配慮します。また、外部から遠隔操作によって作業できるようにすれば、隔離した工程に労働者が入る必要がなくなります。

(5) 局所排気装置またはプッシュプル型換気装置の設置

有害物質を取り扱う設備を密閉できない場合には、**局所排気装置**[*4]または**プッシュプル型換気装置**を設置して作業者のそばに有害物質が拡散しない対策を講じることが必要です。

プッシュプル型換気装置は、有害物質発生源の片側をプッシュ（送気）し、反対側からプル（吸気）することで気流をつくり、有害物質を排出します。自動車の塗装など、表面積の大きなものに有機溶剤を用いる場合は、プッシュプル型換気装置の設置を検討します。

補足
＊1 湿式化は作業方法の変更では代表的な手法である。湿式にするには水や油などの液体を使用する。

用語
＊2 **スラリー状**
Slurry。水と粘土、セメントなどが混ざってどろどろになった状態。

用語
＊3 **負圧**
大気圧よりも低い圧力。

用語
＊4 **局所排気装置**
有害物質の発散源の近くに吸い込み口を設置して有害物質を捕集し、有害物質を除去・排出する装置。設置に際しては有害物質が作業者の呼吸位置まで拡散しないようにする。

局所排気装置についてはLesson 4で詳しく学習します。

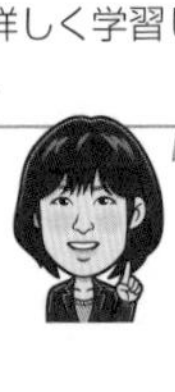

● プッシュプル型換気装置の例

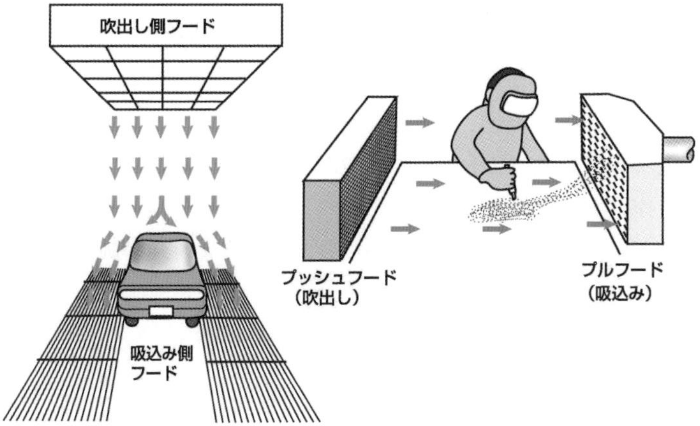

(6) 全体換気の実施

局所排気だけでは有害物質を完全に除去できない場合は、全体換気を併用します。全体換気は、希《き》釈《しゃく》換気とも呼ばれ、窓などから取り入れた新鮮な空気で有害物質の濃度を薄めながら排出（希釈排出）する換気法で、有害物質の予想外の漏えいに備える対策としても有効です。

局所排気が可能な場合には、全体換気に優先して局所排気を行い、全体換気はあくまでも二次的な対策と考えます。また、全体換気を行う場合には、空気の排出口に対して対角線上の位置に空気の供給口を設けると、より効果的な換気ができます。

(7) 作業行動の改善による二次発じんなどの防止

床に堆積した粉じんを、ほうきで掃除するという行動は、二次発じんを起こします。普段から作業管理を徹底し、労働衛生教育を定期的に実施することが大切です。

2 有害エネルギー 1種 C 害

騒音、振動、非電離放射線・電離放射線などの有害エネルギーに対するばく露を低減するためには、次のような手法を用います。

①有害エネルギーを発しない、または有害エネルギー発生の少ない機械の採用

②作業方法、工程、材料などの変更、改良による有害エネルギーの低減

③ 吸収材による有害エネルギー発生源の遮へい[*1]

④ 有害エネルギー発生源と労働者の隔離

⑤ 散乱エネルギー、反射エネルギーの吸収

これらの基本的な手法をいくつか組み合わせることでより効果的な作業環境改善ができます。また、作業環境管理によるばく露対策が困難な有害エネルギーの場合には、作業時間の制限や保護具の使用も検討します。

補足

＊1 たとえば、破砕《はさい》作業を行う場所に隣接した作業場所の騒音を減少させるため、破砕機の周囲に遮音材としてコンクリートパネル、吸音材としてグラスウールおよび穴明きボードを用いた防音壁を設けることがある。

チャレンジ! チェック問題

第1種　できたらチェック

□ 1　粉じんを発散する作業工程では、密閉化や湿式化を局所排気装置などの設置に優先して検討する。 H27.10-13 害

□ 2　有害物質を取り扱う装置を構造上又は作業上の理由で完全に密閉できない場合は、装置内の圧力を外気圧より高くする。 R5.10-19 害

□ 3　有害物質を発散する作業工程では、局所排気装置の設置を密閉化や自動化より優先して検討する。 R5.10-19 害

□ 4　有害物質に対するばく露を防止するための作業環境管理の手法について、優先順位の高いものから順に並べた場合、①有害物質の製造及び使用の中止、又は有害性の少ない物質への転換、②有害物質を取り扱う設備の密閉化又は自動化、③有害物質を取り扱う場所における局所排気装置又はプッシュプル型換気装置の設置、④有害物質を取り扱う作業場における全体換気装置の設置の順となる。 H21.10-18 害

□ 5　破砕作業を行う場所に隣接した作業場所の騒音を減少させるため、破砕機の周囲に遮音材としてコンクリートパネル、吸音材としてグラスウール及び穴明きボードを用いた防音壁を設けることは、有害因子へのばく露を少なくするための作業環境改善手法として、適切である。 H20.10-16 害

[解答]　1. ○／2. ×装置内の圧力を外気圧よりわずかに低くする。／3. ×密閉化や自動化ができない場合に、局所排気装置の設置を検討する。／4. ○／5. ○

第6章

LESSON 4

局所排気装置

有害

学習のPOINT

公表問題では、毎回出題されている知識です。局所排気装置の構造を、イラストを見ながら理解しましょう。フードの型式はその特徴と図例が一致するように正確に押さえましょう。

1 局所排気装置の構造

1種 A　害

局所排気装置は、有害物質**発生源に局部的吸い込み口を設け、有害物質が拡散する前に吸引除去する**構造の排気装置です。発生源付近の高濃度の有害物質を排出するため、作業者へのばく露防止面では、全体換気装置より格段に有効といえます。

局所排気装置の基本的な構造は、次のとおりです。

● **局所排気装置の基本的構造**

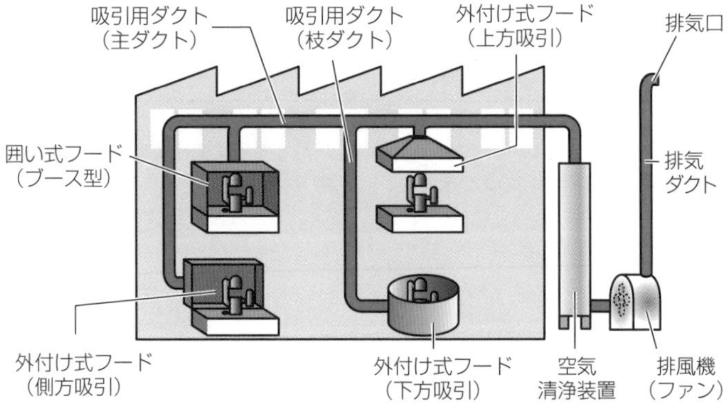

フードから汚染空気が吸引され、**枝ダクト、主ダクト**を通過して**空気清浄装置**に流入します。**空気清浄装置で浄化された空気**は、**排風機（ファン）**による吸引によって**排気ダクト**へ運ばれ、大気中に排出されます。これが、局所排気装置の吸排気のおおまかな流れです。

これで得点UP! **局所排気装置の基本的な構造**

発生源の側から順に、
フード → 吸引ダクト（枝ダクト→主ダクト）→ **空気清浄装置** → **排風機（ファン）** → 排気ダクト → 排気口

1. フード

フードは、有害物質などの汚染空気を発生源の近くで吸入して装置内へ導く吸気口の部分です。型式によって、**囲い式、外付け式、レシーバ式**に分類されます。

(1) 囲い式フード

囲い式は、発生源を囲う形で設置し、気流の力で有害物質がフードの外へ流出するのを防ぎます。発生源を囲んでいるので、作業場への有害物質の漏れは少なく、**外付け式より効果が高い**型式です。特徴や用途に応じて**カバー型、グローブボックス型、ドラフトチェンバ型、建築ブース型**に分類され、開口面積が小さいものほど高い効果が見込めます。

フードは作業形式に適合したものを選び、できるだけ発生源に近いところに設置し、正しい使い方をすることが大切です。

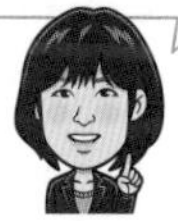

カバー型は発散源をすっぽりとおおってしまうもので**効果が大きい**とされていますが、作業性を考慮すると設計が難しい場合もあります。

グローブボックス型は、両手が差し込める孔以外を囲いでおおった作業台で、アイソトープや毒性ガスなどを取り扱う場合は、この作業台の中に発生源を入れて作業します。**カバー型と同様に効果が大きい**とされています。

ポイント講義
囲い式フードを性能順に並べると、
① カバー型
　および
　グローブボックス型
　↓
② ドラフトチェンバ型
　↓
③ 建築ブース型
となります。

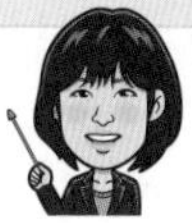

ドラフトチェンバ型は、作業面だけを残して周りを囲む形のもので、開口部の面積が大きく、手や工具を差し込んで作業できるのが特徴です。化学実験などで特に有害な物質を取り扱う場合に使用します。

建築ブース型は、ドラフトチェンバ型と同様の型式で、ドラフトチェンバ型よりも**発生源を大きく囲み、作業面が大きく開放**されているものです。塗装作業などで多く用いられています。

● 囲い式フード

	型式	特徴	主な用途	図例
囲い式	カバー型	発生源の周りをほぼ完全に囲み、隙間、観察口、小作業孔が吸気口となり、最も効果が高い	粉砕、混合、ふるい分け、攪拌、乾燥など	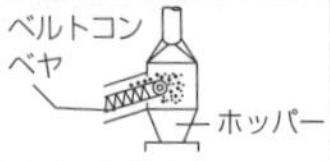
	グローブボックス型		アイソトープ取り扱い、ホーミング、毒性ガス取り扱いなど	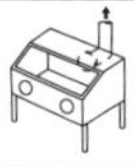
	ドラフトチェンバ型	作業面以外の周りがおおわれたもの。フード選択の標準	袋詰め、分析、調合、研磨	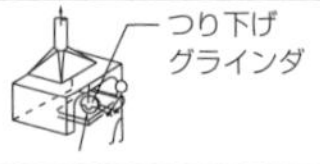
	建築ブース型		溶接、粉砕、混合、噴霧塗装、酸洗い	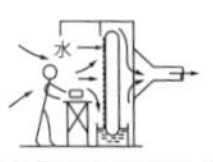

(2) 外付け式フード

外付け式は、**発生源の近くにフードを設置**し、気流の力で有害物質をフード内へ吸引するものです。吸引する方向によって上方吸引型、側方吸引型、下方吸引型に分類されますが、一般に、**側方吸引型や下方吸引型のほうが上方吸引型より有効**とされています。上方吸引型は、熱による上昇気流を伴う発生源がある場合に対して有効です。さらに、フードの形によって、**スロット型**、**ルーバ型**、**グリッド型**などに分類されます。

● 外付け式フード

	型式	特徴	主な用途	図例
外付け式	外付け型 (長方形、円形) (側方吸引型・上方吸引型)	離れた位置より有害物質を吸引するもの。妨害気流の影響を受けやすい	溶接、混合、ふるい分け、溶解、袋詰め	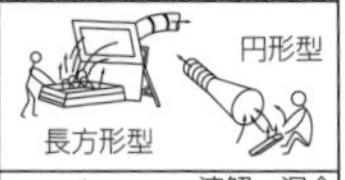
	スロット型 (側方吸引型)	フード開口面を細くすることにより吸引風速を高めたもの	混合、ふるい分け、ふりかけ、メッキ、洗浄、溶解、浸漬塗装	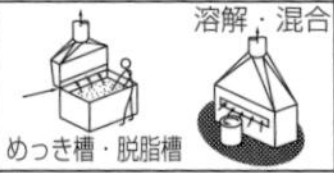
	ルーバ型 (側方吸引型)	整流板を入れることで一定方向の気流を吸引しやすくしたもの	鋳型ばらし、鋳物砂落とし	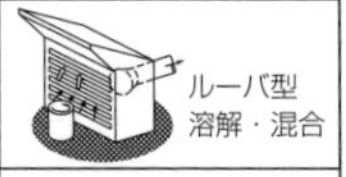
	グリッド型 (下方吸引型)	作業台そのものをフードとして利用したもの	粉砕、解板、塗装、鋳型ばらし、鋳物砂落とし	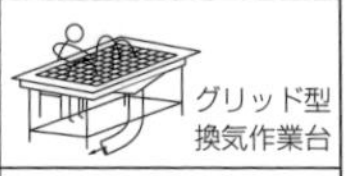
レシーバ式	キャノピ型 (上方吸引型)	吸引力は強くないが発生源に熱による上昇気流がある場合、それを利用して捕捉するもの	炉、焼き入れ、鋳造、溶融	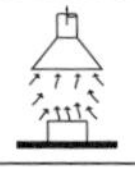
	カバー型 (グラインダ型)	発生源からの飛散気流を利用して捕捉するもの	研磨	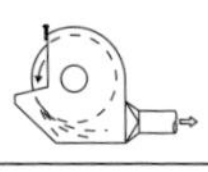

(3) レシーバ式フード

有害物質の**飛散方向にフードを置いて、自ら飛び込んでくる有害物質を捕集**する型式を**レシーバ式**といいます。レシーバ式は、外観は外付け式と同様ですが、積極的に有害物質を吸引するものではないので、通常の外付け式とはやや性格が異なります。レシーバ式には、発生源の熱による上昇気流を利用して捕集するキャノピ型と、発生源から飛散した気流を利用して捕集するカバー型があります。

これで得点UP!　局所排気装置のフードの型式別排気効果

効果が高い順に並べると、次のようになる。
①囲い式カバー型および囲い式グローブボックス型＞②囲い式ドラフトチェンバ型＞③囲い式建築ブース型＞④外付け式側方・下方吸引型＞⑤外付け式上方吸引型

2. ダクト

局所排気装置でフードに吸引された汚染空気を排気口に移送する管のことを**ダクト**といいます[＊1]。

ダクトは、**太すぎると管内を流れる空気の速度が遅くなり**、ダクト内に粉じんなどが堆積する原因となり、逆に、**細すぎると圧力損失が大きくなります**。また、ダクトの**長さが長いほど、ベンド（曲がり）の数が多いほど、圧力損失は大きくなります**。ダクトの断面については、**長方形のダクト**は、**断面積の等しい円形のものより圧力損失が大きくなります**。

フードで吸引した粒子がダクトに堆積しないように輸送するための最小流速を搬送速度[＊2]といいます。ダクトを設計する際は、有害物質を効率よく運べるよう、**排風量および搬送速度を考慮して断面積を決めることが重要**となります。

3. 空気清浄装置、排風機（ファン）

空気清浄装置は、ダクトから運ばれてきた有害物質を清浄空気として排出させるための装置です。粉じんを除去するための除じん装置と、ガスや蒸気を除去するための排ガス処理装置に大別されます。

補足
＊1 ダクトは枝ダクトとそれらを連結した主ダクトからなる。主ダクトと枝ダクトとの合流角度は45°を超えないようにする。

ポイント講義
圧力損失が小さく有効なダクトは、
① 適切な太さ（太すぎず細すぎず）
② できるだけ短く
③ ベンドが少ない
④ 断面が円形
とまとめられます。

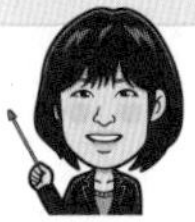

補足
＊2 ガスやヒュームなど、きわめて軽い物質の搬送速度は一般に10 m／秒となる。

ポイント講義

排風機（ファン）に有害物質が付着すると、劣化などの原因となるため、排風機（ファン）は、空気清浄装置で洗浄したあとの空気が通る位置に設置します。

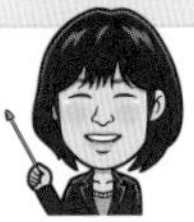

排風機（ファン）は、フードに吸引力を与えるための動力源となる部分で、動力を用いて羽根を回転させ、空気を排出させる働きをします。有害物質を含んだ空気は、**空気清浄装置により清浄化されたあと、排風機（ファン）によって外へ排出されます**。

2 制御風速と必要排風量 1種 C 害

1．制御風速

飛散する有害物質をフード内に捕捉吸引するために必要な最小風速を**制御風速**と呼びます。制御風速の測定点はフードの型式によって異なります。

型式	制御風速の測定点
囲い式フード	開口面上の点における最小風速
外付け式フード	開口面から最も離れた作業位置における最小風速

厚生労働省令で規定されている代表的な制御風速値として、有機溶剤の例を示します。

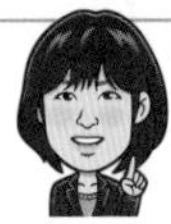

有機溶剤の制御風速値はフードの型式に応じて定められています。

● **有機溶剤の制御風速値**（有機溶剤中毒予防規則）

型式		制御風速（m/秒）
囲い式フード		0.4
外付け式フード	側方吸引型	0.5
	下方吸引型	0.5
	上方吸引型	1.0

2．必要排風量

局所排気装置の規模は、フードの型式ごとの制御風速をもとに算出される必要排風量によって決定されます。排風量は、排風機（ファン）の能力を決定するもので、原則として**より少ない風量で制御風速を確保する**ことが求められます。

制御風速を得るための方法は次のとおりです。

① 囲い式フードの場合

フード開口部の面積が小さくなるほど制御風速は大きくなります[＊1]。つまり、不要な開口面をできるだけふさぐことで装置の性

補足

＊1 囲い式フードの排風量は、フードの開口面積に制御風速を掛けて求める。

能が向上します。

② 外付け式フードの場合

有害物質発生源からの距離が離れるに従って制御風速が低下します。つまり、**発生源に近い位置に設置するほど装置の性能が向上**します。円形フードの場合、フードの直径（長方形フードは短辺の長さ）が発生源からの距離の1.5倍を超えると、排風量が増えても効果は上がりません。また、フード開口面の周囲に**フランジ（おおい）をつけることで**吸引範囲が狭くなり**少ない排風量で必要な制御風速を確保することができます。**

チャレンジ! チェック問題

第1種　できたらチェック

□ 1　ドラフトチェンバ型フードは、発生源からの飛散速度を利用して捕捉するもので、外付け式フードに分類される。 R4.10-19 害

□ 2　建築ブース型フードは、作業面を除き周りが覆われているもので、外付け式フードに分類される。 R2.4-11 害

□ 3　スロット型フードは、作業面を除き周りが覆われているもので、囲い式フードに分類される。 R5.4-20 害

□ 4　ダクトは、曲がり部分をできるだけ少なくするように配管し、主ダクトと枝ダクトとの合流角度は45°を超えないようにする。 R2.4-11 害

□ 5　ダクトの形状には円形、角形などがあり、その断面積を大きくするほど、ダクトの圧力損失が増大する。 R5.4-20 害

□ 6　空気清浄装置を付設する局所排気装置を設置する場合、排風機は、一般に、フードに接続した吸引ダクトと空気清浄装置の間に設ける。 R4.10-19 害

□ 7　フード開口部の周囲にフランジがあると、フランジがないときに比べ、気流の整流作用が増すため、大きな排風量が必要となる。 R4.4-18 害

［解答］ 1. ×ドラフトチェンバ型フードは、作業面を除き周りが覆われているもので、囲い式フードに分類される。／**2.** ×建築ブース型フードは、囲い式フードに分類される。／**3.** ×発生源から発生する有害物質を吸い込み気流によりフードまで吸引するもので、外付け式フードに分類される。／**4.** ○／**5.** ×断面積を大きくするほど、ダクトの圧力損失が減少する。／**6.** ×排風機は、一般に空気清浄装置の後に設ける。／**7.** ×フランジがないときに比べ、少ない排風量で所要の効果を上げることができる。

第6章

LESSON 5

一般作業環境の改善

学習のPOINT　近年注目の快適職場環境のつくり方について、ポイントを押さえましょう。

1 快適職場指針　1種 B　2種 B

(1) 快適職場づくりの考え方

労働安全衛生法（以下、「安衛法」という）の目的の一つである「快適な職場環境の形成を促進する」ことは、近年の就業環境を踏まえると真剣に取り組むべき状況になっており、事業者は、快適な職場環境を形成するように努めなければなりません。

そこで、快適な職場環境の形成を実現するため、①快適な職場環境の形成についての目標に関する事項、②快適な職場環境の形成の適切かつ有効な実施を図るために事業者が講ずべき措置の内容に関する事項、③その措置の実施に関し考慮すべき事項を定めた「事業者が講ずべき快適な職場環境の形成のための措置に関する指針（以下、「快適職場指針」という）が公表されています。

(2) 事業者が講ずべき措置の内容と考慮すべき事項

快適職場指針において、快適な職場環境の形成を図るために、事業者が講ずべき措置として、以下のものが定められています。

- 作業環境を快適な状態に維持管理するための措置
- 労働者の従事する作業について、その方法を改善するための措置
- 作業に従事することによる労働者の疲労の回復を図るための施設・設備の設置・整備
- その他の快適な職場環境を形成するため必要な措置

また、事業者が必要な措置を講ずるに当たり、以下の事項を十分考慮して行うことが望まれます。

補足

＊1 担当者を選任する等その推進体制の整備を図るとともに、設備等について、性能や機能の確保等に関するマニュアルを作成する等の措置を講ずること。

＊2 たとえば安全衛生委員会を活用する等。

＊3 温度、照明等の職場の環境条件についての感じ方や作業から受ける心身の負担についての感じ方等には、個人差があることから、そのような個人差を考慮して必要な措置を講ずること。

＊4 職場は、労働者が一定の時間を過ごしてそこで働くものであることから、生活の場としての潤いを持たせ、緊張をほぐすよう配慮すること。

- 継続的かつ計画的な取組[＊1]
- 労働者の意見の反映[＊2]
- 個人差への配慮[＊3]
- 潤いへの配慮[＊4]

2 労働安全衛生マネジメントシステムに関する指針 1種 B 2種 B

(1) 目的

労働安全衛生マネジメントシステム（略称 OSHMS）に関する指針（以下、「指針」といいます。）は、安衛法や、企業の自主的な活動を組織的かつ体系的に運用管理するための仕組みです。安全衛生目標の設定ならびに安全衛生計画の作成（Plan）、実施（Do）、評価（Check）および改善（Act）のサイクル（PDCA サイクル）で、事業場の安全衛生水準の向上に継続的に取り組むことによって、労働災害の防止を図り、働く人すべてが健康で安全に働ける職場の形成を目指しています。

この指針は、労働安全衛生法の規定に基づき機械、設備、化学物質等による危険・健康障害を防止するため事業者が講ずべき具体的な措置を定めるものではありません。

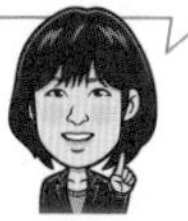

(2) 特徴

① 事業者は、事業場における安全衛生水準の向上を図るための安全衛生に関する基本的考え方を示すものとして、「安全衛生方針」を表明[＊5]し、労働者や関係請負人その他の関係者に周知させます。また、OSHMSの運用を推進する部署を決めます。

② OSHMSには、職場の作業内容やリスクを把握している労働者の意見を反映します。

③ 事業者は、安全衛生方針に基づき設定した安全衛生目標を達成するため、事業場における危険性または有害性等の調査の結果等に基づき、一定の期間を限り、安全衛生計画を作成しなければなりません。また、計画の実施状況等を記録し、保管しなくてはなりません[＊6]。

④ 事業者は、定期的な監査の計画を作成し、手順を定め、この手順に基づき監査を適切に実施します。また、監査の結果を踏まえ、労働安全衛生マネジメントシステムの定期的な見直しを行います。

補足
＊5 経営トップが安全衛生方針を表明し、体制を整備することで、事業運営と一体となって運用できるようになる。

補足
＊6 明文化し、記録することにより、安全衛生活動を確実に実施し、ノウハウを継承できるようになる。

チャレンジ! チェック問題

第1種・第2種 できたらチェック		
□	1	「事業者が講ずべき快適な職場環境の形成のための措置に関する指針」において、経営者の意向の反映は、快適な職場環境の形成のための措置の実施に関し、考慮すべき事項とされている。H30.10-30 H30.10-16
□	2	「事業者が講ずべき快適な職場環境の形成のための措置に関する指針」において、労働者の意見の反映は、快適な職場環境の形成のための措置の実施に関し、考慮すべき事項とされている。R4.10-29 R4.10-15
□	3	「事業者が講ずべき快適な職場環境の形成のための措置に関する指針」において、快適な職場環境の基準値の達成は、快適な職場環境の形成のための措置の実施に関し、考慮すべき事項とされている。R4.10-29 R4.10-15
□	4	「労働安全衛生マネジメントシステムに関する指針」は、労働安全衛生法の規定に基づき機械、設備、化学物質等による危険又は健康障害を防止するため事業者が講ずべき具体的な措置を定めるものではない。R3.10-34 R3.10-20
□	5	「労働安全衛生マネジメントシステムに関する指針」において、事業者は、このシステムに従って行う措置が適切に実施されているかどうかについて調査及び評価を行うため、外部の機関による監査を受けなければならない。R4.4-31 R4.4-17

[解答] 1. ×考慮すべき事項とされていない。／**2.** ○／**3.** ×考慮すべき事項とされていない。／**4.** ○／**5.** ×事業者自らがシステム監査を行う。

第7章
作業管理

第7章
LESSON 1

作業管理

一部 有害

学習のPOINT 作業管理の概要には、第一種衛生管理者に出題される内容をまとめています。第一種・第二種共通で出題される情報機器作業の作業管理については、数字を中心に正確に覚えましょう。

1 作業管理の概要 1種 B 害

作業管理は、労働者の健康障害を予防する観点から、労働者の**作業そのものを管理**し、**人と作業との調和**をその目的にしています。

作業管理の内容は、**作業条件や労働衛生保護具《ほごぐ》の管理などが含まれ、作業強度、作業密度、作業時間、作業姿勢、休憩などきわめて広い範囲にわたります**[*1]。作業管理を進めていくうえでは、設備、作業手順、作業姿勢などについて問題がないか作業そのものを調査・分析し、一つひとつの作業について労働者にどの程度の負担がかかっているかを把握します。

調査・分析によって作業内容等を評価し、健康に支障をきたす可能性があると判断された場合は、心身に対する負荷の少ない作業の手順や方法、作業姿勢など正しい作業を定めます。この正しい作業を標準化し、教育や訓練等を通じて現場の労働者に徹底させることが必要です。

作業方法の改善を行うとともに、また、**改善効果が期待されず、設備による防御もできない場合**には、**労働衛生保護具を使用**します。

作業環境管理によって有害な物質を除去しても、労働者の作業姿勢や作業方法が悪いために健康を損ねてしまったのでは適切な労働衛生管理をしたことにはなりません。作業管理も含めた総合的な管理が大切なのです。

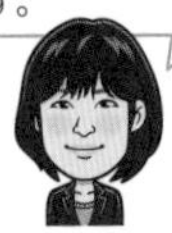

補足
＊1 作業管理の内容は多種多様であるため、作業管理の手法は、労働生理学的手法、人間工学的手法など多岐にわたる。

2 腰痛の予防対策 1種 A 2種 A

腰痛の予防対策については、「職場における腰痛予防対策指針」において、一般的な対策のほか、腰痛の発生が比較的多い作業[*2]について作業態様別に対策が示されています。

補足
＊2 腰痛の発生が多い作業
- 重量物取扱い作業
- 立ち作業、座り作業
- 福祉、医療分野等における介護・看護作業
- 車両運転等の作業

（1）作業管理

作業の自動化や省力化、無理のない姿勢を保つこと、労働者数や取り扱う重量などが適切か検討し作業時間や作業量等を設定することが基本です。腰に過度の負担がかかる作業は、無理に１人でさせてはなりません。また、作業の姿勢や動作、手順などの作業標準を定め、作業者の特性などを考慮し定期的に確認します。

（2）重量物取扱い作業の対策

重量物を取り扱う作業（人を対象とした抱上げ等の作業は含まない）を行わせる場合には、事業者は、単に重量制限のみを厳守させるのではなく、取扱い回数等の作業密度を考慮し、適切な作業時間、人員配置等に留意しつつ、対策を講ずることとされています。

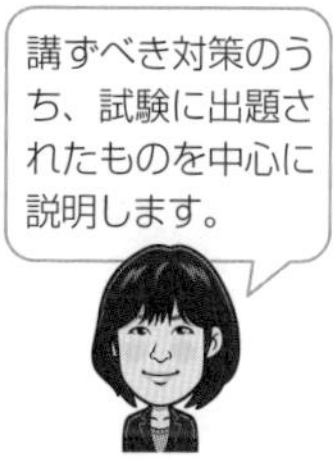

① 自動化、省力化

② 人力による重量物の取扱い

- 満 18 歳以上の男子労働者が人力のみにより取り扱う物の重量は、体重のおおむね**40%以下**となるように努めること。満 18 歳以上の女子労働者では、さらに男性が取り扱うことのできる重量の**60%位**までとすること。
- 上記の重量を超える重量物を取り扱わせる場合、適切な姿勢にて身長差の少ない労働者２人以上にて行わせるように努めること。この場合、各々の労働者に重量が均一にかかるようにすること。など

③ 荷姿の改善、重量の明示等

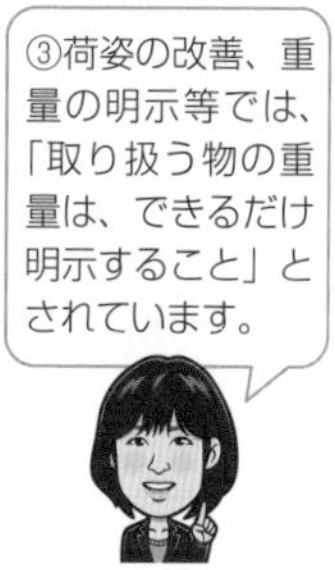

④ 作業姿勢、動作

- 重量物を持ち上げたり、押したりする動作をするときは、**できるだけ身体を対象物に近づけ、重心を低く**するような姿勢を取ること。
- 床面等から荷物を持ち上げる場合には、片足を少し前に出し、膝を曲げ、腰を十分に降ろして 当該荷物をかかえ、膝を伸ばすことによって立ち上がるようにすること。

- ２人以上での作業の場合、可能な範囲で、身長差の大きな労働者同士を組み合わせないようにすること。 など

⑤ 取扱い時間

⑥ その他

- **必要に応じて**腰部保護ベルトの使用を考えること。腰部保護ベルトについては、一律に使用させるのではなく、労働者ごとに効果を確認してから使用の適否を判断すること。
- 長時間車両を運転した後に重量物を取り扱う場合は、小休止・休息およびストレッチングを行った後に作業を行わせること。など

「職場における腰痛対策指針」では、立ち作業や腰掛け作業の対策も示されています。たとえば、腰掛け作業の場合の作業姿勢は、「椅子に深く腰を掛けて、背もたれで体幹を支え、履物の足裏全体が床に接する姿勢を基本とする」とされています。

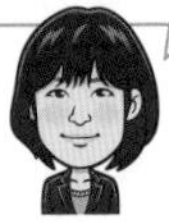

これで得点UP!　重量物取扱い作業管理のポイント

- 満 18 歳以上の**男性労働者**が人力のみにより取り扱う物の重量は、体重のおおむね **40%以下**となるようにする。
- 腰痛保護ベルトは、**必要に応じて**使用させる。

3　情報機器作業の作業管理　1種 A　2種 A

パソコンなどの情報機器を使った作業では、多くの作業者が精神的疲労、身体的疲労等を感じており、このような作業者の心身の負担を軽減し、情報機器作業を支障なく行うことができるようにするための指針として、「情報機器作業における労働衛生管理のためのガイドライン」が公表されています。このガイドラインでは、作業環境管理、作業管理、作業者の健康管理等を適正に行うための基本的な考え方が示されています。

ガイドラインの概要は次のとおりです。

(1) 対象となる作業

ガイドラインの対象となる作業は、情報機器を用いた事務所作業[*1]です。デスクトップ型パソコン、ノート型パソコンだけでなく、タブレットやスマートフォンも情報機器に含まれます。

(2) 作業管理

① ディスプレイ画面の上端高さは目の位置と**ほぼ同じかやや下**とする。また、ディスプレイ画面までの視距離は、おおむね**40cm 以上**とする。

② ディスプレイ画面に表示する文字の大きさは、小さすぎないようにし、おおむね**3mm 以上**となるようにする。

③ **一連続作業時間**は**1 時間を超えないようにし、次の連続作業までの間に 10 ～ 15 分の作業休止時間を設け、かつ一連続作業時間内に1～2回程度の小休止をする。**

④ 座位での作業姿勢は、椅子に深く腰をかけて背もたれに背を十分にあて、履き物の足裏全体が床に接した姿勢を基本とする。

(3) 作業環境管理

① ディスプレイを用いる場合の**書類およびキーボード面**における照度は**300 ルクス以上**とする。

② **間接照明**等のグレア[*2]防止用照明器具を用いるなどの措置を講じる。

これで得点UP!　情報機器作業にかかわる数字

- ディスプレイからの視距離おおむね 40cm 以上
- ディスプレイ画面に表示する文字の大きさおおむね3mm 以上
- 一連続作業時間1時間以内、作業間休止時間 10 ～ 15 分かつ一連続作業時間内に1～2回程度の小休止
- ディスプレイを用いる場合の書類およびキーボード面の照度 300 ルクス以上

補足

＊1 近年、自営型テレワーカーが自宅等において行う情報機器作業等が増加しているが、これらについても、できる限りガイドラインに準じた労働衛生管理が行われることが望ましいとされている。

ポイント講義

ディスプレイについて、おおむね 50cm 程度の視距離が確保できるようにしていることは、この基準を満たしています。

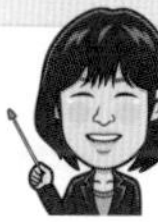

用語

＊2 **グレア**
視野内で過度に輝度が高い点や面が見えることによっておきる不快感や見にくさのことで、光源から直接または間接に受けるギラギラしたまぶしさなどをいう。

チャレンジ! チェック問題

第1種・第2種　できたらチェック

□ 1 「職場における腰痛予防対策指針」に基づく、重量物取扱い作業における腰痛予防対策として、腰部保護ベルトは、重量物取扱い作業に従事する労働者全員に使用させる。 R4.10-30 R4.10-16

□ 2 「職場における腰痛予防対策指針」に基づく、重量物取扱い作業における腰痛予防対策として、重量物を持ち上げるときには、できるだけ身体を対象物に近づけ、重心を低くするような姿勢をとることが示されている。 R3.4-34 R3.4-20

□ 3 「職場における腰痛予防対策指針」に基づく、重量物取扱い作業における腰痛予防対策として、満 18 歳以上の男子労働者が人力のみにより取り扱う物の重量は、体重のおおむね 50%以下となるようにする。 R4.10-30 R4.10-16

□ 4 ディスプレイは、おおむね 30cm 以内の視距離が確保できるようにし、画面の上端を眼の高さよりもやや下になるように設置していることは、「情報機器作業における労働衛生管理のためのガイドライン」に基づく措置として適切である。 R3.10-33 R3.10-19

□ 5 1日の情報機器作業の作業時間が4時間未満である労働者については、自覚症状を訴える者についてのみ、情報機器作業に係る定期健康診断の対象としていることは、「情報機器作業における労働衛生管理のためのガイドライン」に基づく措置として適切である。 R3.10-33 R3.10-19

[解答]　**1.** ×腰部保護ベルトについては、一律に使用させるのではなく、労働者ごとに効果を確認してから使用の適否を判断する。／**2.** ○／ **3.** ×体重のおおむね 40%以下となるようにする。／ **4.** ×おおむね 40cm 以上の視距離が確保できるようにする。／**5.** ○

第1種　できたらチェック

□ 1 作業管理とは、局所排気装置の設置などの工学的な対策によって、作業環境を良好な状態に維持することをいう。 H27.4-11 害

□ 2 作業管理の内容には、作業方法の変更などにより作業負荷や姿勢などによる身体への悪影響を減少させることが含まれる。 H27.4-11 害

□ 3 作業管理の内容には、労働衛生保護具の適正な使用により有害な物質への身体ばく露を少なくすることが含まれる。 H27.4-11 害

[解答]　**1.** ×作業内容や作業方法等を適正に管理することにより、労働者の健康を守ることを作業管理という。／**2.** ○／ **3.** ○

労働衛生保護具

有害

学習のPOINT

公表問題ではほぼ毎回出題されています。防じんマスクと防毒マスクが除去できる物質、使用できる条件を整理して覚えましょう。その他の保護具も種類と役割を理解しましょう。

1 労働衛生保護具の概要 1種 C 害

1. 労働衛生保護具とは

作業環境や作業の改善、有害物質などの管理が不十分な作業場では、労働者が疾病などの健康障害を発生させる可能性があります。これを防ぐため、個人を防護する目的で使用されているものを労働衛生保護具と呼びます。第一には作業環境の整備改善を行うべきであり、保護具はあくまで二次的なものとして考えます。

保護具着用管理責任者がいる場合、衛生管理者はこの責任者とも連携して適正な保護具の選定等を行います。

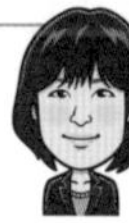

2. 保護具の管理

保護具の選択、使用および保守・管理の方法については、次の点に注意をしなければなりません。

① 適切な選択をすること

有害の程度や作業の内容などの条件に合った適切な選択をし、労働者は、事業者から適切な保護具の使用を命じられたときは、その保護具を使用しなければなりません。

② 有効かつ清潔に管理されること

呼吸用保護具は、**同時に就業する労働者の人数と同数以上を備え**、常時有効かつ清潔に保持しなければなりません。特に、呼吸用保護具は清潔な状態を保つよう心がけ、保護具を介して労働者に疾病感染のおそれがあるときは、各人専用のものを備えるなど、疾病感染を防止する措置を講じなければなりません。

2 呼吸用保護具 1種 A 害

呼吸用保護具は、**ろ過式保護具**と**給気式保護具**に大別されます。

● 呼吸用保護具の種類

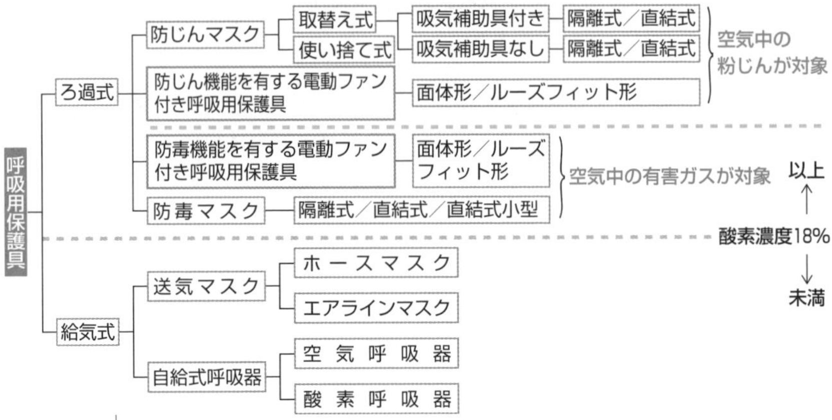

1. ろ過式保護具

ろ過式保護具は**酸素濃度 18%以上**の場所において使用するもので、**酸素濃度 18%未満の場所では絶対に使用してはいけません***1。

補足
*1 酸素濃度18%未満の場所では、給気式の保護具を使用する。

(1) 防じんマスク

空気中の有害な粉じん、ミスト、ヒュームといった粒子状物質を吸引し、ろ過材によって除去する呼吸用保護具です。ろ過材は、取替え式と使い捨て式とがありますが、**顔面とマスクの面体の高い密着性が要求される有害性の高い物質を取り扱う作業**については、**取替え式**の防じんマスクを選ぶこととされています。

防じんマスクは型《かた》式《しき》検定に合格したものを使用しなければなりません。合格した防じんマスクには面体ごとに型式検定合格標章が付されています。

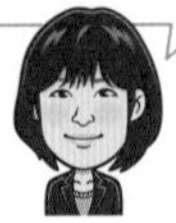

また、防じんマスクの使用に当たっては、次の事項に留意することとされています。

- 有害なガスが存在する場所においては使用させてはならないこと。
- 防じんマスクを適正に使用させるため、顔面と面体の接顔部の位置、しめひもの位置および締め方等を適切にさせること。また、**しめひも**については、**耳にかけることなく、後頭部において固定**させること。
- 次のような防じんマスクの着用は、粉じん等が面体の接顔部から面体内へ漏れ込むおそれがあるため、**行わせない**こと。

・タオル等を当てた上から防じんマスクを使用すること。
・面体の接顔部に「接顔メリヤス」等を使用すること。

防じんマスクの保守管理に当たって、ろ過材については、よく乾燥させ、**ろ過材上に付着した粉じん等が飛散しない程度に軽くたたいて粉じん等を払い落とす**ことなどに注意する必要があります。なお、使用済みのろ過材および使い捨て式防じんマスクは、付着した粉じん等が再飛散しないように容器または袋に詰めた状態で廃棄しなければなりません。

(2) 防毒マスク

空気中の有害なガス、蒸気といった気体状物質を吸引し、吸収剤を詰めた**吸収缶で除去する呼吸用保護具**です。粒子状物質より小さい性状のガス等を除去するため、通気抵抗は防じんマスクよりも大きくなります。

防毒マスクの選択に当たっては、作業環境中の有害物質の種類、濃度および粉じん等の有無に応じて、面体および吸収缶の種類を選ぶ必要があります。選択の際には、次の事項について注意します。

- 作業環境中の有害物質の濃度に対して除毒能力に十分な余裕のあるものであること。
- 使用する環境の温度または湿度によっては、吸収缶の破過時間が短くなる場合があること[＊2]。
- **ガスまたは蒸気状の有害物質が粉じん等と混在している作業環境**中では、粉じん等を捕集する**防じん機能を有する防毒マスク**[＊3]**を選択**すること。
- **2種類以上の有害物質が混在する作業環境**中で防毒マスクを使用する場合には、**作業環境中に混在する2種類以上の有害物質についてそれぞれ合格した吸収缶を選定**すること。

労働衛生

ポイント講義

ろ過材上に付着した粉じん等を圧搾空気等で吹き飛ばしたり、ろ過材を強くたたくなどの方法によるろ過材の手入れは、ろ過材を破損させるほか、粉じん等を再飛散させることとなるので行ってはなりません。

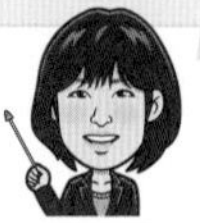

除毒能力の高低の判断方法としては、防毒マスクや吸収缶に添付されている破《は》過《か》曲線図から、一定のガス濃度に対する破過時間(**吸収缶が除毒能力を喪失するまでの時間**)の長短を比較する方法があります。

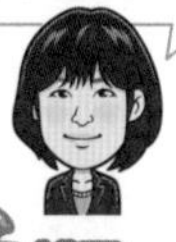

補足

＊2 有機ガス用防毒マスクの吸収缶は、使用する環境の温度または湿度が高いほど破過時間が短くなる傾向があり、また、一酸化炭素用防毒マスクの吸収缶は、使用する環境の湿度が高いほど破過時間が短くなる傾向にある。

＊3 防じん機能を有する防毒マスクには、吸収缶のろ過材がある部分に白線が入れてある。

これで得点UP! **試験によく出る　吸収缶の種類および色**

一酸化炭素用	赤色
有機ガス用	黒色
硫化水素用	黄色
ハロゲンガス用	灰／黒色
シアン化水素用	青色

また、防毒マスクの使用に当たっては、次の事項に注意します。

- 使用中に有害物質の臭気等を感知した場合は、直ちに着用状態の確認を行わせ、必要に応じて吸収缶を交換させること。
- 顔面と面体の接顔部の位置、しめひもの位置および締め方等を適切にさせること。また、**しめひもについては、耳にかけることなく、後頭部において固定させること**。
- 次のような着用は、有害物質が面体の接顔部から面体内へ漏れ込むおそれがあるため、**行わせない**こと。
  - ・**タオル等を当てた上から防毒マスクを使用**すること。
  - ・**面体の接顔部に「接顔メリヤス」等を使用**すること。

防毒マスクのうち**一定の種類**については、**型式検定に合格したもの**を使用しなければなりません。合格した防毒マスクには型式検定合格標章が付されています。

ポイント講義
一酸化炭素用、有機ガス用は、この一定の種類に当たり、型式検定に合格したものを使用しなければなりません。関係法令で詳しく学習しますので、今は覚える必要はありません。

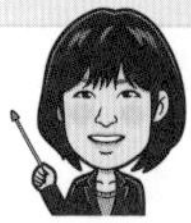

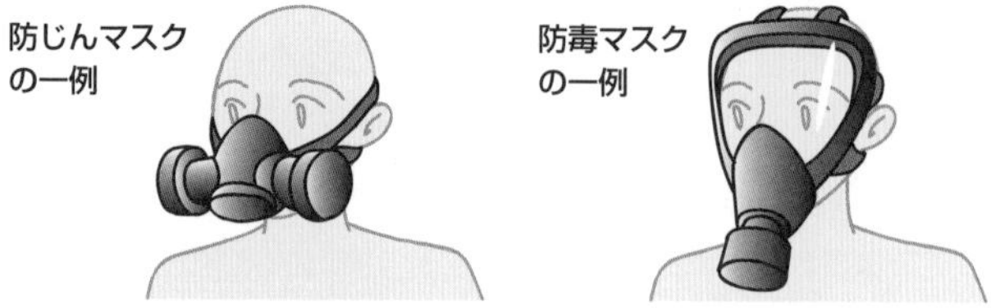

(3) 電動ファン付き呼吸用保護具

電動ファン付き呼吸用保護具は、**環境空気中に浮遊する粉じん、ミスト、ヒューム等の粒子状物質を吸引**し、**ろ過材**（フィルター）

によって除去し、**清浄な空気を電動ファンにより作業者に給気**する保護具です。面体等の内部が外気圧より高くなるので、外気の漏れが少なく、防護率が高いといえます。電動ファン付き呼吸用保護具は**型式検定に合格したもの**を使用しなければなりません。合格したものには型式検定合格標章が付されています。

2. 給気式保護具

給気式保護具は、空気中の**有害物質の種類にかかわらず使用でき**、また**酸素濃度 18%未満の場所でも使用することができます**が、一般に重量が大きいため、行動範囲と使用時間に制約があるという欠点があります。

(1) 送気マスク

送気マスクは、**給気源からパイプ、ホースを通して**清浄な空気を着用者に**供給**する方式の呼吸用保護具です[*1]。**高濃度の汚染に対する場合**や、使用している**ガス等の種類や濃度が不明な場合**、混在する全てのガスの種類に適合する吸収缶がない場合など、通常の防じんマスクや防毒マスクでは不十分な場合に送気マスクを使用します。給気源と面体がホースでつながれているため、行動範囲が制限される短所があります。

送気マスクの一例

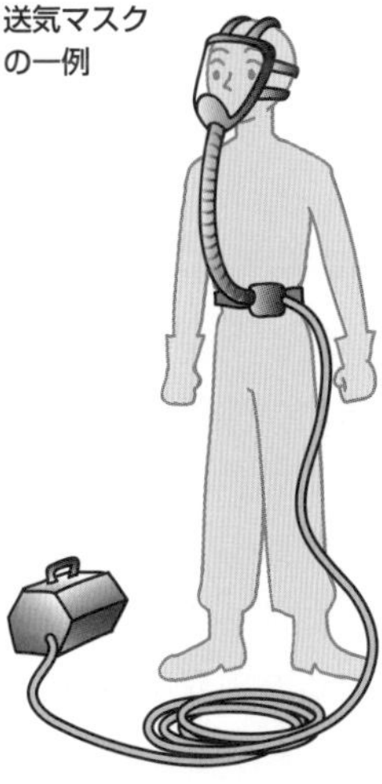

(2) 自給式呼吸器

自給式呼吸器は、正常な空気または酸素を携行し、それを給気する呼吸用保護具です。ボンベに充填《じゅうてん》した圧縮酸素あるいは圧縮空気を利用するタイプがあります。

送気マスクのように行動範囲に制限はありませんが、使用時間は限られます。

自給式呼吸器の一例

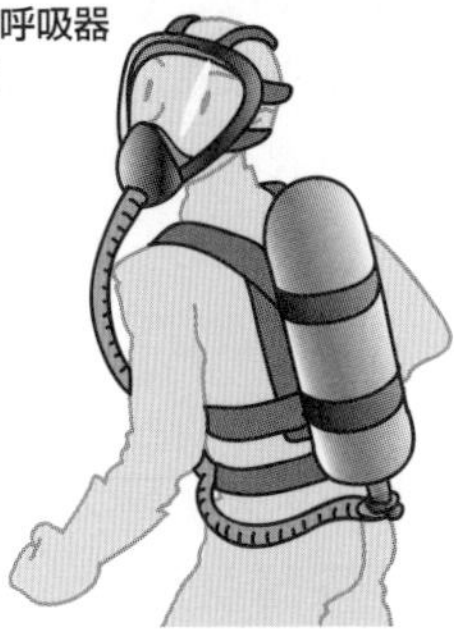

補足
＊1 送気マスクには、エアラインマスク（圧縮空気が給気源）とホースマスク（自然の大気が給気源）がある。

有機溶剤や、粉じんに係る呼吸用保護具は、適切に装着されていることを確認しなければなりません。

労働衛生

3 その他の労働衛生保護具 1種 B 害

1．聴覚保護具

聴覚保護具とは、強烈な騒音を発生する作業場において、作業者の聴力障害を防止するために使用する保護具です。聴覚保護具は、作業場において騒音発生源対策や伝播《でんぱ》経路対策などが十分に行えない場合の**二次的な手段**として使用します。

聴覚保護具には、**耳栓**と**耳覆い**（イヤーマフ）の２種類があります。

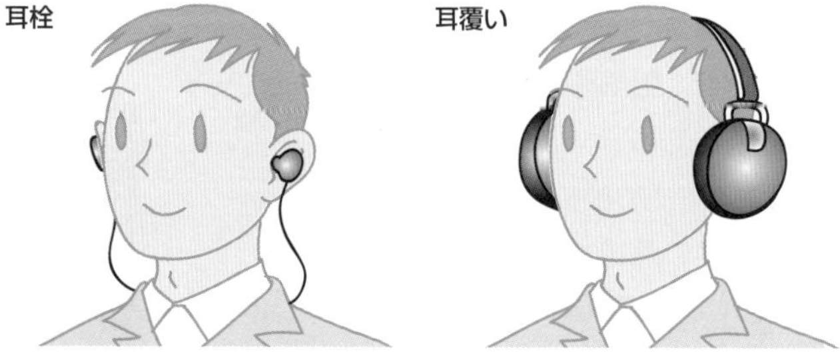

作業の性質や騒音の性状に応じてどちらを装着するかを決定します。ただし、**非常に強烈な騒音に対しては両者を併用することが有効**です。

人によって耳の穴の形や大きさが異なり、装着のゆるみや隙間があると十分な効果が得られないため、適切なサイズを選んで正しく装着することが重要です。

2．防熱衣（耐熱衣）・防熱面

防熱衣《ぼうねつい》は**熱から皮膚を保護するために使用**するものです。

防熱衣の素材は**アルミナイズドクロス製**（アルミ加工を施したもの）が主流です。

防熱面は顔面を保護するために使用するもので、メッシュ状の金網製のものや、眼の部分に遮光プレートを取り付けたもの、アルミナイズドクロス製のものなどがあります。

3．保護クリーム（塗布剤）

保護クリームは、作業中に**有害物質が直接皮膚に付着しないようにするため**に、皮膚の露出部分に適量を塗布して保護層をつくるものです。

作業前に塗布した保護クリームは、皮膚の手入れ用や化粧用のクリームとは異なり、使用後は完全に洗い流さなければなりません。これを労働者に周知徹底する必要があります。

4. 保護眼鏡・保護面・遮光保護具

保護眼鏡、**保護面**は、**飛散する粒子や薬品の飛沫などから眼を保護する**役割を果たします。

保護眼鏡は視界が広く保護範囲の広いものが有効です。浮遊粉じんにはゴーグル、飛来物には眼鏡形など、用途に合った形状を選ぶことが重要です。

また、溶接作業や炉前作業、レーザー取り扱い作業、水銀ランプによる殺菌消毒などの作業では、**遮光保護具**を使用して**有害光線による眼の障害を防ぎます**。遮光保護具には遮光度番号が定められており、作業の種類に応じて適切な遮光度番号のものを使用します。

チャレンジ！チェック問題

第1種　できたらチェック		
□	1	型式検定合格標章のある防じんマスクでも、ヒュームのような微細な粒子に対しては効果がない。 R4.4-19 害
□	2	防じんマスクの手入れの際、ろ過材に付着した粉じんは圧縮空気で吹き飛ばすか、ろ過材を強くたたいて払い落として除去する。 R3.10-20 害
□	3	ガス又は蒸気状の有害物質が粉じんと混在している作業環境中で防毒マスクを使用するときは、防じん機能を有する防毒マスクを選択する。 R5.4-18 害
□	4	複数の種類の有毒ガスが混在している場合には、そのうち最も毒性の強いガス用の防毒マスクを使用する。 R4.10-17 害
□	5	防毒マスクの吸収缶の色は、一酸化炭素用は赤色で、有機ガス用は黒色である。 R5.4-18 害
□	6	高濃度の有害ガスに対しては、防毒マスクではなく、送気マスクか自給式呼吸器を使用する。 R3.10-20 害
□	7	送気マスクは、清浄な空気をボンベに詰めたものを空気源として作業者に供給する自給式呼吸器である。 R5.4-18 害
□	8	聴覚保護具は、作業の内容や騒音の性質に応じて耳覆い（イヤーマフ）又は耳栓のどちらかを選んで使用し、両者の併用は避けなければならない。 H25.4-18改 害
□	9	保護クリームは、皮膚の露出部に塗布して、作業中に有害な物質が直接皮膚に付着しないようにする目的で使用するものであるので、有害性の強い化学物質を直接素手で取り扱うときには、必ず使用する。 R4.10-17 害
□	10	保護めがねは、紫外線などの有害光線による眼の障害を防ぐ目的で使用するもので、飛散粒子、薬品の飛沫などによる障害を防ぐ目的で使用するものではない。 R4.10-17 害
□	11	遮光保護具には、遮光度番号が定められており、溶接作業などの作業の種類に応じて適切な遮光度番号のものを使用する。 R2.4-20 害

［解答］ 1. ×ヒュームのような微細な粒子に対しても有効である。／2. ×ろ過材に付着した粉じんを圧縮空気で吹き飛ばしたり、ろ過材を強くたたいて払い落として除去することはしてはならない。／3. ○／4. ×それぞれの有害物質に適合した防毒マスクを使用する／5. ○／6. ○／7. ×清浄な空気をパイプ、ホース等により作業者に供給する呼吸保護具である。自給式呼吸器の一種ではない。／8. ×強烈な騒音に対しては、両者の併用も有効である。／9. ×保護クリームを使用したとしても、有害性の強い化学物質を直接素手で取り扱ってはならない。／10. ×飛散粒子、薬品の飛沫などによる障害を防ぐ目的で使用する。／11. ○

第8章
健康管理

第8章
LESSON 1

健康管理

一部
有害

学習のPOINT

労働衛生分野で出題される健康管理の内容を説明しています。健康診断項目の一部に「有害業務に係るもの」がありますが、それ以外は一種・二種共通の内容です。頻出知識（赤字部分）を中心に押さえましょう。

1 健康管理の目的と種類

1種 C　2種 C

職場における健康管理は、安衛法における目的の一つである「職場における労働者の安全と健康を確保する」ことを目指しています。

具体的には、① 事業場にある有害要因によって健康影響を受けていないかどうかについて評価して、健康障害が発生・悪化することを防止すること、② 労働者が作業環境や作業に健康面で適合しているかどうかを判定し、職業適性を確保すること、③ 労働者が健康状態を保持増進できるよう支援することを目的としています。

職場において実施される健康診断には次のものがあります。

● **行政指導（通達）による特殊健康診断の種類（抜粋）**

種　類	対象業務（作業）
情報機器作業健康診断	情報機器作業
腰痛健康診断	重量物取扱い作業、介護・看護作業等腰部に負担のかかる作業
騒音健康診断	騒音作業
振動健康診断	振動工具取扱い業務

● **一般健康診断の種類**

<table>
<tr><th colspan="2">種　類</th><th>法　令</th></tr>
<tr><td colspan="2">① 雇入れ時健康診断</td><td rowspan="5">労働安全衛生規則</td></tr>
<tr><td rowspan="2">② 定期健康診断</td><td>一般定期健康診断</td></tr>
<tr><td>特定業務従事者の健康診断</td></tr>
<tr><td colspan="2">③ 海外派遣労働者の健康診断</td></tr>
<tr><td colspan="2">④ 給食従業員の検便</td></tr>
</table>

● 法令による特殊健康診断の種類

種類	法令
① じん肺健康診断	じん肺法
② 高気圧業務健康診断	高気圧作業安全衛生規則
③ 電離放射線健康診断	電離放射線障害防止規則
④ 特定化学物質健康診断	特定化学物質障害予防規則
⑤ 鉛健康診断	鉛中毒予防規則
⑥ 四アルキル鉛健康診断	四アルキル鉛中毒予防規則
⑦ 有機溶剤等健康診断	有機溶剤中毒予防規則
⑧ 石綿健康診断	石綿障害予防規則
⑨ 歯科特殊健康診断	労働安全衛生規則

一般健康診断と法令による特殊健康診断については、関係法令で出題されるため、関係法令の分野で学習します。

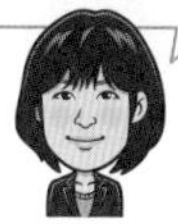

2 診断項目 1種 A 2種 A

代表的なものを説明します。

1．身体測定

身長、体重、腹囲の測定は一般的な健康状態の指標となります。

（1）BMI 測定

BMI は、安衛法で規定する健康診断において、健康診断個人票に記載する事項とされています。数値が大きいほど肥満の傾向があり小さいほどやせの傾向があります。

BMI については、労働生理の分野で学習しています。この機会に復習しておきましょう。

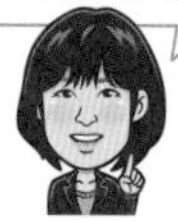

（2）腹囲

腹腔内にたまる脂肪を内臓脂肪と呼びます。心疾患や脳卒中の発生が内臓脂肪の量と関連していることが指摘されており、メタボリックシンドロームといわれています。日本人のメタボリックシンドローム診断基準で、腹部肥満（**内臓**脂肪の蓄積）とされるのは、腹囲が男性では **85**cm 以上、女性では **90**cm 以上の場合です。この基準は、男女とも内臓脂肪面積が **100**cm^2 以上に相当します。

また、上記の基準に加えて、血中脂質（中性脂肪、HDL コレステロール）、血圧、空腹時血糖の３つのうち**２つ以上**が基準値から外れている場合にメタボリックシンドロームと診断されます。

「尿検査項目と、考えられる病気」については、労働生理の分野で学習しています。この機会に復習しておきましょう。

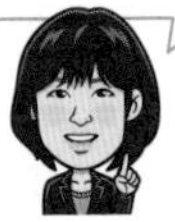

2. 尿検査

(1) 尿一般検査

一般健康診断では尿蛋白と尿糖の有無を検査します。

(2) 尿中代謝物等検査 害

有機溶剤等健康診断[*1]では、尿中の代謝物を検査することが定められています。また、鉛作業者の健康診断では、尿中のデルタアミノレブリン酸の量の検査をすることが定められています。このように、有害物質のばく露や健康に対する影響を尿や血液などの生体試料によって測定することを**生物学的モニタリング**といいます。

補足
＊1 有機溶剤等の有害業務への配置替えの際に行う特殊健康診断には、業務適性の判断と、その後の業務の影響を調べるための基礎資料を得るという目的がある。

● 有害業務とそれに常時従事する労働者に対して行う健康診断の項目

有害業務	健康診断の項目
鉛業務	尿中の代謝物量の検査
有機溶剤業務	

有機溶剤は生物学的半減期[*2]**が短い**ため、**代謝物量**の検査における試料の**採取時期は厳重にチェック**する必要があります。**鉛は生物学的半減期が長い**ため、試料の**採取時期は任意**でかまいません。

用語
＊2 **生物学的半減期**
体内の有害物質量が半分に減少するまでに要する時間のこと。

有害物質にばく露された場合、急性発症を除き、初期や軽症ではほとんど自覚症状がないことが多く、**他覚的所見、特に諸検査の異常が自覚症状に先行して現れます**。したがって、問診より**諸検査に重点が置かれています**。

有機溶剤等の生物学的モニタリングの指標として用いられる尿中の代謝物として、以下のものがあります。

これで得点UP! 試験によく出る　有機溶剤等の尿中代謝物

有機溶剤	尿中代謝物
鉛	**デルタアミノレブリン酸**
キシレン	**メチル馬尿酸**
トルエン	**馬尿酸**
ノルマルヘキサン	2,5- ヘキサンジオン

3. 血液検査

(1) 肝機能検査

一般健康診断では、GOT、GPT、γ-GTP を測定します。いずれも正常な肝細胞に含まれている酵素で、**肝細胞が障害を受けると血液中に流れ出します**。**γ-GTP** は、特に**アルコールの摂取で高値を示す**特徴があります。

(2) 脂質検査

一般健康診断では、HDL コレステロール、LDL コレステロール、血清トリグリセライド(中性脂肪)を測定する。**HDL コレステロール**は、**善玉コレステロール**とも呼ばれ、**低値**であることは**動脈硬化の危険因子**となります。また、LDL コレステロールは、悪玉コレステロールとも呼ばれ、高値であることは動脈硬化の危険因子となります。**血清トリグリセライド（中性脂肪）**は、**食後に値が上昇**する脂質で、**空腹時にも高値が持続することは動脈硬化の危険因子**となります。

(3) 血糖検査・ヘモグロビン A1c 検査

一般健康診断で行う血糖検査は、空腹時血糖または随時血糖が原則ですが、ヘモグロビン A1c 検査を行った場合も、血糖検査を実施したものとされます。血糖値は糖尿病の発見に役立ちますが、ヘモグロビン A1c は、過去２～３カ月の平均的な血糖値を示すものであり、糖尿病のコントロールの経過を見るためにも用いられます。

(4) 尿酸検査

尿酸検査は海外派遣労働者の健康診断で、医師が必要と認める場合に行われます。尿酸は、体内のプリン体と呼ばれる物質の代謝物で、血液中の尿酸値が高くなる高尿酸血症は、関節の痛風発作などの原因となるほか、動脈硬化とも関連するとされています。

3 行政指導による健康診断　1種 A　2種 A

行政指導による特殊健康診断を要する業務は、情報機器作業、振動工具取扱い業務、騒音作業、重量物取扱い作業、介護・看護作業、金銭登録の業務等があります。これらの業務は**他覚的所見**

肝機能検査については、労働生理の分野で学習しています。今一度見直しておきましょう。

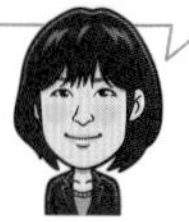

労働衛生

ポイント講義

振動工具取扱い作業者に対する特殊健康診断は6カ月以内ごとに1回実施しますが、そのうち1回は冬季に行うとよいとされています。

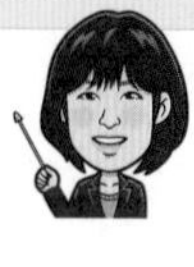

の前に、手のしびれや痛みといった**自覚症状が現れる**ので、労働者より自覚症状の詳細をしっかり聴取します。

(1) 腰痛健康診断

「職場における腰痛予防対策指針」に基づき、腰部に著しい負担のかかる作業に常時従事する労働者に対して作業に配置する際とその後**6カ月以内ごとに1回**行う健康診断の項目として、以下のものが定められています。

● 配置前健康診断の検査項目として定められているもの

- 既往歴（腰痛に関する病歴およびその経過）および業務歴の調査
- 自覚症状（腰痛、下肢痛、下肢筋力減退、知覚障害等）の有無の検査
- 脊柱の検査（姿勢異常、脊柱の変形等の検査）
- 神経学的検査（神経伸展試験、深部腱《けん》反射等の検査）
- 脊柱学的検査
- 医師が必要と認める者について画像診断と運動機能テスト等

(2) 情報機器作業健康診断

「情報機器作業における労働衛生管理のためのガイドライン」に基づき、新たに情報機器作業を行うこととなった作業者（再配置の者を含む）とその後**1年以内ごとに1回**、定期に行う健康診断項目は、以下のように定められています。

	作業区分の定義	健康管理
拘束性のある作業	1日に4時間以上情報機器作業を行う者であって、次のいずれかに該当するもの ・常時ディスプレイを注視、または入力装置を操作 ・休憩や作業姿勢の変更に制約	健康診断 ・業務歴、既往歴の調査 ・自覚症状の有無の調査 ・眼科学的検査（視力など） ・筋骨格系検査（**上肢**の運動機能など）
それ以外	上記以外の情報機器作業者	自覚症状を訴える者のみ上記の検査を行う

なお、情報機器作業健康診断は、一般健康診断と併せて実施して差し支えないとされています。

ポイント講義

情報機器作業による健康障害は、目が疲れる、肩・腕が凝るというような自覚症状が先行して現れますので、視力検査などの他覚的な所見よりも、自覚症状を十分聴取し、重視する必要があります。

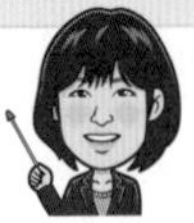

チャレンジ! チェック問題

第1種・第2種 できたらチェック

□ 1 γ-GTPは、正常な肝細胞に含まれている酵素で、肝細胞が障害を受けると血液中に流れ出し、特にアルコールの摂取で高値を示す特徴がある。 R5.10-28 R5.10-14

□ 2 HDLコレステロールは、悪玉コレステロールとも呼ばれ、高値であることは動脈硬化の危険因子となる。 H28.10-34 H28.10-20

□ 3 日本人のメタボリックシンドローム診断基準で、腹部肥満（内臓脂肪の蓄積）とされるのは、腹囲が男性では85cm以上、女性では90cm以上の場合である。 R2.10-29 R2.10-15

□ 4 重量物取扱い作業に常時従事する労働者に対しては、当該作業に配置する際及びその後1年以内ごとに1回、定期に、医師による腰痛の健康診断を行う。 R4.10-30 R4.10-16

□ 5 情報機器作業健康診断では、視力検査などの眼科学的検査のほか、上肢の運動機能などの筋骨格系に関する検査も行っていることは「情報機器作業における労働衛生管理のためのガイドライン」に基づく措置として適切である。 R1.10-30 R1.10-16

□ 6 「情報機器作業における労働衛生管理のためのガイドライン」では、1日の情報機器作業の作業時間が4時間未満である労働者については、自覚症状を訴える者についてのみ、情報機器作業に係る定期健康診断の対象としている。 R3.10-33 R3.10-19

［解答］ 1. ○／2. ×善玉コレステロールとも呼ばれ、低値であることは動脈硬化の危険因子となる。／3. ○／4. ×当該作業に配置する際およびその後6カ月以内ごとに1回、定期に、医師による腰痛の健康診断を実施する。／5. ○／6. ○

第1種 できたらチェック

□ 1 有害業務への配置替えの際に行う特殊健康診断には、業務適性の判断と、その後の業務の影響を調べるための基礎資料を得るという目的がある。 H28.10-20 害

□ 2 体内に取り込まれた鉛の生物学的半減期は、数時間と短いので、鉛健康診断における採尿及び採血の時期は、厳重にチェックする必要がある。 R4.4-20 害

□ 3 有害物質による健康障害は、多くの場合、諸検査の異常などの他覚的所見より、自覚症状が先に出現するため、特殊健康診断では問診の重要性が高い。 R4.4-20 害

［解答］ 1. ○／2. ×体内に取り込まれた鉛の生物学的半減期は長いので、尿または血液の採取時期は任意でよく、厳密にチェックする必要はない。／3. ×有害物質による健康障害は、多くの場合、自覚症状より諸検査の異常などの他覚的所見が先に出現するため、問診よりも諸検査の重要性が高い。

第8章

LESSON 2

健康の保持増進対策

学習のPOINT

「労働者の心の健康の保持増進のための指針」と「職場における受動喫煙防止のためのガイドライン」は近年頻出です。事業者の講ずべき措置を押さえましょう。

1 事業場における労働者の健康保持増進のための指針

1種 B　2種 B

「事業場における労働者の健康保持増進のための指針」は、事業場において事業者が講ずるよう努めるべき健康保持増進措置が適切かつ有効に実施されるため、原則的な実施方法について定めたものです。

1. 定義

指針における用語の意味は、以下のとおりです。

健康保持増進対策	事業場において事業者が講ずるよう努めるべき労働者の健康の保持増進のための措置を継続的かつ計画的に講ずるための、方針の表明から計画の策定、実施、評価等の一連の取組全体
産業医等	産業医その他労働者の健康保持増進等を行うのに必要な知識を有する医師
衛生管理者等	衛生管理者、衛生推進者及び安全衛生推進者
事業場内産業保健スタッフ	産業医等、衛生管理者等及び事業場内の保健師等
事業場外資源	事業場外で健康保持増進に関する支援を行う外部機関や地域資源及び専門家
健康保持増進措置	事業場において事業者が講ずるよう努めるべき労働者の健康の保持増進のための措置
健康保持増進方針	事業場における労働者の健康の保持増進を図るための基本的な考え方を示すもの
健康測定[*1]	健康指導を行うために実施される調査、測定等のこと。疾病の早期発見に重点をおいた健康診断を活用しつつ、追加で生活状況調査や医学的検査等を実施するもの

補足

＊1 健康測定は、産業医等が中心となって行い、その結果に基づき各労働者の健康状態に応じた必要な指導を決定する。それに基づき、事業場内の推進スタッフ等が労働者に対して労働者自身の健康状況について理解を促すとともに、必要な健康指導を実施することが効果的である。

2. 基本的な考え方

労働者の健康は、労働者自身で守ることが原則ですが、職場には労働者自身の力だけでは取り除くことができない疾病増悪要因、ストレス要因などが存在しているので、労働者の健康を保持増進していくためには、労働者の自助努力に加えて、事業者の行う健康管理の積極的推進が必要となります。健康管理も一歩進んで、労働生活の全期間を通じて継続的かつ計画的に心身両面にわたる積極的な健康保持増進を目指したものでなければなりません。また、生活習慣病の発症や重症化の予防のために保健事業を実施している医療保険者と連携したコラボヘルスの推進も求められています。

労働者の健康の保持増進のための具体的措置としては、運動指導、メンタルヘルスケア、栄養指導、口腔保健指導、保健指導等があり、各事業場の実態に即して措置を実施していくことが必要です。

3. 健康保持増進対策の推進に当たっての基本事項

事業者は、健康保持増進対策を中長期的視点に立って、継続的かつ計画的に行うため、①健康保持増進方針の表明、②推進体制の確立、③課題の把握、④健康保持増進目標の設定、⑤健康保持増進措置の決定、⑥健康保持増進計画の作成、⑦健康保持増進計画の実施、⑧実施結果の評価の各項目（PDCA サイクル）に沿って積極的に進めていく必要があります。

(1) 健康保持増進方針の表明

事業者は、次の事項を含む健康保持増進方針を表明するものとされています。

- 事業者自らが事業場における健康保持増進を積極的に支援すること
- 労働者の健康の保持増進を図ること
- 労働者の協力の下に、健康保持増進対策を実施すること
- 健康保持増進措置を適切に実施すること

(2) 健康保持増進計画の作成

事業者は、健康保持増進目標を達成するため、次の事項を含む健康保持増進計画を作成します。健康保持増進計画は各事業場における労働安全衛生に関する計画の中に位置付けることが望ましいとされています。

- 健康保持増進措置の内容及び実施時期に関する事項
- 健康保持増進計画の期間に関する事項
- 健康保持増進計画の実施状況の評価及び計画の見直しに関する事項

4. 健康保持増進対策の推進に当たって事業場ごとに定める事項

事業者は、各事業場の実態に即した適切な体制の確立および実施内容について、以下の事項より選択し、実施するものとされています。

(1) 体制の確立

事業場内の推進スタッフ	労働衛生等の知識を有している産業医等、衛生管理者等、事業場内の保健師等の事業場内産業保健スタッフや人事労務管理スタッフ等を活用し、各担当における役割を定めたうえで、事業場内における体制を構築する。
事業場外資源	事業場内のスタッフを活用することに加え、事業場が取り組む内容や求めるサービスに応じて、健康保持増進に関し専門的な知識を有する各種の事業場外資源[*1]を活用する。

(2) 健康保持増進措置（健康指導、その他の措置[*2]）の内容

事業者が実施する健康指導には、①労働者の健康状態の把握と②健康指導の実施があります。それぞれの具体的内容は以下のとおりです。

労働者の健康状態の把握	・健康診断や必要に応じて行う健康測定等により労働者の健康状態を把握し、その結果に基づいて実施する ・データヘルス[*3]やコラボヘルス等の労働者の健康保持増進対策を推進するため、定期健康診断の結果の記録等、労働者の健康状態等が把握できる客観的な数値等を医療保険者に共有する ・共有したデータを医療保険者と連携して、事業場内外の複数の集団間のデータと比較し、事業場における労働者の健康状態の改善や健康保持増進に係る取組の決定等に活用することが望ましい
健康指導の実施	【労働者の健康状態の把握を踏まえ実施される労働者に対して】 以下の項目を含むもの、または関係するものであることが必要 ・運動指導 ・メンタルヘルスケア[*4] ・栄養指導 ・口腔保健指導 ・保健指導
	【希望する労働者に対して】 個別に健康相談等を行うよう努める

補足

＊1 事業場外資源として考えられる機関等は以下のとおり。
・労働衛生機関、スポーツクラブ等の健康保持増進に関する支援を行う機関
・医療保険者
・地域の医師会や歯科医師会、地方公共団体等の地域資源
・産業保健総合支援センター

＊2 その他、健康教育、健康相談または、健康保持増進に関する啓発活動や環境づくり等の内容も含むものとする。

＊3 健康保険加入者の健康データを活用し、データ分析に基づき、個人の状況に応じた保健指導や効果的な予防・健康づくりを行うもの。健康保険組合をはじめとする医療保険者に対し推進している。

＊4 ここでの「メンタルヘルスケア」は、ストレスに対する気付きへの援助、リラクセーションの指導等である。

5．健康保持増進対策の推進における留意事項

健康保持増進対策を進めるに当たっては、健康情報を含む労働者の個人情報の保護に配慮することが極めて重要です。事業者は、個人情報の保護に関する法律＊5 等の法令等を遵守し、労働者の健康情報について適正な取扱いをしなければなりません。また、健康測定等の実施の事務に従事した者が、労働者から取得した健康情報を利用する際は、当該労働者の健康保持増進のために必要な範囲を超えて利用してはならないことに留意しなければなりません。これは労働者本人の同意を得て健康情報を取得した場合であっても、同じです。

補足
＊5 個人情報を事業の用に供する個人情報取扱事業者に対して、個人情報の利用目的の公表や通知、目的外の取扱いの制限、安全管理措置、第三者提供の制限等を義務づけている。

2 労働者の心の健康の保持増進のための指針 1種 A 2種 A

「労働者の心の健康の保持増進のための指針」は、事業場において事業者が講ずる労働者の心の健康の保持増進のための措置（以下「メンタルヘルスケア」）が適切かつ有効に実施されるよう、メンタルヘルスケアの原則的な実施方法について定めるものです。

1．基本的な考え方

心の健康づくりは、労働者自身が、ストレスに気づき、これに対処すること（セルフケア）の必要性を認識することが重要ですが、職場に存在するストレス要因は、労働者自身の力だけでは取り除くことができないものもあります。そこで、労働者の心の健康づくりを推進していくためには、事業者によるメンタルヘルスケアの積極的推進が重要であり、労働の場における組織的かつ計画的な対策の実施は、大きな役割を果たします。

このため、事業者は、自らが事業場におけるメンタルヘルスケアを積極的に推進することを表明するとともに、衛生委員会等において十分調査審議を行い、「心の健康づくり計画」＊6 やストレスチェック制度の実施方法等に関する規程を策定し実施する必要があります。

また、心の健康づくり計画の実施に当たっては、メンタルヘルス不調を**未然に防止**する「**一次予防**」、メンタルヘルス不調を**早期に発見し、適切な措置**を行う「**二次予防**」およびメンタルヘルス

用語
＊6 **心の健康づくり計画**
メンタルヘルスケアに関する事業場の現状とその問題点を明確にするとともに、それぞれの事業場の実態と必要性に応じて、その問題点を解決する具体的な取組事項等についての基本的な計画

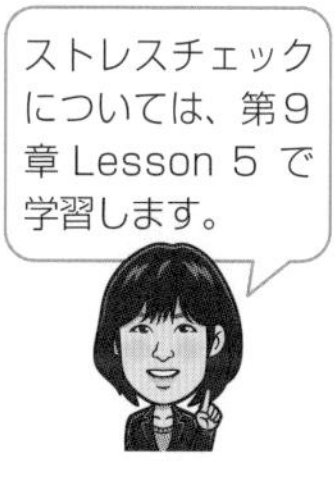

不調となった労働者の**職場復帰支援**等を行う「**三次予防**」が円滑に行われるようにする必要があります。

2.「心の健康づくり計画」の策定

メンタルヘルスケアは、中長期的視点に立って、継続的かつ計画的に行われるようにすることが重要です。その推進に当たっては、事業者が労働者の意見を聴きつつ事業場の実態に則した取組を行うと同時に、「心の健康づくり計画」の策定に当たっては、衛生委員会や安全衛生委員会での十分な調査審議が必要になります。心の健康づくり計画は、各事業場における**労働安全衛生に関する計画の中に位置付けることが望ましい**とされています。

心の健康づくり計画で定めるべき事項として、次のものがあります。

- **事業者がメンタルヘルスケアを積極的に推進する旨の表明に関すること**。
- 事業場における心の健康づくりの体制の整備に関すること。
- 事業場における問題点の把握およびメンタルヘルスケアの実施に関すること。など

3. 4つのメンタルヘルスケアの推進

メンタルヘルスケアは、**セルフケア**、**ラインによるケア**、**事業場内産業保健スタッフ等によるケア**、**事業場外資源によるケア**の4つのケアが継続的かつ計画的に行われることが重要です。

● 4つのメンタルヘルスケア

セルフケア	**労働者自身**がストレスや心の健康について理解し、自らのストレスを予防、軽減するあるいはこれに対処すること
ラインによるケア	労働者と日常的に接する**管理監督者**が、心の健康に関して職場環境等の改善や労働者に対する相談対応を行うこと
事業場内産業保健スタッフ等によるケア	事業場内の**産業医等**事業場内産業保健スタッフ等が、事業場の心の健康づくり対策の提言を行うとともに、その推進を担い、また、労働者および管理監督者を支援すること
事業場外資源によるケア	事業場外の機関および専門家を活用し、その支援を受けること

4. メンタルヘルスケアの具体的進め方

具体的な推進に当たっては、事業場内の関係者が相互に連携し、以下の取組を積極的に推進することが効果的です。

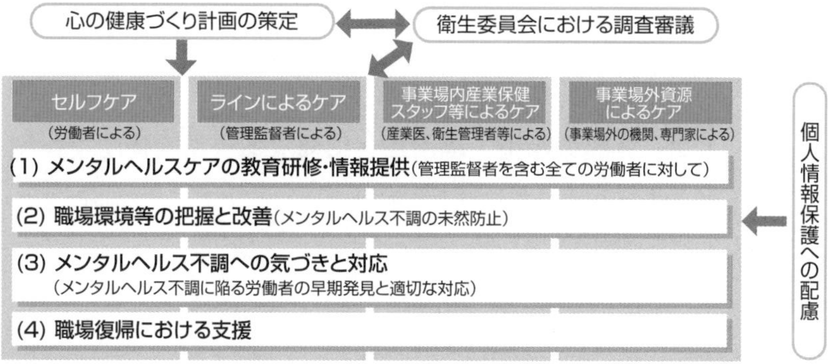

3 職場の喫煙対策 1種 A 2種 A

健康増進法では、多数の者が利用する施設等の管理権原者等に、望まない受動喫煙[*1]を防止するための措置義務が課されています。また、安衛法では、職場における労働者の安全と健康の保護を目的として、事業者に、屋内における労働者の受動喫煙を防止するための措置について努力義務が課されています。この健康増進法で義務付けられている事項と安衛法において事業者が実施すべき事項を一体的に示すことを目的として、「職場における受動喫煙防止のためのガイドライン」が定められています。

ガイドラインの概要は以下のとおりです。

用語
＊1 **受動喫煙**
人が他人の喫煙によりたばこから発生した煙にさらされること。

1. 組織的対策

(1) 事業者・労働者の役割

職場における受動喫煙防止対策を効果的に進めていくためには、事業者だけでなく、当該事業場に従事する労働者の意識、行動などが特に重要になります。

事業者	衛生委員会等の場を通じて、労働者の受動喫煙防止対策についての意識·意見を十分に把握し、事業場の実情を把握した上で、各々の事業場における適切な措置を決定すること。
労働者	事業者が決定した措置や基本方針を理解しつつ、衛生委員会等の代表者を通じ、必要な対策について積極的に意見を述べることが望ましい。

(2) 妊婦等への特別な配慮

事業者は、妊娠している労働者や呼吸器・循環器等に疾患を持つ労働者、がん等の疾病を治療しながら就業する労働者など、受動喫煙による健康への影響を一層受けやすい懸念がある者に対して、これらの者への受動喫煙を防止するため、特に配慮を行うことが定められています。

2. 施設の類型・場所ごとに異なる受動喫煙防止対策

第一種施設（学校、病院、行政機関の庁舎など）	原則として、労働者に**敷地内**で喫煙させないこと。
第二種施設（一般の事務所や工場など、第一種施設以外の施設）	原則として、労働者に**施設の屋内**[*1]で喫煙をさせないこと。

なお、第二種施設等の屋内または内部の場所の一部の場所であって、構造および設備がその室外の場所（第二種施設等の屋内または内部の場所に限る）へのたばこの煙の流出を防止するための技術的基準に適合した室を、専ら喫煙をすることができる場所として定めたものを、「喫煙専用室」といいます。

3. 喫煙可能な場所における作業に関する措置

(1) 喫煙可能な場所における作業に関する措置

以下の事項が定められています。

20歳未満の者の立入禁止措置	20歳未満の労働者を喫煙専用室など喫煙可能な場所に案内してはならない。 また、喫煙専用室など喫煙可能な場所の清掃作業など20歳未満の労働者を喫煙専用室等に立ち入らせて業務を行わせないようにしなくてはならない。
20歳以上の労働者に対する配慮	20歳以上の労働者についても事業場の実情に応じ、勤務シフト、勤務フロア、動線等の工夫などの事項について配慮すること。

(2) 施設・設備面の対策

職場における施設･設備面の対策としては､屋外喫煙所の設置（屋内全面禁煙)、喫煙室の設置（空間分煙）など、実情を把握分析した結果を踏まえ、最も効果的な対策をとらなければなりません。また、いずれの措置をとった場合においても、喫煙区域から非喫煙区域にたばこの煙が漏洩《ろうえい》しないような施設構造としなくてはなりません。

用語

＊1 **屋内**

外気の流入が妨げられる場所として、屋根がある建物であって、かつ、側壁がおおむね半分以上覆《おお》われているものの内部。なお、これに該当しないものは「屋外」となる。

● 職場における施設・設備の空気環境

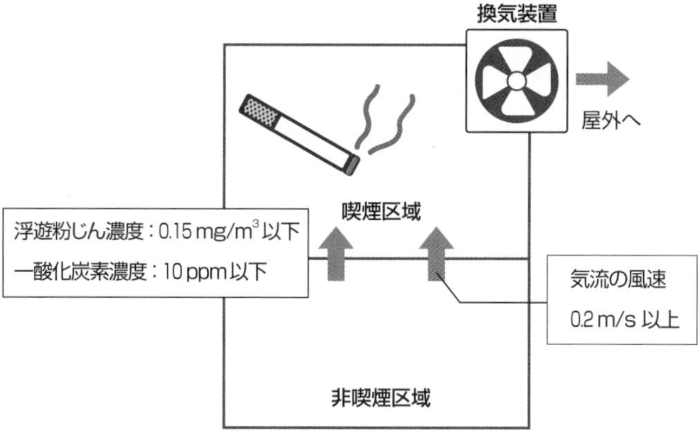

(3)「喫煙専用室」を設置する場合に満たすべき事項

たばこの煙の流出を防止するための以下の技術的基準に適合することが必要です。

これで得点UP!　喫煙専用室を設置する場合に満たすべき事項

① 出入口において、室外から室内に流入する空気の気流が、**0.2m/s 以上**であること。
② **壁、天井等によって区画**されていること。
③ たばこの煙が屋外又は外部の場所に排気されていること。

また、喫煙専用室の出入口等の主たる出入口の見やすい箇所に必要事項を記載した標識を掲示しなければならない。

喫煙専用室を設置する場合に満たすべき事項として、気流の測定は定められていません。

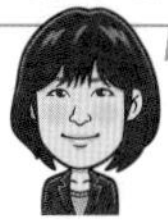

チャレンジ! チェック問題

第1種・第2種 できたらチェック		
□	1	「労働者の心の健康の保持増進のための指針」によれば、「セルフケア」とは、労働者自身がストレスや心の健康について理解し、自らのストレスを予防、軽減する、又はこれに対処することである。 R5.4-28 R5.4-14
□	2	「労働者の心の健康の保持増進のための指針」によれば、メンタルヘルスケアは、「セルフケア」、「家族によるケア」及び「事業場内産業保健スタッフ等によるケア」の三つのケアを継続的かつ計画的に行うことが重要である。 H29.4-28 H29.4-14
□	3	職場の同僚がメンタルヘルス不調の労働者の早期発見、相談への対応を行うとともに管理監督者に情報提供を行う同僚によるケアは、「労働者の心の健康の保持増進のための指針」において、心の健康づくり計画の実施に当たって推進すべきこととされている四つのメンタルヘルスケアに該当しない。 R1.10-28 R1.10-14
□	4	「労働者の心の健康の保持増進のための指針」によれば、心の健康づくり計画の実施に当たっては、メンタルヘルス不調を早期に発見する「一次予防」、適切な措置を行う「二次予防」及びメンタルヘルス不調となった労働者の職場復帰支援を行う「三次予防」が円滑に行われるようにする必要がある。 R3.4-28 R3.4-14
□	5	「職場における受動喫煙防止のためのガイドライン」において、一般の事務所や工場は、第二種施設に含まれ、「原則屋内禁煙」とされている。 R5.10-29 R5.10-15
□	6	「職場における受動喫煙防止のためのガイドライン」において、「喫煙専用室」を設置する場合に満たすべき事項として、喫煙専用室の出入口において、室外から室内に流入する空気の気流が、0.2m/s 以上であることが定められている。 R4.10-28 R4.10-14
□	7	「職場における受動喫煙防止のためのガイドライン」において、「喫煙専用室」を設置する場合に満たすべき事項として、喫煙専用室の出入口における室外から室内に流入する空気の気流について、6か月以内ごとに1回、定期に測定することは定められていない。 R4.10-28 R4.10-14

[解答] 1. ○／ **2.** ×セルフケア、ラインによるケア、事業場内産業保健スタッフ等によるケア、事業場外資源によるケアの４つのケアを継続的かつ計画的に行うことが重要である。／ **3.** ○／ **4.** ×メンタルヘルス不調を早期に発見するのは「二次予防」であり、一次予防ではない。／ **5.** ○／ **6.** ○／ **7.** ○

関係法令

この科目では、有害な環境や危険から労働者を守るために制定された、「労働安全衛生法」と「労働基準法」の２つの法律を主体に学びます。「労働安全衛生法」は職場における労働者の安全と健康を守ることを目的とし、「労働基準法」は労動者の立場を保護・強化することを目的としています。

第一種：有害業務関連が10問、非有害業務関連が７問出題されます。

第二種：非有害業務関連のみ10問出題されます。

[第二種を受験される方は、有害 がついている項目が試験範囲外の内容となりますので学習する必要はありません]

第9章

労働安全衛生法

第9章

LESSON 1

労働安全衛生法の概要

学習のPOINT　労働安全衛生法の目的と安全衛生管理体制の全体像を把握しましょう。試験に頻出の分野ではありませんが、理解の基礎となる部分です。

1 労働安全衛生法の目的　1種 C　2種 C

労働安全衛生法（＝安衛法）の目的は、「労働基準法と相まって、労働災害の防止のための**危害防止基準の確立**、**責任体制の明確化**及び**自主的活動の促進**の措置を講ずる等その防止に関する総合的計画的な対策を推進することにより職場における**労働者の安全と健康を確保**するとともに、**快適な職場環境の形成を促進**すること」です。

安全衛生に関する規則は、もともと労働基準法に盛り込まれていましたが、時代とともに労働者の安全衛生への要請が高まり、中小企業における事業場や建設現場での労働災害など、労働基準法での法規制整備では十分に対応できなくなりました。そこで労働基準法から分離独立して、昭和47年に「労働安全衛生法」が制定されたのです。

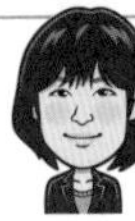

2 労働安全衛生法の概要　1種 C　2種 C

1．用語の定義

用語	意義
労働災害	労働者の就業に係る建設物、設備、原材料、ガス、蒸気、粉じん等により、または作業行動その他業務に起因して、労働者が負傷し、疾病にかかり、または死亡することをいう。
労働者	職業の種類を問わず、事業または事務所に使用される者で、賃金を支払われる者をいう。
事業者	事業を行う者で、労働者を使用するものをいう。

2．事業者および労働者の責務

(1) 事業者の責務

事業者は、単に安衛法で定める労働災害の防止のための最低基準を守るだけでなく、快適な職場環境の実現と労働条件の改善を通じて職場における労働者の安全と健康を確保するようにしなければなりません。また、事業者は、国が実施する労働災害の防止に関する施策に協力するようにしなければなりません。

（2）労働者の責務

労働者は、労働災害を防止するため必要な事項を守るほか、事業者その他の関係者が実施する労働災害の防止に関する措置に協力するように努めなければなりません。

3. 安全衛生管理体制

事業者には、労働者の安全衛生を整備するために管理者を配置する義務があります。事業場の規模、区分によって管理者が負う義務の内容は異なりますが、一定の要件に当てはまる事業場には、次のような管理責任者および機関（委員会）が置かれることになります。

① 総括《そうかつ》安全衛生管理者

安全管理者や衛生管理者等を指揮し、安全と衛生にかかわる業務が適切かつ円滑に実施されるよう統括管理する管理者です。

② 安全管理者または安全衛生推進者、安全衛生責任者

安全に関する技術的な事項を管理し、労働者の危険防止の措置を講じたり、安全教育を実施したりする役割を担う管理者です。

③ 衛生管理者または衛生推進者

衛生に関する技術的な事項を管理し、労働者の健康保持の措置を講じたり、衛生のための教育等を実施したりする役割を担います。

④ 化学物質管理者

事業場の化学物質管理の技術的事項の管理を行います。

⑤ 保護具着用管理責任者

有効な保護具の選択、保護具の保守管理その他保護具に係る業務を担当します。

⑥ 産業医

労働者の健康管理等を行う医師です。

⑦ 作業主任者

一定の危険作業を行う事業場で、危険作業に携わる労働者を指揮する役割を担う者です。

⑧ 安全委員会

労働者の危険を防止するための基本対策や再発防止対策などについて、事業者に意見を述べるために調査審議する役割を担う機関です。

⑨ 衛生委員会

労働者の健康障害を防止するための基本対策や労働者の健康の保持増進、労働災害の原因および再発防止対策で衛生に係るものについて、事業者に意見を述べるために調査審議する役割を担う機関です。

● 安全衛生管理体制（一定の規模以上の事業場）

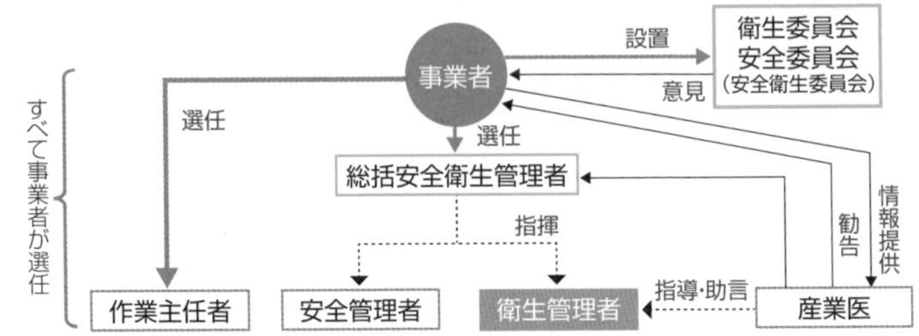

4. 労働者死傷病報告書

労働者が、労働災害その他就業中または事業場内もしくはその付属建設物内での負傷、窒息または急性中毒により死亡し、または休業したときは、遅滞なく、労働者死《し》傷病《しょうびょう》報告書を所轄労働基準監督署長に提出しなければなりません。報告書は、休業の日数が4日未満の場合は四半期ごと（1～3月、4～6月、7～9月、10月～12月の各期間ごと）にまとめて提出[*1]することになります。なお、派遣労働者が対象の場合は、派遣元と派遣先の双方がそれぞれの所轄労働基準監督署長に提出します。

5. 疾病の報告

化学物質または化学物質を含有する製剤を製造し、または取り扱う業務を行う事業場において、1年以内に2人以上の労働者が同種のがんに罹患したことを把握したときは、遅滞なく、医師の意見を聴かなければなりません。また、がんの罹患が業務に起因するものと疑われると医師が判断したときは、遅滞なく、一定の事項[*2]について、所轄都道府県労働局長に報告しなければなりません。

補足
＊1 報告書は、それぞれの期間における最後の月の翌月末日までに提出する。

補足
＊2
①当該労働者が製造し、または取り扱った化学物質の名称。
②当該労働者が従事していた業務の内容および従事していた期間。
③当該労働者の年齢および性別。

チャレンジ! チェック問題

第1種・第2種 できたらチェック		
□	1	労働安全衛生法は、労働基準法と相まって、労働災害の防止のための危害防止基準の確立、責任体制の明確化及び自主的活動の促進の措置を講ずる等その防止に関する総合的計画的な対策を推進することにより職場における労働者の安全と健康を確保するとともに、快適な職場環境の形成を促進することを目的とする。 H25.10-21 H25.10-2
□	2	派遣労働者が派遣中に労働災害に被災し休業したときは、派遣元及び派遣先双方の事業者が、労働者死傷病報告を作成し、所轄労働基準監督署長に提出しなければならない。 H21.10-25 H21.10-8

［解答］ 1. ○／ 2. ○

第9章

LESSON 2

安全衛生管理体制

一部有害

学習のPOINT

このレッスンで学習する内容は、試験に複数問出題されます。関係法令の山場となる部分ですから、正確に覚えましょう。特に衛生管理者の選任については、必須です。

ポイント講義

事業の実施を統括管理する者とは、たとえば、工場における工場長や事業所の所長といった人が該当します。事業場においてその事業の実施を統括管理する者に**準ずる者**（副工場長、副所長）を総括安全衛生管理者とすることはできません。

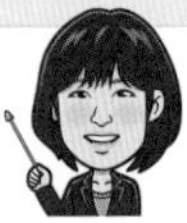

補足

＊1「常時使用する労働者数」の「常時」とは、常態として使用していることを意味し、日雇い労働者、パートタイマー等の臨時的労働者も含めた労働者数のことである。

補足

＊2 百貨店がこれに当たる。

補足

＊3「旅行、疾病等」には、事故、その他やむを得ない事由を含む。

1 総括安全衛生管理者　1種 A　2種 A

1. 総括安全衛生管理者の選任

総括安全衛生管理者の選任は、業種の区分に応じた一定の規模の事業場ごとに義務づけられています。この総括安全衛生管理者は、その事業場において**事業の実施を統括管理する者**でなければなりません。

● 総括安全衛生管理者の選任条件（安衛令第2条）

業種		事業場の規模（常時＊1使用する労働者数）
第1号	林業、鉱業、**建設業**、**運送業**、**清掃業**	100人以上
第2号	**製造業**（物の加工業を含む）、**電気業**、**ガス業**、熱供給業、水道業、**通信業**、各種商品卸売業、家具・建具・じゅう器等卸売業、**各種商品小売業**＊2、家具・建具・じゅう器小売業、**燃料小売業**、**旅館業**、**ゴルフ場業**、自動車整備業、機械修理業	300人以上
第3号	その他の業種（**金融業**、**医療業**など）	1,000人以上

たとえば、常時800人の労働者を使用する製造業の事業場においては、総括安全衛生管理者を選任しなければならないということです。

総括安全衛生管理者は、選任すべき事由が発生した日から**14日以内に選任**し、事業者は遅滞なくその**報告書**を**所轄労働基準監督署長に届け出**なければなりません。

また、選任した総括安全衛生管理者が**旅行、疾病等**＊3により職務を行うことができない場合は、**代理者を選任**しなければなりません。

2. 総括安全衛生管理者の業務

総括安全衛生管理者は、**安全管理者**＊4、衛生管理者等を指揮し、次の業務を統括管理しなければなりません。

① **労働者の危険または健康障害を防止するための措置に関すること**
② **労働者の安全または衛生のための教育の実施に関すること**
③ **健康診断の実施その他健康の保持増進のための措置に関すること**
④ **労働災害の原因の調査および再発防止対策に関すること**
⑤ 労働災害を防止するため必要な業務で次に定めるもの
- **安全衛生に関する方針の表明に関すること**
- 危険性または有害性等の調査およびその結果に基づき講ずる措置に関すること
- **安全衛生に関する計画の作成、実施、評価および改善に関すること**

都道府県労働局長は、労働災害を防止するため必要があると認めるときは、総括安全衛生管理者の業務の執行について事業者に勧告することができます。

用語
＊4 **安全管理者**
総括安全衛生管理者の指揮の下に総括安全衛生管理者が行う業務のうち、特に安全に係る技術的事項を管理する。
設置が義務づけられているのは、前頁に掲載する表の業種のうち第1号、第2号に該当する業種で、常時50人以上の労働者を使用する場合。

2 衛生管理者 1種 A 2種 A

1. 衛生管理者の選任

衛生管理者は、業種にかかわりなく常時50人以上の**労働者を使用する事業場**では**選任**しなければなりません。

(1) 選任すべき事業場

事業規模に応じて選任すべき人数が異なります。

これで得点UP!　事業場の規模による衛生管理者数の規定

事業場の規模	衛生管理者数
50人以上　200人以下	1人以上
200人を超え　500人以下	2人以上
500人を超え 1,000人以下	3人以上
1,000人を超え 2,000人以下	4人以上
2,000人を超え 3,000人以下	5人以上
3,000人を超える場合	6人以上

衛生管理者は、選任すべき事由が発生した日から14日以内に選任し、事業者は遅滞なくその報告書を**所轄労働基準監督署長に届け出**なければなりません。また、選任した衛生管理者が**旅行、疾病等**により職務を行うことができない場合は、**代理者を選任**しなければなりません。

(2) 免許

衛生管理者免許には「**第一種衛生管理者**」、「**第二種衛生管理者**」、「**衛生工学衛生管理者**[＊1]」があります。**第一種衛生管理者**と**衛生工学衛生管理者**は**すべての業種において対応**でき、第二種衛生管理者は有害業務とかかわりの少ない業種のみ対応することができます。

用語
＊1 **衛生工学衛生管理者**
衛生管理者のうち衛生工学的事項について管理する者。

● **業種の区分に応じた衛生管理者**

業種区分	衛生管理者として選任できる者
農林畜水産業、鉱業、建設業、**製造業**（物の加工業を含む）、**電気業**、ガス業、水道業、熱供給業、**運送業**、自動車整備業、機械修理業、**医療業**および**清掃業**	第一種衛生管理者 衛生工学衛生管理者 医師、歯科医師 労働衛生コンサルタント[＊2]
その他の業種 例：各種商品小売業、ゴルフ場業、**旅館業**、銀行、商社、保険会社など	第一種衛生管理者 第二種衛生管理者 衛生工学衛生管理者 医師、歯科医師 労働衛生コンサルタント

用語
＊2 **労働衛生コンサルタント**
事業者の求めに応じ報酬を得て衛生に関する診断指導を行う専門家。

(3) 専属

衛生管理者は**事業場に専属**[*3]**の者**から選任しなければなりません。ただし、**2人以上選任する場合**で、その中に**労働衛生コンサルタントがいるとき**には、**労働衛生コンサルタントのうち1人**については**専属の者でなくてもかまいません**。たとえば、常時1,200人の労働者を使用する事業場においては、衛生管理者を4人選任しなければなりませんが、衛生管理者4人の中に1人の労働衛生コンサルタントがいるときは、この労働衛生コンサルタントは事業場に専属でないものとすることができます。なお、所轄労働基準監督署長は、労働災害を防止するため必要があると認めるときは、事業者に対し、衛生管理者の増員または解任を命ずることができます。

(4) 専任

次の①または②の事業場では少なくとも1人は**専任**[*4]**の衛生管理者**を置かなければなりません。

① **常時1,000人を超える労働者を使用する事業場**

② **常時500人を超える労働者を使用する事業場で、一定の有害業務**(坑内労働または労働基準法施行規則(=労基則)第18条各号の業務)**に常時30人以上の労働者を従事させる事業場**

②の「一定の有害業務」のうち、試験によく出るものは以下の通りです。

● 試験によく出る　専任の衛生管理者を設置すべき有害業務

- 多量の高熱物体を取り扱う業務および著しく暑熱な場所における業務
- 多量の低温物体を取り扱う業務および著しく寒冷な場所における業務
- 鉛、水銀、クロム、砒《ひ》素、黄りん、弗《ふっ》素、塩素、塩酸、硝《しょう》酸《さん》、亜《あ》硫《りゅう》酸《さん》、硫酸、一酸化炭素、二硫化炭素、青酸、ベンゼン、アニリン、その他これに準ずる有害物の粉じん、蒸気またはガスを発散する場所における業務

用語

＊3 専属
ほかにもいくつか所属している事業場があるということではなく、その事業場のみに所属しているということ。

用語

＊4 専任
通常の勤務時間でも安全衛生管理の職務専門に従事すること。ほかの労働者と同じ仕事をしつつ衛生管理の仕事もするという「兼任」とは違う。

ポイント講義
①常時1,000人を超える労働者を使用する事業場では、有害業務がなくても専任の衛生管理者を選任しなくてはなりません。また、②は、常時500人を超える労働者を使用する事業場で、かつ、一定の有害業務に常時30人以上の労働者を従事させる事業場ということです。なお、労規則第18条の業務はP329の参考資料に掲載しています。

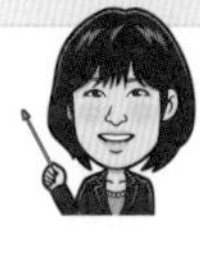

(5) 衛生工学衛生管理者 (害)

次の事業場では衛生管理者のうち1人を**衛生工学衛生管理者免許**を受けた者のうちから選任しなければなりません。

常時500人を超える**労働者を使用する事業場**で、一定の有害業務（坑内労働または労基則第18条第1号、第3号～第5号、第9号の業務）に常時30人以上**の労働者を従事させる場合**

「一定の有害業務」は以下のとおりです。

● 衛生工学衛生管理者を設置すべき有害業務

- **多量の高熱物体を取り扱う業務および著しく暑熱な場所における業務**
- ラジウム放射線、エックス線その他の有害放射線にさらされる業務
- 土石、獣毛等のじんあいまたは粉末を著しく飛散する場所における業務
- 異常気圧下における業務
- **鉛、水銀**、クロム、砒素、黄りん、弗素、塩素、塩酸、硝酸、亜硫酸、硫酸、一酸化炭素、二硫化炭素、青酸、ベンゼン、アニリン、その他これに準ずる有害物の**粉じん、蒸気またはガスを発散する場所における業務**

「多量の低温物体を取り扱う業務および著しく寒冷な場所における業務」について、違いを意識しましょう。

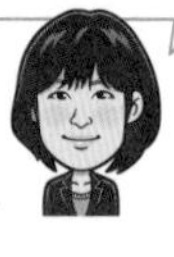

これで得点UP!　専任、衛生工学が必要な有害業務の比較

労基則第18条の業務	専任	衛生工学
高熱物体・暑熱	○	○
低温物体・寒冷	○	—
鉛、水銀等の有害物の粉じん、蒸気、ガス	○	○

〈具体例〉
常時使用する労働者数が800人の事業場において、このうち、著しく寒冷な場所における業務に常時30人が従事している場合の衛生管理者の選任について考えてみましょう。

Q	A
選任しなくてはならない衛生管理者の数は？	3人
専任の衛生管理者は必要・不要？	必要
衛生工学衛生管理者免許を有する衛生管理者は必要・不要？	不要

2. 衛生管理者の業務

衛生管理者は、**総括安全衛生管理者が行う業務のうち**、特に**衛生に係る技術的事項**を管理します。

また、衛生管理者は**少なくとも毎週１回作業場等を巡視**することが義務づけられています。そして、**設備**、**作業方法**、または**衛生状態**に**有害のおそれがあるとき**は、**ただちに労働者の健康障害を防止するために必要な措置**を講じなければなりません。なお、事業者は、衛生管理者に対し、衛生に関する措置をなし得る権限を与えなければなりません。

総括安全衛生管理者の業務は、P215に掲載しています。必ず目を通しましょう。

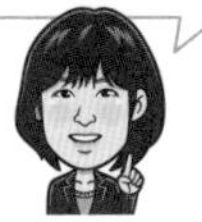

3. 安全衛生推進者と衛生推進者

常時10人以上50人未満の労働者を使用する事業場では、業種に応じて、**安全衛生推進者**または、**衛生推進者**を選任しなければなりません。安全衛生推進者は安全衛生、衛生推進者は衛生に係る業務を担当します。

業種		担当者
第１号	林業、鉱業、建設業、運送業、清掃業	安全衛生推進者
第２号	製造業（物の加工業を含む）、電気業、ガス業、熱供給業、水道業、通信業、各種商品卸売業、家具・建具・じゅう器等卸売業、各種商品小売業、家具・建具・じゅう器小売業、燃料小売業、旅館業、ゴルフ場業、自動車整備業、機械修理業	
第３号	その他の業種（金融業など）	衛生推進者

3 化学物質管理者・保護具着用管理責任者

1種 A　害

1. 化学物質管理者の選任

(1) 選任すべき事業場

事業場の規模に関わらず、リスクアセスメント等が義務付けられる危険性・有害性のある化学物質を扱うすべての事業場で選任しなければなりません。選任すべき事由が生じた日から14日以内に化学物質の管理に関する講習を修了した者等のうちから選任します。

(2) 職務

化学物質管理者の職務は、事業場における化学物質の管理に係る技術的事項を管理することであり、大きく分けて２つあります。

職務	具体例
自社製品の譲渡・提供先への危険有害性の情報伝達に関する職務	ラベル表示および安全データシート（SDS）の内容の適切性の確認
自社の労働者の安全衛生確保に関する職務	・リスクアセスメントの推進および実施状況を管理 ・ばく露防止措置の選択および実施 ・リスクアセスメント対象物による労働災害が発生した場合の対応 ・労働者に対する必要な教育の実施における計画の策定等

2. 保護具着用管理責任者の選任

(1) 選任すべき事業場

化学物質管理者を選任した事業場において、リスクアセスメントの結果に基づく措置として、労働者に保護具を使用させる場合に選任しなければなりません。選任すべき事由が生じた日から14日以内に保護具に関する知識と経験を有する者等のうちから選任します。

(2) 職務

保護具着用管理責任者には、以下の事項を管理させなければなりません。

① 保護具の適正な選択に関すること。
② 労働者の保護具の適正な使用に関すること。
③ 保護具の保守管理に関すること。

4 産業医 1種 A 2種 A

1. 産業医の選任[＊1]

一定規模以上の事業場には、労働者の健康管理を専門家の立場から行う産業医を選任することを義務づけています。産業医は、選任すべき事由が発生した日から**14日以内**に選任し、事業者は遅滞なくその**報告書**を**所轄労働基準監督署長に届け出**なければなりません。

(1) 選任すべき事業場

産業医は、業種を問わず、**常時50人以上**の**労働者を使用する事業場**で選任しなければなりません。また、使用する労働者が**常時**

補足

＊1 産業医は、次に掲げる者以外の者のうちから選任すること。
イ　事業者が法人の場合にあっては当該法人の代表者（事業場の運営について利害関係を有しない者を除く）
ロ　事業者が法人でない場合にあっては事業を営む個人（事業場の運営について利害関係を有しない者を除く）
ハ　事業場においてその事業の実施を統括管理する者

3,000 人を超える**場合**には、産業医を 2 人以上**選任**しなければなりません。

(2) 専属の産業医

次の①または②の事業場にあっては、その事業場に専属の産業医を選任しなければなりません。

① **常時** 1,000 人以上の労働者を使用する事業場

② 深夜業を含む一定の有害業務に 500 人以上の労働者を使用する事業場

②の「一定の有害業務」のうち、試験によく出るものは以下のとおりです。

● 試験によく出る　専属の産業医を設置すべき有害業務

- 多量の高熱物体を取り扱う業務および著しく暑熱な場所における業務
- 多量の低温物体を取り扱う業務および著しく寒冷な場所における業務
- 深夜業を含む業務
- 鉛、水銀、クロム、砒素、黄りん、弗化水素、塩素、塩酸、硝酸、亜硫酸、硫酸、一酸化炭素、二硫化炭素、青酸、ベンゼン、アニリンその他これらに準ずる有害物のガス、蒸気または粉じんを発散する場所における業務

これで得点UP!　専属の産業医

〈具体例〉

常時使用する労働者数が 800 人の事業場において、このうち、深夜業を含む業務に常時 500 人が従事している場合の産業医の選任について考えてみましょう。

Q	A
選任しなくてはならない産業医の数は？	1 人
専属の産業医は必要・不要？	必要

(3) 産業医に対する情報の提供

産業医を選任した事業者は、産業医に対し、労働者の労働時間

ポイント講義

常時 1,000 人以上の労働者を使用する事業場では、有害業務がなくても専属の産業医を選任しなければなりません。なお、専属の産業医を選任すべき有害業務は、P330 の参考資料に掲載しています。

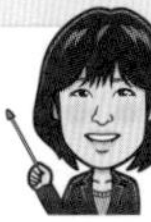

関係法令

に関する情報その他の産業医が労働者の健康管理等を適切に行うために必要な情報[*1]を提供しなければなりません。

補足

＊1
産業医に提供する情報には、次のものがある。
- 既に講じた健康診断実施後の措置、長時間労働者に対する面接指導実施後の措置もしくは労働者の心理的な負担の程度を把握するための検査の結果に基づく面接指導実施後の措置または講じようとするこれらの措置の内容に関する情報（これらの措置を講じない場合にあっては、その旨およびその理由）
- 休憩時間を除き1週間当たり40時間を超えて労働させた場合におけるその超えた時間が1月当たり80時間を超えた労働者の氏名および当該労働者に係る当該超えた時間に関する情報など

2. 産業医の職務

（1）職務

産業医は、労働者の健康管理等を行うのに必要な医学に関する知識に基づいて、誠実にその職務を行わなければなりません。産業医の職務として、次の事項を含む労働者の健康管理等に関する事項で、医学に関する専門的知識を必要とするものが定められています。

① **健康診断の実施およびその結果に基づく労働者の健康を保持するための措置に関すること。**
② **長時間労働者等の面接指導および必要な措置の実施ならびにこれらの結果に基づく労働者の健康を保持するための措置に関すること。**
③ 心理的な負担の程度を把握するための検査（ストレスチェック）の実施ならびに面接指導の実施およびその結果に基づく労働者の健康を保持するための措置に関すること。
④ **作業環境の維持管理に関すること。**
⑤ **作業の管理に関すること。**
⑥ ①～⑤に掲げるもののほか、労働者の健康管理に関すること。
⑦ 健康教育、健康相談その他労働者の健康の保持増進を図るための措置に関すること。
⑧ **衛生教育に関すること。**
⑨ **労働者の健康障害の原因の調査および再発防止のための措置に関すること。**

（2）産業医による勧告等

産業医は、労働者の健康を確保するため必要があると認めるときは、**事業者に対し、労働者の健康管理等について必要な勧告**をすることができ、この**勧告を受けた事業者**は、その**勧告を尊重**しなければなりません。また、勧告を受けた事業者は、①勧告の内容と②勧告を踏まえて講じた措置の内容（措置を講じない場合は、その旨およびその理由）を遅滞なく衛生委員会または安全衛生委員会に報告しなければなりません。さらに、前頁表中①②の内容を記録し、これを**3年間保存**しなければなりません。

(3) 産業医の定期巡視

産業医は、少なくとも**毎月１回**（一定の場合＊2には、**2カ月に1回**）**作業場等を巡視**し、作業方法または衛生状態に有害のおそれがあるときは、直ちに、労働者の健康障害を防止するため必要な措置を講じなければなりません。

補足
＊2 産業医が、事業者から、毎月１回以上、①衛生管理者が行う巡視の結果、②労働者の健康障害を防止し、または労働者の健康を保持するために必要な情報であって、衛生委員会または安全衛生委員会における調査審議を経て事業者が産業医に提供することとしたものの提供を受けている場合であって、③事業者の同意を得ているとき。

3. 事業者への周知義務

産業医を選任した事業者は、①その事業場における産業医の業務の具体的な内容、②産業医に対する健康相談の申出の方法、③産業医による労働者の心身の状態に関する情報の取扱いの方法を、常時各作業場の見やすい場所に掲示し、または備え付けること等の方法により、労働者に周知させなければなりません。

5 作業主任者 1種 A 害

1. 作業主任者の選任

作業主任者は、危険な設備の使用や作業に関して危害の防止のために必要な事項を担当する者で、労働者の安全を確保するための措置を行います。安衛法では、この**作業主任者**の選任を義務づけています。

作業主任者の選任に関しては、所轄労働基準監督署長へ報告しなければならないといった義務はありません。なお、主な作業主任者の一覧は、P331の参考資料に掲載しています。

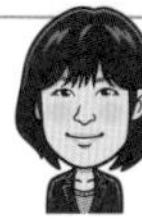

● **主な作業主任者**

作業主任者名	取り扱う作業等の区分
高圧室内作業主任者	高圧室内での作業（潜函《せんかん》工法その他の圧気《あっき》工法により、大気圧を超える気圧下の作業室またはシャフトの内部において行う作業に限る）
エックス線作業主任者・ガンマ線透過写真撮影作業主任者	エックス線装置の使用や装置の検査の業務やガンマ線照射装置を用いる透過写真撮影（医療用または一定以上のエックス線を発生させる装置を使用するものを除く）に係る作業
特定化学物質作業主任者	特定化学物質（第1類・第2類・第3類）を製造し、または取り扱う作業（**試験研究のため取り扱う作業を除く**）
酸素欠乏危険作業主任者	酸素欠乏危険場所における作業 例）・酒類を入れたことのある醸造槽《じょうぞうそう》の内部における作業 ・飼料の貯蔵のために使用しているサイロの内部における作業 ・ドライアイスを使用している冷蔵庫の内部における作業など

有機溶剤作業主任者	有機溶剤（第１種・第２種・第３種）を製造し、または取り扱う作業（**試験研究のため取り扱う作業を除く**）
石綿作業主任者	石綿等を取り扱う作業（**試験研究のため取り扱う作業を除く**）または石綿分析用試料等を製造する作業

作業主任者については、作業の区分により都道府県労働局長の免許を受けた者または都道府県労働局長の登録を受けた者が行う技能講習修了者のうちから選任しなければなりません。

ポイント講義

作業主任者の選任が義務づけられていない業務（ひっかけ選択肢）として、出題された主な業務に以下のものがあります。

- 水深 10 m以上の場所における潜水の作業
- セメント製造工程においてセメントを袋詰めする作業
- 強烈な騒音を発生する場所における作業
- 自然換気が不十分な場所におけるはんだ付けの作業
- 潜水器からの給気を受けて行う潜水の作業
- レーザー光線による金属加工の作業

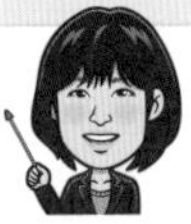

これで得点UP!　作業主任者の資格要件

- 高圧室内作業主任者……………………………免許
- エックス線作業主任者・ガンマ線透過写真撮影作業主任者……………………免許
- 特定化学物質作業主任者……………………技能講習
- 酸素欠乏危険作業主任者……………………技能講習
- 有機溶剤作業主任者…………………………技能講習
- 石綿作業主任者………………………………技能講習

2. 事業者の周知義務

事業者は、作業主任者の氏名およびその者に行わせる事項を作業場の見やすい場所に掲示するなどして、関係労働者に周知させなければなりません。

6 衛生委員会・安全委員会　1種 A　2種 A

1. 衛生委員会

事業者と労働者が協力して労働者の健康が損なわれないよう、衛生に関して問題点の審議を行う場として衛生委員会があります。

(1) 衛生委員会の設置と委員構成

事業者は、**業種を問わず**、労働者の人数が**常時 50 人以上**である事業場に一律に**衛生委員会を設置しなければなりません**。

衛生委員会の委員は、次の者によって構成されています。

① 総括安全衛生管理者または総括安全衛生管理者以外の者で当該事業場においてその事業の実施を統括管理するものもしくはこれに準ずる者のうちから事業者が指名した者（1名）
② 衛生管理者のうちから事業者が指名した者（人数に制限なし。以下同じ）
③ 産業医のうちから事業者が指名した者
④ 当該事業場の労働者で、衛生に関し経験を有するもののうちから事業者が指名した者

また、事業者は、**当該事業場の労働者で、作業環境測定を実施している作業環境測定士**であるものを衛生委員会の委員として**指名することができます**（⑤）。

議長以外の委員の半数については、**当該事業場に労働者の過半数で組織する労働組合があるときにおいてはその労働組合、労働者の過半数で組織する労働組合がないときにおいては労働者の過半数を代表する者の推薦に基づき指名**しなければなりません＊1（⑥）。

● 衛生委員会イメージ図

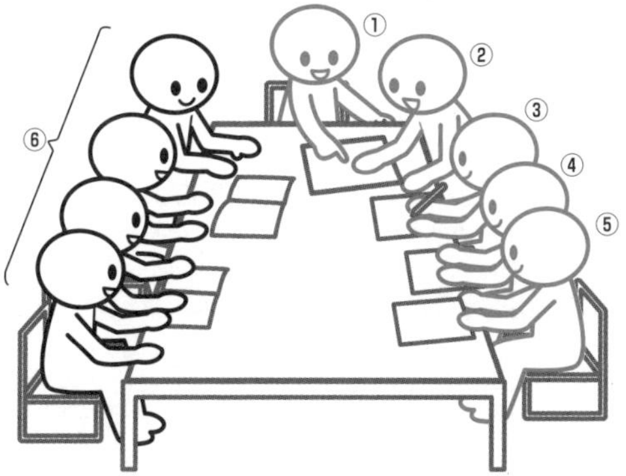

衛生委員会の議長は、原則として、①の「総括安全衛生管理者または総括安全衛生管理者以外の者で当該事業場においてその事業の実施を統括管理するものもしくはこれに準ずる者のうちから事業者が指名した者」がなります。

(2) 衛生委員会の任務

衛生委員会は、次の事項を調査審議し、事業者に対し意見を述べるとされています。

ポイント講義
②の衛生管理者、③の産業医は、事業場に専属のものである必要はありません。また、⑤の作業環境測定士は、必ずしも選任する必要はありません。

補足
＊1 労働者の過半数で組織する労働組合との間における労働協約に別段の定めがある場合は、それに従う。

ポイント講義
衛生委員会の付議事項として、①長時間にわたる労働による労働者の健康障害の防止を図るための対策の樹立に関すること、②労働者の精神的健康の保持増進を図るための対策の樹立に関することなど12事項が定められています。詳しい内容は、P332の参考資料に掲載しています。

① 労働者の健康障害を防止するための基本となるべき対策に関すること
② 労働者の健康の保持増進を図るための基本となるべき対策に関すること
③ 労働災害の原因、再発防止対策で衛生に関すること
④ その他労働者の健康障害の防止、健康の保持増進に関する重要事項（④は**衛生委員会の付議事項**という）

衛生委員会は**毎月１回以上開催**しなければなりません。また、衛生委員会の開催の都度、①委員会の意見および当該意見を踏まえて講じた措置の内容、②①のほか委員会における議事で重要なものを記録し、これを**３年間保存**しなければなりません。加えて、遅滞なく、委員会における議事の概要を労働者に周知させなければなりません[*1]。

補足
＊1 労働者への周知の方法として、①常時各作業場の見やすい場所に掲示し、または備え付けること、②書面を労働者に交付すること、③磁気テープ、磁気ディスクその他これらに準ずる物に記録し、かつ、各作業場に労働者が当該記録の内容を常時確認できる機器を設置することが定められている。

なお、産業医は、**衛生委員会に対して**労働者の健康を確保する観点から**必要な調査審議を求めることができます**。

2. 安全委員会

事業者は、一定の業種で一定規模以上の事業場には必ず安全委員会を設置しなければなりません。その規模と業種による区分は次のとおりです。

● 安全委員会を設置する事業場の規模と業種による区分

① 常時使用する労働者の人数が50人以上の事業場	② 常時使用する労働者の人数が100人以上の事業場
林業、鉱業、建設業、製造業のうち木材・木製品製造業、化学工業、鉄鋼業、金属製品製造業および輸送用機械器具製造業、運送業のうち道路貨物運送業および港湾運送業、自動車整備業、機械修理業、清掃業	製造業（①に掲げるものを除く）、運送業（①に掲げるものを除く）、電気業、ガス業、熱供給業、水道業、通信業、各種商品卸売業、家具・建具・じゅう器等卸売業、各種商品小売業、家具・建具・じゅう器小売業、燃料小売業、旅館業、ゴルフ場業

安全委員会の委員は、次の者によって構成されています。[*2]

① 総括安全衛生管理者または総括安全衛生管理者以外の者で当該事業場においてその事業の実施を統括管理する者、もしくはこれに準ずる者のうちから事業者が指名した者（1名）
② 安全管理者のうちから事業者が指名した者

補足
＊2 このうち、①の者が安全委員会の議長を務める。なお、衛生委員会と同様に、労働協約に別段の定めがある場合を除いて、①（議長）以外の委員の半数については、当該事業場に労働者の過半数で組織する労働組合があるときにはその労働組合、労働者の過半数で組織する労働組合がないときには労働者の過半数を代表する者の推薦に基づいて指名しなければならない。

③ 当該事業場の労働者で、安全に関し経験を有する者のうちから事業者が指名した者

3. 安全衛生委員会

安全委員会、衛生委員会の両方を設けなければならない事業場においては、**両方を兼ねた安全衛生委員会**を**設置**することが**できます**。ただし、設置はあくまでも任意ですので、安全委員会と衛生委員会とを別々に設置しても問題ありません。

安全委員会の構成員は衛生委員会の構成員（P225）とほぼ同じです。「安全」が「衛生」に変わっただけです。衛生委員会と大きく異なる点は③の「産業医」の有無です。

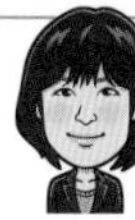

チャレンジ! チェック問題

第1種　できたらチェック

□ **1**　総括安全衛生管理者は、事業場においてその事業の実施を統括管理する者又はこれに準ずる者を充てなければならない。 R4.10-21

□ **2**　常時 400 人の労働者を使用する製造業の事業場 (深夜業を含む業務 200 人、多量の高熱物体を取り扱う業務 50 人、塩素を試験研究のため取り扱う作業を行う業務 30 人）において、総括安全衛生管理者を選任しなければならない。 R5.10-1 害

□ **3**　総括安全衛生管理者は、選任すべき事由が発生した日から 14 日以内に選任しなければならない。 R4.10-21

□ **4**　常時 600 人の労働者を使用する製造業の事業場において、このうち多量の低温物体を取り扱う業務に常時 100 人が従事している場合、衛生管理者のうち少なくとも 1 人を、専任の衛生管理者としなければならない。 R4.10-1 害

□ **5**　常時 600 人の労働者を使用し、そのうち多量の低温物体を取り扱う業務に常時 35 人の労働者を従事させる事業場では、選任する衛生管理者のうち少なくとも1人を衛生工学衛生管理者免許を受けた者のうちから選任しなければならない。 R3.10-1 害

□ **6**　衛生管理者は、少なくとも毎月 1 回作業場等を巡視し、設備、作業方法等に有害のおそれがあるときは、直ちに、労働者の健康障害を防止するため必要な措置を講じなければならない。 H28.4-21

□ **7**　常時 600 人の労働者を使用する製造業の事業場において、このうち深夜業を含む業務に常時 300 人が従事している場合、産業医としての法定の要件を満たしている医師で、この事業場に専属の者ではないものを産業医として選任することができる。 R4.10-1 害

□ **8**　常時使用する労働者数が 2,000 人を超える事業場では、産業医を２人以上選任しなければならない。 R5.10-21

□ **9**　常時使用する労働者数が 50 人以上の事業場において、厚生労働大臣の指定する者が行う産業医研修の修了者等の所定の要件を備えた医師であっても、当該事業場においてその事業の実施を統括管理する者は、産業医として選任することはできない。 R4.10-22

□ **10**　産業医が、事業者から、毎月１回以上、所定の情報の提供を受けている場合であって、事業者の同意を得ているときは、産業医の作業場等の巡視の頻度を、毎月１回以上から２か月に１回以上にすることができる。 R5.10-21

□ **11**　水深 10 m以上の場所における潜水の作業では、法令上、作業主任者を選任しなければならない。 R5.4-2 害

□ **12**　高圧室内作業主任者の資格は、労働安全衛生法に基づく技能講習を修了することによって取得できる。 H26.10-2 害

□ **13**　衛生委員会は、工業的業種の事業場では常時 50 人以上、非工業的業種の事業場では常時 80 人以上の労働者を使用する事業場において設置しなければならない。 H27.10-22

□	14	衛生委員会の議長を除く委員の半数は、事業場に労働者の過半数で組織する労働組合があるときにおいてはその労働組合、労働者の過半数で組織する労働組合がないときにおいては労働者の過半数を代表する者が指名しなければならない。 R4.4-21
□	15	衛生委員会の付議事項には、労働者の精神的健康の保持増進を図るための対策の樹立に関することが含まれる。 R4.4-21
□	16	衛生委員会は、毎月１回以上開催するようにし、議事で重要なものに係る記録を作成して、これを５年間保存しなければならない。 R5.4-22

［解答］ 1. ×事業の実施を統括管理する者に準ずる者を充てることはできない。／**2.** ○／**3.** ○／**4.** ○／**5.** ×多量の低温物体を取り扱う業務は、衛生工学衛生管理者免許を有する者を選任すべき有害業務に該当しない。したがって、衛生工学衛生管理者免許を有する者のうちから選任する必要はない。／**6.** ×毎週１回巡視しなければならない。／**7.** ○／**8.** ×常時 3,000 人を超える事業場では、２人以上選任しなければならない。／**9.** ○／**10.** ○／**11.** ×作業主任者の選任は不要である。／**12.** ×高圧室内作業主任者の資格は、労働安全衛生法に基づく免許によって取得できるものである。／**13.** ×業種にかかわらず、常時 50 人以上の労働者を使用する事業場において設置しなければならない。／**14.** ×議長以外の委員の半数は、事業場に労働者の過半数で組織する労働組合がないときは、労働者の過半数を代表する者の推薦に基づき指名しなければならない。／**15.** ○／**16.** ×開催の都度一定の事項を記録し、３年間保存しなければならない。

第2種　できたらチェック

☐ 1　総括安全衛生管理者を選任したときは、遅滞なく、選任報告書を、所轄労働基準監督署長に提出しなければならない。 R4.10-2

☐ 2　衛生管理者は、選任すべき事由が発生してから 30 日以内に選任しなければならない。 H29.10-1

☐ 3　衛生管理者を選任したときは、遅滞なく、所定の様式による報告書を、所轄労働基準監督署長に提出しなければならない。 R3.10-1

☐ 4　常時 1,000 人を超え 2,000 人以下の労働者を使用する事業場では、４人以上の衛生管理者を選任しなければならない。 R4.10-1

☐ 5　常時 50 人以上の労働者を使用する通信業の事業場では、第二種衛生管理者免許を受けた者のうちから衛生管理者を選任することができる。 R4.4-1

☐ 6　常時 700 人の労働者を使用し、そのうち深夜業を含む業務に常時 500 人以上の労働者を従事させる事業場では、その事業場に専属の産業医を選任しなければならない。 R4.4-1

☐ 7　事業者が産業医に付与すべき権限には、労働者の健康管理等を実施するために必要な情報を労働者から収集することが含まれる。 R4.10-3

☐ 8　産業医は、衛生委員会を開催した都度作成する議事概要を、毎月１回以上、事業者から提供されている場合には、作業場等の巡視の頻度を、毎月１回以上から２か月に１回以上にすることができる。 R4.4-3

☐ 9　衛生委員会は、業種にかかわらず、常時 30 人以上の労働者を使用する事業場において設置しなければならない。 H22.4-2

☐ 10　衛生委員会の議長は、原則として、総括安全衛生管理者又は総括安全衛生管理者以外の者で事業場においてその事業の実施を統括管理するもの若しくはこれに準ずる者のうちから事業者が指名した委員がなるものとする。 R5.10-3

☐ 11　衛生委員会の付議事項には、労働者の精神的健康の保持増進を図るための対策の樹立に関することが含まれる。 R4.4-2

☐ 12　衛生委員会は、毎月１回以上開催するようにし、議事で重要なものに係る記録を作成して、これを５年間保存しなければならない。 R5.4-3

☐ 13　衛生委員会の開催の都度、遅滞なく、委員会における議事の概要を、書面の交付等一定の方法によって労働者に周知させなければならない。 H29.4-3

[解答]　**1.** ○／**2.** ×14日以内に選任しなければならない。／**3.** ○／**4.** ○／**5.** ○／**6.** ○／**7.** ○／**8.** ×産業医が、事業者から、毎月１回以上、所定の情報の提供を受けている場合であって、事業者の同意を得ているときは、作業場等の巡視の頻度を少なくとも２カ月に１回以上とすることができる。しかし、衛生委員会を開催した都度作成する議事概要はこれに該当しないため、巡視頻度を減らすことはできない。／**9.** ×常時 50 人以上の労働者を使用する事業場において設置しなければならない。／**10.** ○／**11.** ○／**12.** ×開催の都度一定の事項を記録し、３年間保存しなければならない。／**13.** ○

第9章

LESSON 3

機械等・有害物質に関する規制

有害

学習のPOINT

公表問題では、ほぼ毎回出題されています。覚えてしまえば得点できる分野といえますので、頻出部分を押さえましょう。深入りしすぎないことがポイントです。

1 機械・設備等に関する規制

1種 A 害

1. 譲渡・貸与・設置の制限

機械等で一定のものについては、**厚生労働大臣が定める規格または安全装置を具備**していないと、**譲渡、貸与または設置することができません**。主なものは次のとおりです。

① 防じんマスク（ろ過材および面体を有するものに限る）
② 防毒マスク
- ハロゲンガス用
- 有機ガス用
- 一酸化炭素用
- アンモニア用
- 亜硫酸ガス用

③ 電動ファン付き呼吸用保護具
④ 再圧室[*1]
⑤ 潜水器
⑥ 波高《はこう》値による定格管電圧10キロボルト以上の**エックス線装置**（研究教育用および薬事法上の規格を満たした医療用具を除く）
⑦ ガンマ線照射装置（薬事法上の規格を満たした医療用具を除く）
⑧ チェーンソー（内燃機関を内蔵するもので排気量 $40cm^3$ 以上のものに限る）

ポイント講義

厚生労働大臣が定める規格を具備しなければ、譲渡し、貸与し、または設置してはならない機械等に該当しないもの（ひっかけ選択肢）として、出題された主な機械等に以下のものがあります。
- 硫化水素用防毒マスク
- 送気マスク
- 聴覚保護具
- 放射線測定器
- 検知管方式による一酸化炭素検知器
- 防振手袋
- 化学防護服

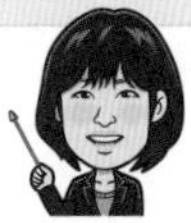

用語

＊1 **再圧室**
減圧症の患者の治療に使用する設備。ホスピタルロックともいう。

2. 型式検定

確認検査のことを「検定」といいます。型式検定は、防じんマスクや防毒マスクのように大量に生産され、個々に検定を行うのが困難なものに関して実施されます。型式検定に合格した機械については、当該機械の見やすい箇所に型式検定合格標章を付けなければなりません。この表示がない当該機械は使用することができません。

3. 定期自主検査

次のような機械を使用する事業者は、その使用にあたって一定期間ごとに、主要な構造や安全性について自主的な検査を行うことにより、災害を防止するよう定められています。これを、**定期自主検査**といいます。定期自主検査の対象となる主な機械には次のようなものがあります。

● **定期自主検査の対象機械と頻度**

対象機械	頻度
全体換気装置	不要
局所排気装置、プッシュプル型換気装置 除じん装置、排ガス処理装置、排液処理装置 **で、厚生労働省令で定めるもの**	1年以内ごとに1回
特定化学設備およびその附属設備	2年以内ごとに1回
ガンマ照射線装置で透過写真の撮影に用いられるもの	1カ月以内ごとに1回

定期自主検査を行ったときには、その**結果を記録**し**3年間保存**しておかなければなりません。

定期自主検査を行わなければならない期間（たとえば、局所排気装置であれば1年）を超えて使用しない場合は、その期間中の自主検査を行う必要はありません。また、使用再開時には、自主検査を行います。

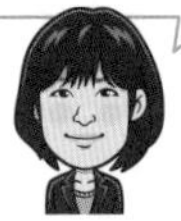

ポイント講義

局所排気装置、プッシュプル型換気装置、除じん装置、排ガス処理装置、排液処理装置については、厚生労働省令で定めるものが対象となる点がポイントです。厚生労働省令で定めるものに該当しないもの（ひっかけ選択肢）として、出題された主なものに以下のものがあります。

- エタノールを使用する作業場所に設けた局所排気装置
- アンモニアを使用する作業場所に設けたプッシュプル型換気装置
- 一酸化炭素を含有する気体を排出する製造設備の排気筒に設けた排ガス処理装置

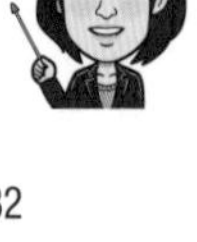

2 有害物質に関する規制

1種 A 害

1. 製造等の禁止

労働者に重大な健康障害を与える有害物質で一定のものは、**製造、輸入、譲渡、提供または使用をしてはなりません**。禁止の対象となる有害物質には次のようなものがあります。

① 黄りんマッチ
② **ベンジジンおよびその塩《えん》**[*1]
③ 4－アミノジフェニルおよびその塩
④ 石綿（石綿分析用試料等[*2]を除く）
⑤ 4－ニトロジフェニルおよびその塩
⑥ ビス（クロロメチル）エーテル
⑦ **ベーターナフチルアミンおよびその塩**
⑧ ベンゼンを含有するゴムのりで、その含有ベンゼン容量が当該ゴムのりの溶剤の5％を超えるもの　など

ただし、これらの有害物質でも**試験研究のため**に製造、輸入、使用する場合であれば、あらかじめ都道府県労働局長の許可を受け、厚生労働大臣が定める基準に従って製造し、または使用するとの条件で、特例措置として認められます。

2. 製造の許可

労働者に重度の健康障害を生ずるおそれのある物のうち、次の物質については、製造設備、作業方法等が厚生労働大臣の定める基準に適合していると認められる場合、**製造が許可**されます。

① ジクロルベンジジンおよびその塩
② **アルファーナフチルアミンおよびその塩**
③ 塩素化ビフェニル（PCB）
④ オルト－トリジンおよびその塩
⑤ **ジアニシジンおよびその塩**
⑥ **ベリリウムおよびその化合物**
⑦ **ベンゾトリクロリド**
⑧ 石綿分析用試料等

3. 表示

①爆発性の物、発火性の物、引火性の物その他の労働者に危険を生ずるおそれのある物、②ベンゼンなどの労働者に健康障害を生ずるおそれのある物で一定のもの、③製造許可物質を容器に入れ、または包装して、譲渡や提供をする者は、その容器または包装に一定の事項を表示[*3]しなければなりません。

用語
＊1 **塩**
中和によってできる化合物。

用語
＊2 **石綿分析用試料等**
石綿の分析のための試料の用に供せられる石綿など。

補足
＊3
[表示する事項]
① 名称
② 人体に及ぼす作用
③ 貯蔵または取扱い上の注意
④ 厚生労働省令で定める事項
表示する者の氏名（法人名）、住所および電話番号
注意喚起語
安定性および反応性
⑤ 標章（絵表示）

補足

＊1
［通知する事項］
① 名称
② 成分およびその含有量
③ 物理的および化学的性質
④ 人体に及ぼす作用
⑤ 貯蔵または取扱い上の注意
⑥ 流出その他の事故が発生した場合において講ずべき応急の措置
⑦ 厚生労働省令で定める事項

文書（SDS）は定められた項目が記載してあれば、事業場独自の形式に改めることもできます。電子メールやホームページで通知することもできます。

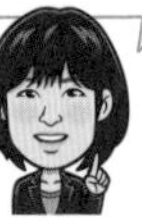

意見を求められた学識経験者は、調査の結果に関して知り得た秘密を漏らしてはなりません。

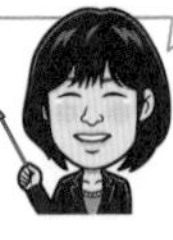

● 標章の例

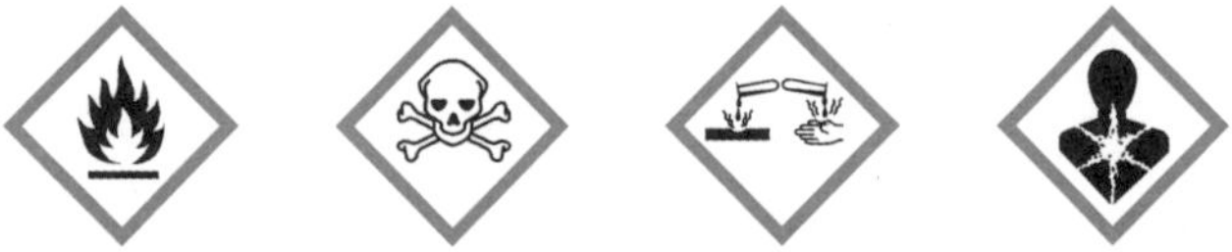

4. 文書の交付

① 労働者に危険もしくは健康障害を生ずるおそれのある物で一定のものまたは② 製造許可物質を、譲渡や提供をする者は、文書の交付等の方法によりその物質に関する一定の事項[＊1]を、譲渡、提供をする相手方に通知しなければなりません。ただし、主に一般消費者の生活の用に供する製品として通知対象物を譲渡、提供する場合は除きます。

文書（SDS：安全データシート）は、常時作業場の見やすい場所に掲示または備え付ける等の方法で労働者に周知します。文書（SDS）は、記載事項が限られているため、すべての作業環境で生じる状況を網羅する情報として提供されるものではありませんが、職場における化学物質管理のための重要な情報の一つとなります。

5. 表示対象物および通知対象物の有害性の調査

事業者は、**表示対象物や通知対象物による危険性または有害性等を調査することが義務づけられています**。これを**リスクアセスメント**といいます。そして、この結果に基づいて労働者の危険または健康を防止するため必要な措置を講ずるように努めなければなりません。

6. 新規化学物質の有害性の調査

新規化学物質を製造し、または輸入しようとする事業者は、あらかじめ、労働者の健康に与える影響について調査を行い、新規化学物質の名称、有害性の調査の結果等を厚生労働大臣に届けなければなりません。

厚生労働大臣は、この届出を受けた場合、有害性の調査の結果について学識経験者の意見を聴き、必要に応じて、事業者に対し、施設や設備の設置、保護具等の講ずべき措置を勧告することができます。

チャレンジ！ チェック問題

第1種　できたらチェック		
□	1	送気マスクは、厚生労働大臣が定める規格を具備しなければ、譲渡し、貸与し、又は設置してはならない機械等に該当する。 R2.10-5 害
□	2	一酸化炭素用防毒マスクは、厚生労働大臣が定める規格を具備しなければ、譲渡し、貸与し、又は設置してはならない機械等に該当する。 R3.4-2 害
□	3	特定化学設備の法令に基づく定期自主検査の実施頻度は、１年以内ごとに１回である。 H30.4-7 害
□	4	エタノールを使用する作業場所に設けた局所排気装置については、法令に基づく定期自主検査を行わなければならない。 R5.4-4 害
□	5	ベンジジン及びその塩は、労働安全衛生法により、製造し、輸入し、譲渡し、提供し、又は使用することが、原則として禁止されている。 H27.10-9 害
□	6	ベリリウムを製造しようとするとき、労働安全衛生法に基づく厚生労働大臣の許可を受けなければならない。 R4.10-2 害
□	7	ジアニシジン及びその塩を製造しようとするとき、労働安全衛生法に基づく厚生労働大臣の許可を受けなければならない。 R4.4-4 害
□	8	アルファ-ナフチルアミンを製造しようとするとき、労働安全衛生法に基づく厚生労働大臣の許可を受けなければならない。 R5.10-4 害

[解答]　**1.** ×該当しない。／**2.** ○／**3.** ×２年以内ごとに１回である。／**4.** ×定期自主検査は義務づけられていない。／**5.** ○／**6.** ○／**7.** ○／**8.** ○

第9章

LESSON 4

安全衛生教育

一部 有害

学習のPOINT

雇入れ時等の教育については、「教育を省略できる場合」を覚えましょう。また、特別の教育が必要な業務と不要な業務が区別できるようにしましょう。

ポイント講義

雇入れ時等の教育は、すべての事業場において、すべての労働者に対して行わなければならないのが原則です。したがって、常時使用する労働者数が10人未満の事業場であっても、また、期間を定めて雇用する労働者であっても、教育を省略することは原則としてできません。

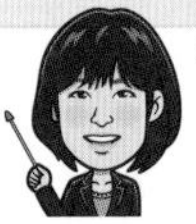

1 雇入れ時等の教育 1種 C 2種 C

事業者は、**労働者**を**雇い入れたとき**または**作業内容を変更したときには**、**従事する業務に関する安全または衛生のために必要な事項について教育を行わなければなりません**。これは**どの業種についても規模にかかわらず**義務づけられています。

教育事項は次のように定められています。

① **機械、原材料などの危険性または有害性およびこれらの取扱い方法に関すること**

② **安全装置、有害物抑制装置または保護具の性能およびこれらの取扱い方法に関すること**

③ **作業手順に関すること**

④ **作業開始時の点検に関すること**

⑤ その業務に関して発生するおそれのある疾病の原因および予防に関すること

⑥ 整理、整とんおよび清潔の保持に関すること

⑦ 事故時などにおける応急措置および退避に関すること

⑧ その他、その業務に関する安全または衛生のために必要な事項

ただし、上記教育事項について**十分な知識・技能を有している**と認められる労働者については、当該事項についての教育を**省略**してよいとされています。

2 特別の教育　1種 A　害

一般の事業場よりも危険性の高い事業を行う場合には、事業者は労働者への**特別の教育**を行わなければなりません。

その主な業務には次のようなものがあります。

● 特別の教育を義務づけられている主な業務

業務
① **チェーンソーを用いて行う立木の伐木**、かかり木の処理または造材の業務
② 高圧室内作業に係る作業室への送気の調節を行うためのバルブまたはコックを操作する業務
③ **潜水作業者への送気の調節を行うためのバルブまたはコックを操作する業務**
④ 再圧室を操作する業務
⑤ 高圧室内作業に係る業務
⑥ 施行令に掲げる酸素欠乏危険場所における作業に係る業務
⑦ **エックス線装置またはガンマ線照射装置を用いて行う透過写真の撮影の業務**
⑧ 特定粉じん作業に係る業務
⑨ 廃棄物焼却炉を有する**廃棄物の焼却施設において、ばいじんおよび焼却灰その他の燃え殻を取り扱う業務**
⑩ **石綿等が使用されている建築物**または工作物の**解体等の作業**、石綿等の封じ込めまたは囲い込みの作業に係る業務

また、すでに**特別の教育の知識・技能が十分である労働者**に対しては、雇入れ時の教育と同様これを**省略**することが**できる**とされています。

なお、事業者は上記の**特別の教育を行ったとき**は、その特別の教育の受講者、科目等の**記録を作成し**、これを**3年間保存**しておかなければなりません。

ポイント講義

特別の教育を必要としないもの（ひっかけ選択肢）として、出題された主な業務に以下のものがあります。

- ボンベからの給気を受けて行う潜水業務
- 赤外線または紫外線にさらされる業務
- 削《さく》岩《がん》機《き》、チッピングハンマー等チェーンソー以外の振動工具を取り扱う業務
- 有機溶剤等を取り扱う業務
- 特定化学物質を取り扱う作業に係る業務
- 強烈な騒音を発する場所における作業に係る業務
- 人力により重量物を取り扱う業務

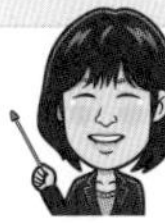

チャレンジ！チェック問題

第1種　できたらチェック

□	1	3か月以内の期間を定めて雇用する労働者であっても、雇入れ時の安全衛生教育を省略することはできない。 H24.4-25
□	2	常時使用する労働者数が10人未満の事業場であっても、雇入れ時の安全衛生教育を省略することはできない。 H24.4-25
□	3	特定化学物質のうち第二類物質を取り扱う作業に係る業務に労働者を就かせるとき、法令に基づく安全又は衛生のための特別の教育を行わなければならない。 R4.10-4 害
□	4	エックス線装置を用いて行う透過写真の撮影の業務に労働者を就かせるとき、法令に基づく安全又は衛生のための特別の教育を行わなければならない。 R5.4-3 害
□	5	赤外線又は紫外線にさらされる業務に労働者を就かせるとき、法令に基づく安全又は衛生のための特別の教育を行わなければならない。 R5.10-2 害

［解答］ 1. ○／2. ○／3. ×特定化学物質を取り扱う作業に係る業務については、特別の教育は必要とされていない。／4. ○／5. ×特別の教育を行う必要はない。

第2種　できたらチェック

□	1	常時使用する労働者が10人未満である事業場では、雇入れ時の安全衛生教育を省略することができる。 R3.4-6
□	2	1か月以内の期間を定めて雇用する者については、危険又は有害な業務に従事する者を除き、雇入れ時の安全衛生教育を省略することができる。 R3.4-6
□	3	教育事項の全部又は一部に関し十分な知識及び技能を有していると認められる労働者については、当該事項についての雇入れ時の安全衛生教育を省略することができる。 R2.4-6
□	4	雇入れ時の安全衛生教育を行ったときは、教育の受講者、教育内容等の記録を作成して、これを1年間保存しなければならない。 R4.4-6

［解答］ 1. ×常時使用する労働者数が10人未満の事業場であっても、雇入れ時の安全衛生教育を省略することはできない。／2. ×省略することはできない。／3. ○／4. ×雇入れ時の安全衛生教育には、記録の保存義務はない。

健康の保持増進のための措置 一部有害

学習のPOINT

労働者の健康管理については、近年非常に注目されているところです。定期健康診断と雇入れ時の健康診断など似て非なる部分の知識を正確に覚えることがポイントです。

1 作業環境測定 1種 A 害

1. 作業環境測定とは

快適な職場環境を形成するために、事業場における目に見えない有害な作業環境要因を把握するために行われるのが、作業環境測定です。

2. 作業環境測定を行うべき作業場

有害な業務を行う屋内作業場その他の作業場では、必要な作業環境測定を行い、その結果を記録し、保存しておかなければなりません。

作業環境測定の対象となる作業場のうち、測定を行う上で特に専門的な知識や技術が必要となる作業場を**指定作業場**といいます。**指定作業場**では、**自社で測定を行う場合**は自社で使用する**作業環境測定士に実施させなければなりません**。また、自社で使用する作業環境測定士による作業環境測定を行うことができないときは、原則として作業環境測定機関に委託しなければなりません。

試験によく出る作業環境測定を行うべき作業場と測定内容・頻度・記録の保存期間は次のとおりとなります。

● 作業環境測定を行うべき主な作業場

作業場の種類			測定内容	測定頻度	記録の保存年
①		土石、岩石、鉱物、金属または炭素の粉じんを著しく発散する一定の屋内作業場（**常時特定粉じん作業**が行われる屋内作業場）	粉じんの濃度、遊離けい酸含有率	6カ月以内ごとに1回	7年
2		暑熱、寒冷または多湿の屋内作業場のうち一定のもの	気温、湿度、輻射熱	半月以内ごとに1回	3年
3		著しい騒音を発する屋内作業場のうち一定のもの	等価騒音レベル	6カ月以内ごとに1回	3年
4	坑内の作業場	（1）気温が 28℃を超える作業場	気温	半月以内ごとに1回	3年
		（2）通気設備のある作業場	通気量	半月以内ごとに1回	3年
		（3）炭酸ガスが停滞する作業場	炭酸ガス	1カ月以内ごとに1回	3年
5		中央管理方式の空気調和設備を設けている建築物の室で、事務所の用に供されるもの	CO、CO_2、室温、外気温、相対湿度	2カ月以内ごとに1回	3年
⑥		放射線業務を行う作業場のうち一定のもの＊1	空気中の放射性物質濃度	1カ月以内ごとに1回	5年
⑦		特定化学物質（第1類・第2類）を製造し、または取り扱う屋内作業場	第1類または第2類物質の空気中濃度	6カ月以内ごとに1回	3年（特定のものについては 30 年）
		石綿等を取り扱い、もしくは試験研究のため製造する屋内作業場または石綿分析用試料等を製造する屋内作業場等	空気中の石綿濃度	6カ月以内ごとに1回	40年
⑧		一定の鉛業務を行う屋内作業場	空気中の鉛濃度	1年以内ごとに1回	3年
9		酸素欠乏危険場所において作業を行う場合の当該作業場	酸素濃度、硫化水素濃度	作業開始前ごと	3年
⑩		有機溶剤（第1種・第2種）を製造し、または取り扱う屋内作業場	第1種または第2種有機溶剤の濃度	6カ月以内ごとに1回	3年

（注）作業場の種類の欄の○印を付した番号の作業場は**指定作業場**のことである。

補足

＊1
放射性物質取扱作業室がよく出題される。

2 一般健康診断 1種 A 2種 A

1．定期健康診断

事業者は、常時使用する労働者に対し、**1年以内ごとに1回**、定期に、**医師による健康診断を行わなければなりません**。健康診断項目は、次のとおりです。

① **既往歴および業務歴の調査**
② **自覚症状および他覚症状の有無の検査**
③ 身長、体重、腹囲、視力および聴力（**1,000 ヘルツおよび 4,000 ヘルツ**の音に係る聴力をいう）の検査
④ 胸部エックス線検査および喀痰《かくたん》検査
⑤ **血圧の測定**
⑥ 貧血検査（血色素《けっしきそ》量および赤血球数の検査）
⑦ 肝機能検査（GOT、GPT および γ-GTP の検査）
⑧ 血中脂質検査（LDL コレステロール、HDL コレステロールおよび血清トリグリセライドの量の検査）
⑨ 血糖検査
⑩ **尿検査（尿中の糖および蛋《たん》白の有無の検査）**
⑪ 心電図検査

健康診断項目のうち、医師が必要でないと認めるときは、上記検査項目のうち③[＊2]④⑥～⑨⑪については、省略することができます。つまり、**① 既往歴および業務歴の調査**、**② 自覚症状および他覚症状の有無の検査**、**⑤ 血圧の測定**、**⑩ 尿検査**の4つについては、医師の判断で省略できないということです。

2. 特定業務従事者の健康診断

定期健康診断は1年以内ごとに1回が原則ですが、**深夜業を含む一定の有害業務**に常時従事するものについては、健康への影響を考慮して、当該業務への**配置替えの際**および**6カ月以内ごとに1回**、定期に、医師による健康診断を行わなければならないとされています。健康診断項目は、定期健康診断における診断項目と一緒ですが、**胸部エックス線検査**と喀痰検査の項目については、**1年以内ごとに1回**、定期に、行えば足ります。

3. 雇入れ時の健康診断

事業者は、常時使用する**労働者を雇い入れるとき**は、その労働者に対し、**医師による健康診断を行わなければなりません**。健康診断項目は、定期健康診断における診断項目とほぼ同じですが、喀痰検査が含まれていません。

もっとも、医師による健康診断を受けた後、**3カ月を経過しな**

補足
＊2 たとえば、20歳以上の者の身長の検査は、医師が必要でないと認めるときは省略することができる。なお、聴力の検査は、45歳未満の者（35歳および40歳の者を除く）については、医師が適当と認める聴力（1,000Hz または 4,000Hz の音に係る聴力を除く）の検査に代えることができる。

医師の判断による省略基準については、P333 の参考資料に掲載しています。

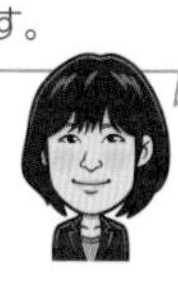

ポイント講義
雇入れ時の健康診断には、健康診断項目について、医師の判断による省略基準はありません。

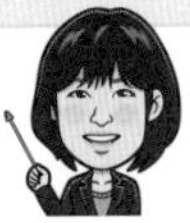

い者を雇い入れる場合において、健康診断の結果を証明する書面の提出があったときは、その健康診断の項目に相当する雇入れ時の健康診断の項目を省略することができます。

4．海外派遣労働者の健康診断

事業者は、労働者を**海外に6カ月以上派遣**しようとするときは、**あらかじめ**、当該労働者に対し、**医師による健康診断**を行わなければなりません。また、海外に**6カ月以上派遣した労働者を国内における業務に就かせるとき**は、**一時的な就業の場合を除いて**、その労働者に対して、**医師による健康診断**を行わなければなりません。

3 健康診断を行うべき有害業務 1種 A 害

1．特殊健康診断

事業者は、一定の有害業務に常時従事する労働者に対し、医師による特別の項目についての健康診断を行わなくてはなりません。特殊健康診断を行ったときは、健康診断個人票を作成し、一定期間保存しなければなりません。

特殊健康診断の対象業務と実施頻度、健康診断個人票の保存期間は以下のとおりです。

● **法令による特殊健康診断の対象業務と実施頻度**

種　類	対象業務	実施頻度	保存年数
じん肺健康診断	粉じん作業（じん肺法適用作業）	現在従事している労働者 じん肺管理区分１ →３年以内ごとに１回 じん肺管理区分２，３ →１年以内ごとに１回 過去に従事した経験のある労働者 じん肺管理区分２ →３年以内ごとに１回 じん肺管理区分３ →１年以内ごとに１回	７年
高気圧業務健康診断	高圧室内業務、潜水業務	６カ月以内ごとに１回	５年
電離放射線健康診断	原子炉の運転業務など放射線業務	６カ月以内ごとに１回	30年

種類	対象業務	実施頻度	保存年数
特定化学物質健康診断	特定化学物質第1類、第2類（一部を除く）を製造し、または取り扱う業務	6カ月(一部の検査は1年)以内ごとに1回[＊1]	5年（特別管理物質30年）
鉛健康診断	鉛業務	6カ月(一部の業務は1年)以内ごとに1回[＊1]	5年
有機溶剤等健康診断	有機溶剤業務（第3種はタンク等内部に限る）	6カ月以内ごとに1回[＊1]	5年
石綿健康診断	石綿粉じん発散場所での業務	6カ月以内ごとに1回	40年

また、健康診断項目は健康診断の種類ごとに定められており、主な診断項目は、以下のとおりです。

種類	主な健康診断項目
じん肺健康診断	胸部エックス線検査
高気圧業務健康診断	**四肢の運動機能検査、鼓膜および聴力の検査**、尿中の糖および蛋白の有無の検査、**肺活量の測定**、血圧の測定
電離放射線健康診断	**白血球数等、赤血球数等、白内障、皮膚の検査**
特定化学物質健康診断	作業条件の簡易な検査、尿中のマンデル酸などの総量の測定
鉛健康診断	作業条件の簡易な検査、血中の鉛量、**尿中のデルタアミノレブリン酸量**、赤血球中のプロトポルフィリン量の検査
有機溶剤等健康診断	作業条件の簡易な検査、尿中の代謝物量の検査[＊2]（例：**キシレン→メチル馬尿酸、トルエン→馬尿酸**）※、肝機能検査※、貧血検査※、眼底検査※ ※は一定の有機溶剤（含有物も含む）に限って実施
石綿健康診断	胸部エックス線検査

2. 歯科医師による健康診断

事業者は、**塩酸、硝酸、硫酸、亜硫酸、弗化水素、黄りん**その他歯またはその支持組織に有害な物のガス、蒸気または粉じんを発散する場所における業務に常時従事する労働者に対し、雇入れの際、当該業務への配置替えの際および当該業務についた後**6カ月以内ごとに1回**、定期に、**歯科医師による健康診断**を行わなければなりません。また、この結果を所轄労働基準監督署長に提出

補足

＊1
特定化学物質健康診断（特別管理物質等を除く）、鉛健康診断、有機溶剤等健康診断については、作業環境管理等が適切に実施されていて、その他所定の要件を満たした場合には、実施頻度を1年以内ごとに1回に緩和できる。なお、実施頻度の緩和は、労働者ごとに行う。

特殊健康診断は、それぞれ有害関係法令に規定されています。有害関係法令については、第10章で学習します。なお、酸素欠乏症等防止規則だけ、特殊健康診断の規定がありません。

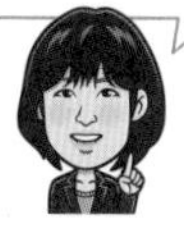

補足

＊2
尿中の代謝物量の検査は、前回の健康診断を起点とする過去3回の健康診断において、異常の所見がないなどの所定の要件を満たし、医師が必要でないと認めたときは省略できる。

しなければなりません[*1]。

補足

＊1 この報告は事業場の労働者数にかかわらず行う必要がある。

4 健康診断実施後の措置　1種 A　2種 A

1. 結果の記録

事業者は、**雇入れ時の健康診断**、**定期健康診断**、**特定業務従事者の健康診断**、**海外派遣労働者の健康診断**、歯科医師による健康診断などの健康診断等の結果に基づき、**健康診断個人票を作成**して、これを**5年間保存**しなければなりません。

ポイント講義

全ての健康診断において結果の記録・保存が必要です。雇入れ時の健康診断については、健康診断結果報告書を所轄労働基準監督署長に提出する義務はありません。

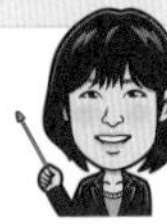

2. 医師等からの意見聴取

健康診断等の結果、異常の所見があると診断された労働者については、健康を保持するために必要な措置について、**健康診断実施日から3カ月以内**に、**医師等の意見を聴き**、その意見を健康診断個人票に記録しなければなりません。

3. 結果の通知

事業者は、健康診断を受けた労働者に対し、遅滞なく、健康診断の結果を通知しなければなりません。

4. 健康診断結果報告

常時50人以上の労働者を使用する事業者は、**定期健康診断**、**特定業務従事者の健康診断**を行ったときは、遅滞なく、**定期健康診断結果報告書**を**所轄労働基準監督署長に提出**しなければなりません。

補足

＊2 時間外・休日労働時間の算定期日1カ月以内に面接指導を受けた労働者その他これに類する労働者であって面接指導を受ける必要がないと医師が認めたものを除く。

用語

＊3 **面接指導**

問診その他の方法により心身の状況を把握し、これに応じて面接により必要な指導を行うことをいう。面接指導を行う医師として指定することのできる医師は、当該事業場の産業医に限られない。

これで得点UP!　**試験によく出る　定期健康診断と雇入れ時の健康診断の比較**

	定期健康診断	雇入れ時の健康診断
健診項目について医師の判断による省略基準	あり	なし
健康診断個人票の保存期間	5年	5年
健康診断結果報告書の提出	常時50人以上の労働者を使用する事業者にあり	なし

5 長時間労働者等に対する面接指導等　1種 A　2種 A

事業者は、労働時間の状況その他の事項が一定の要件に該当する労働者[＊2]に対して、医師による面接指導[＊3]を行わなければなりません。

1. 対象となる労働者[＊4]の要件

休憩時間を除き1週間当たり40時間**を超えて労働させた場合**における**その超えた時間**（時間外・休日労働時間）が1カ月当たり80時間を超え、かつ、疲労の蓄積が認められる者の**申し出に**より実施します。

なお、この「超えた時間（時間外・休日労働時間）」の算定は、毎月1回以上、一定の時期を定めて行い、算定の結果、1カ月当たり80時間を超えた労働者に対して事業者は、その超えた時間に関する情報を通知しなければなりません。

これで得点UP!　面接指導対象労働者の要件

原則：以下のすべてを満たしていること

① 休憩時間を除き1週間当たり40時間**を超えて労働させた場合**における**その超えた時間**（時間外・休日労働時間）が1カ月当たり80時間を超えていること

② 疲労の蓄積が認められること

③ 申し出があること

2. 実施方法

事業者は、原則として対象となる労働者から申し出があった場合には、遅滞なく面接指導を実施しなければなりません。また、産業医は、面接指導等の要件に該当する労働者に対して、申し出を行うよう勧奨することができます。

対象となる労働者の面接指導の実施にあたり、事業者は、タイムカードによる記録、パソコンなどの使用時間の記録等の客観的な方法その他の適切な方法により**労働者の労働時間の状況を把握**し、3年間保存しなければなりません[＊5]。

補足

＊4 ①研究開発業務に従事する労働者で、時間外・休日労働時間が1カ月当たり100時間を超えるもの、および②高度プロフェッショナル制度の対象となるものであって、その健康管理時間（対象労働者が事業場内にいた時間と事業場外において労働した時間の合計時間）が一定の時間を超えるものを除く。これらの労働者については、**申し出がなくても**、面接指導を行わなければならない。

欄外補足の①の労働者については時間外・休日労働時間が100時間以下であっても80時間を超えており、かつ疲労の蓄積が認められるときは、申し出により面接指導を行います。

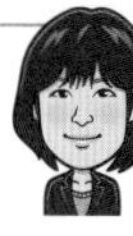

補足

＊5 ①研究開発業務に従事する労働者については、労働時間の状況の把握の対象となるが、②高度プロフェッショナル制度の対象となるものについては、対象とならない。

関係法令

面接指導を行う医師は、対象となる労働者の**勤務の状況、疲労の蓄積の状況**の他、**心身の状況**について確認を行います。

なお、労働者は、事業者の指定した医師による面接指導を希望しない場合は、他の医師の行う面接指導を受け、その結果を証明する書面を事業者に提出することができます。

3. 面接指導の結果の記録・医師の意見聴取等

事業者は、面接指導の結果に基づき、**その記録を作成し、5年間保存**しなければなりません。そして、この面接指導の結果に基づき、労働者の健康を保持するため必要な措置について、**面接指導が行われた後、遅滞なく、医師の意見を聴かなければなりません**。なお、面接指導の結果に基づく記録には、面接指導の実施年月日、面接指導を受けた**労働者の氏名**、面接指導を行った**医師の氏名**、労働者の**疲労の蓄積の状況**、面接指導の結果に基づき、労働者の健康を保持するために必要な措置について**医師から聴取した意見**などを記載しなければなりません。

また、必要があると認めるときは、対象となる労働者の実情を考慮して、就業場所の変更、作業の転換、労働時間の短縮、深夜業の回数の減少等の措置を講ずるほか、当該医師の意見の衛生委員会等への報告その他の適切な措置を講じなければなりません[*1]。

補足

＊1 ①研究開発業務に従事する労働者については、「作業の転換」を「職務内容の変更、有給休暇（労働基準法で定める年次有給休暇を除く）の付与」と、②高度プロフェッショナル制度の対象となるものについては、「就業場所の変更、作業の転換、労働時間の短縮、深夜業の回数の減少等」を「職務内容の変更、有給休暇（労働基準法で定める年次有給休暇を除く）の付与、健康管理時間が短縮されるための配慮等」と読み替える。

● 長時間労働による面接指導の流れ（原則の場合）

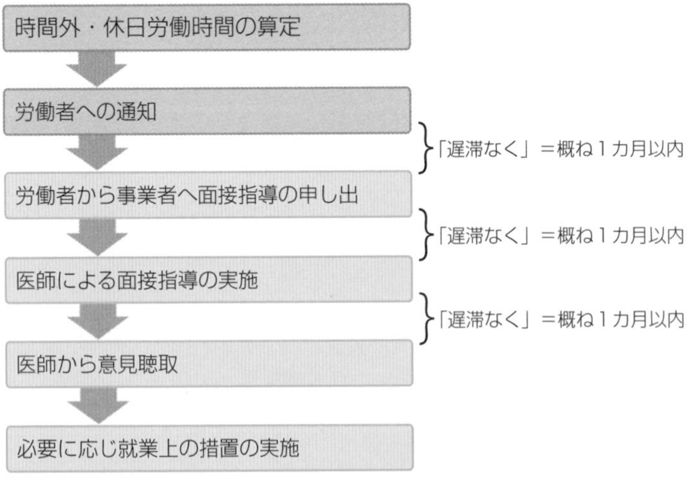

6 ストレスチェック制度 1種 A 2種 A

1. ストレスチェックの実施

(1) 実施方法

事業者は、常時使用する労働者に対して、**1年以内ごとに1回**、定期に、ストレスチェック＊2の実施をしなければならないと定められています。

(2) 結果の通知

ストレスチェック結果は、遅滞なく、実施者から**労働者に対し直接通知**されます。また、ストレスチェック結果を事業者に提供する場合には、労働者の同意を得なければなりません。もっとも、労働者が、事業者に対して面接指導の申し出を行った場合には、その申し出をもってストレスチェック結果の事業者への提供に同意がなされたものとみなして差し支えないとされています。

(3) 結果の記録・保存

労働者の同意を得て、実施者＊3から当該労働者のストレスチェック結果の提供を受けた場合には、事業者は、当該結果の記録を作成して、これを**5年間保存**しなければなりません。

2. 面接指導の実施

(1) 面接指導対象者の要件

面接指導の対象となるのは、ストレスチェック結果の通知を受けた労働者のうち、ストレスチェックの結果、**心理的な負担の程度が高い者であって、面接指導を受ける必要があると実施者が認めたもの**です。

(2) 面接指導の実施方法等

事業者は、上記の要件に該当する**労働者が**医師による面接指導を受けることを希望する旨を**申し出たとき**は、当該申出をした労働者に対し、**遅滞なく**、**医師による面接指導を行わなければなりません**。

(3) 面接指導の結果の記録・医師の意見聴取

事業者は、面接指導の結果に基づき、当該**面接指導の結果の記録を作成**して、これを**5年間保存**しなければなりません。そして、この面接指導の結果に基づいて、当該労働者の健康を保持するた

ポイント講義

常時使用する労働者数が**50人未満の小規模事業場**においては、**当分の間**、ストレスチェックの実施は**努力義務**とされています。

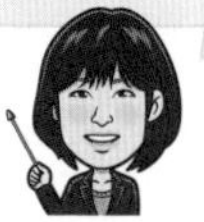

用語

＊2 **ストレスチェック**
心理的な負担の程度を把握するための検査。

補足

＊3 実施者は、①医師、②保健師、③厚生労働大臣が定める研修を修了した歯科医師、**看護師**、**精神保健福祉士**、公認心理師。

ストレスチェック制度の手順は、P334の参考資料に掲載しています。

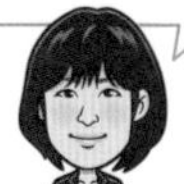

めに必要な措置について、遅滞なく、医師の意見を聴かなければなりません。

常時 50 人以上の労働者を使用する事業者は、1年以内ごとに1回、定期に、ストレスチェック結果等報告書を所轄労働基準監督署長に提出しなければなりません。

必要があると認めるときは、当該労働者の実情を考慮して、就業場所の変更、作業の転換、労働時間の短縮、深夜業の回数の減少等の措置を講ずるほか、当該医師の意見の衛生委員会等への報告その他の適切な措置を講じなければなりません。

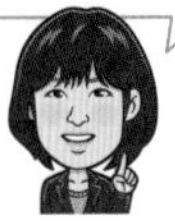

7 健康管理手帳 1種 B 害

がんその他の重度の健康障害を生ずるおそれのある有害業務で、政令で定めるものに従事していた者のうち、一定の要件に該当する者に対して、離職の際にまたは離職の後に、その業務に係る健康管理手帳が交付されます。健康管理手帳は、都道府県労働局長から交付されます。健康管理手帳を所持していると、健康診断に関し、政府によって必要な措置が行われます。

健康管理手帳の交付対象となる業務とその要件は以下のとおりです。

ポイント講義

健康管理手帳の交付対象とならない業務（ひっかけ選択肢）として、出題された主なものに以下のものがあります。

- 水銀を取り扱う業務
- 硝酸を取り扱う業務
- 鉛化合物を製造する業務
- メタノールを取り扱う業務

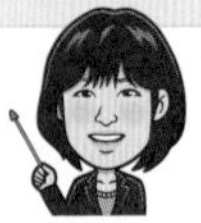

● 試験によく出る　健康管理手帳の交付要件

対象となる業務	交付要件
ベーターナフチルアミンを取り扱う業務	3カ月以上従事した者
ジアニシジンを取り扱う業務	3カ月以上従事した者
ビス（クロロメチル）エーテルを製造しまたは取り扱う業務	3年以上従事した者
塩化ビニルを重合する業務	4年以上従事した者
石綿等の製造または取扱いに伴い石綿の粉じんを発散する場所における業務	石綿等が吹き付けられた建築物の解体の作業に1年以上従事した者で、初めて石綿等の粉じんにばく露した日から 10 年以上経過しているもの
粉じん作業に係る業務	粉じん作業に従事した者で、じん肺管理区分が**管理 2**または**管理 3**の者

健康管理手帳の交付要件の詳しい内容は、P335 の参考資料に掲載しています。

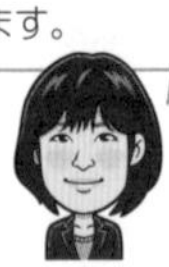

チャレンジ! チェック問題

第1種・第2種 できたらチェック

□ 1 雇入時の健康診断の項目のうち、聴力の検査は、1,000 Hｚ及び 4,000 Hｚの音について行わなければならない。 R5.10-23 R5.10-4

□ 2 雇入時の健康診断では、40 歳未満の者について医師が必要でないと認めるときは、貧血検査、肝機能検査等一定の検査項目を省略することができる。 R4.4-23 R4.4-4

□ 3 事業場において実施した雇入時の健康診断の項目に異常の所見があると診断された労働者については、その結果に基づき、健康を保持するために必要な措置について、健康診断が行われた日から 3 か月以内に、医師の意見を聴かなければならない。 R4.4-23 R4.4-4

□ 4 雇入時の健康診断の結果に基づき、健康診断個人票を作成して、これを 5 年間保存しなければならない。 R4.4-23 R4.4-4

□ 5 雇入時の健康診断の結果については、その対象労働者数が 50 人以上となるときには、事業場の規模にかかわらず、所轄労働基準監督署長に報告しなければならない。 H30.4-23 H30.4-4

□ 6 深夜業を含む業務に常時従事する労働者に対し、6か月以内ごとに1回、定期に、健康診断を行っているが、胸部エックス線検査については、1年以内ごとに1回、定期に、行っていることは、法令に違反していない。 R2.10-22 R2.10-3

□ 7 事業者は、面接指導の結果に基づき、当該労働者の健康を保持するため必要な措置について、面接指導が行われた日から3か月以内に、医師の意見を聴かなければならない。 R5.10-25 R5.10-7

□ 8 面接指導を行う医師として事業者が指名することができる医師は、当該事業場の産業医に限られる。 R5.4-24 R5.4-5

□ 9 事業者は、医師による面接指導の結果に基づき、当該面接指導の結果の記録を作成して、これを 3 年間保存しなければならない。 R4.4-25 R4.4-7

□ 10 事業者は、ストレスチェックの結果、心理的な負担の程度が高い労働者全員に対し、医師による面接指導を行わなければならない。 R3.10-24 R3.10-5

［解答］ 1. ○／ 2. ×雇入れ時の健康診断における診断項目には、医師の判断による省略はない。／ 3. ○／ 4. ○／ 5. ×雇入れ時の健康診断には、所轄労働基準監督署長への報告義務はない。／ 6. ○／ 7. ×遅滞なく、医師の意見を聴かなければならない。／ 8. ×当該事業場の産業医に限られない。／ 9. ×5年間保存しなければならない。／ 10. ×ストレスチェックの結果、心理的な負担の程度が高い者であって、面接指導を受ける必要があるとストレスチェックを行った医師等が認めたものが、医師による面接指導を受けることを希望する旨を申し出たときに行う。

第1種　できたらチェック

□ 1	鉛蓄電池を製造する工程において鉛等を加工する業務を行う屋内作業場における空気中の鉛の濃度の測定の頻度は、1年以内ごとに1回である。 R4.10-3 害
□ 2	非密封の放射性物質を取り扱う作業室における空気中の放射性物質の濃度の測定の頻度は、6か月以内ごとに1回である。 H29.10-7 害
□ 3	多量のドライアイスを取り扱う業務を行う屋内作業場における気温及び湿度の測定の頻度は、1か月以内ごとに1回である。 R3.4-3 害
□ 4	通気設備が設けられている坑内の作業場における通気量の測定の頻度は、1か月以内ごとに1回である。 R4.10-3 害
□ 5	黄りんのガス、蒸気又は粉じんを発散する場所における業務に常時従事する労働者に対し、法令に基づき、定期に、歯科医師による健康診断を行わなければならない。 H25.10-9 害
□ 6	水銀を取り扱う業務に3年以上従事した者は、離職の際に又は離職の後に、法令に基づく健康管理手帳の交付対象となる。 H28.4-7 害
□ 7	有機溶剤業務に常時従事する労働者に対して特別の項目について行う健康診断の項目の一部として、尿中のデルタアミノレブリン酸の量の検査がある。 R4.4-9 害
□ 8	鉛業務に常時従事する労働者に対して特別の項目について行う健康診断の項目の一部として、尿中のマンデル酸の量の検査がある。 R4.4-9 害
□ 9	潜水業務に常時従事する労働者に対して特別の項目について行う健康診断の項目の一部として、四肢の運動機能の検査がある。 R4.4-9 害

［解答］ **1.** ○／ **2.** ×1カ月以内ごとに1回である。／ **3.** ×半月以内ごとに1回である。／ **4.** ×半月以内ごとに1回である。／ **5.** ○／ **6.** ×水銀を取り扱う業務は、健康管理手帳の交付対象業務となっていない。／ **7.** ×有機溶剤業務の特殊健康診断の項目に尿中のデルタアミノレブリン酸の量の検査はない。なお、有機則においては、作業条件の簡易な検査、有機溶剤の種類に応じて行う尿中の代謝物量の検査などが診断項目として定められている。／ **8.** ×鉛業務の特殊健康診断の項目として、尿中のマンデル酸の量の検査はない。なお、鉛則では、尿中のデルタアミノレブリン酸の量の検査のほかに、作業条件の簡易な検査、血液中の鉛の量の検査などが診断項目として定められている。／ **9.** ○

第10章
労働衛生関係法令

第10章
LESSON 1

有機溶剤中毒予防規則 有害

学習のPOINT　第10章の中では、最も多く出題実績があります。第1種から第3種で規制のレベルが異なる点に注意しながら、ポイントを押さえましょう。

1 有機溶剤とは　1種 C　害

有機溶剤は、塗装、洗浄、印刷等の作業で、溶剤として幅広く使用されています。有機溶剤中毒予防規則（＝有機則）で規制の対象となるのは、有機溶剤または**有機溶剤含有物**（有機溶剤を全重量の**5%を超えて含有**するもの）です。これらを**有機溶剤等**といいます。

有機溶剤は第1種、第2種、第3種に区分されます。主な溶剤は以下のとおりです。

有機溶剤業務を行っていても許容消費量を超えなければ、有機則の一部が適用されません。また、過去3年間に化学物質等による死傷災害（休業4日以上）が発生していないなど、一定の条件に該当すると所轄都道府県労働局長が認定したときも有機則の一部が適用されません。

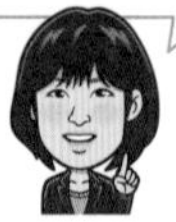

● 有機溶剤の区分と主な溶剤

第1種有機溶剤	① 1,2－ジクロルエチレン ② 二硫化炭素
第2種有機溶剤	① アセトン ② キシレン ③ 酢酸エチル ④ 酢酸メチル ⑤ トルエン ⑥ ノルマルヘキサン ⑦ メタノール　など
第3種有機溶剤	① ガソリン ② コールタールナフサ ③ 石油エーテル ④ 石油ナフサ ⑤ 石油ベンジン ⑥ テレビン油 ⑦ ミネラルスピリット

2 取扱いに関する規定　1種 A　害

1. 取り扱う場所の設備

屋内作業場等において、有機溶剤業務に労働者を従事させるときは、有機溶剤業務を行う作業場所に、以下の区分にしたがって、有機溶剤の蒸気の発散源を**密閉する設備（密閉設備）、局所排気装置、プッシュプル型換気装置または全体換気装置**を設けなければなりません。

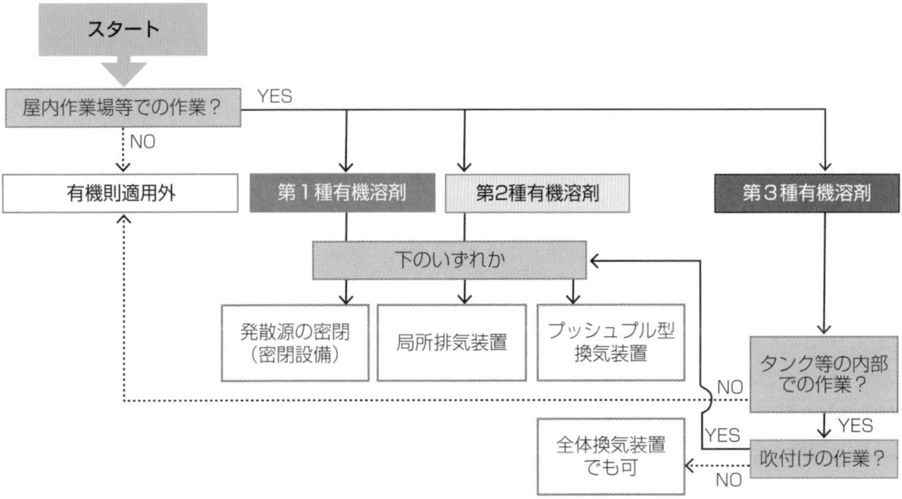

● **設備の設置（ざっくりとした覚え方）**

原則	例外
密閉設備、 局所排気装置またはプッシュプル型換気装置	**タンク等内部の第３種（吹付けの作業以外）は全体換気装置でも可能** **※防毒マスクの着用必要**

2. 局所排気装置等の性能等

局所排気装置等については、適正な機能を維持するため次のような基準が設けられています。

（1）排気口

- 局所排気装置、プッシュプル型換気装置、全体換気装置等の排気口は直接外気に向かって開放しなければならない。
- 空気清浄装置のない屋内作業場に設けた局所排気装置、プッシュプル型換気装置等の**排気口の高さ**は、原則として、**屋根から 1.5m 以上**としなければならない。

ポイント講義

作業場所に設置した局所排気装置で空気清浄装置を設けていないものの排気口の高さを、屋根から2mとしていることは、有機則に規定されている「屋根から1.5m以上」との基準を満たしているので、有機則に違反しません。

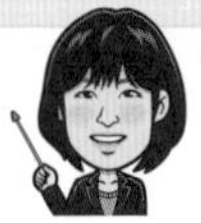

● 排気口の高さ

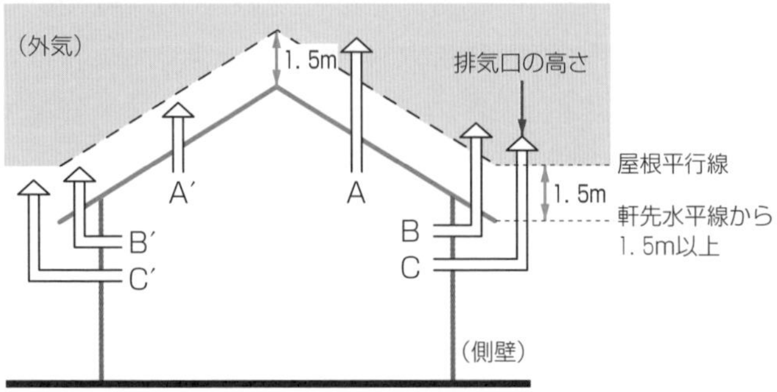

A、B、Cはいずれも屋根から1. 5m以上で可
A′、B′、C′はいずれも不可
＊屋根から1. 5m以上とは、屋根から垂直に1. 5m上に引いた屋根との平行線より上であることをいいます。
＊排気口を側壁から出す場合においては、軒先から1. 5m上に引いた水平線より上であることをいいます。

（2）制御風速

局所排気装置の制御風速は表のように定められています。

● 局所排気装置の制御風速

型式		制御風速（m/秒）
囲い式フード		0. 4
外付け式フード	側方吸引型	0. 5
	下方吸引型	0. 5
	上方吸引型	1. 0

3. 作業主任者の選任

屋内作業場等において有機溶剤等を製造し、または取り扱う作業については、試験または研究の業務を行う場合を除いて、**有機溶剤作業主任者技能講習を修了した者**のうちから、**有機溶剤作業主任者を選任**しなければなりません。

ポイント講義

第1種・第2種有機溶剤等を製造し、または取り扱う作業だけでなく、第3種有機溶剤等を製造し、または取り扱う作業でも作業主任者の選任が必要です。

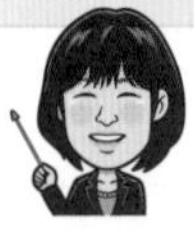

4. 定期自主検査

局所排気装置と**プッシュプル型換気装置**については、1年を超える期間使用しない場合を除き、**1年以内ごとに1回**、定期自主検査を行わなければなりません。また、定期自主検査を行ったときは、その結果等一定の事項を記録して、これを**3年間保存**しなければなりません。

5. 掲示について

有機溶剤業務を行う屋内作業場等には、**労働者の見やすい場所**に次の事項を**掲示**しなければなりません。

- 有機溶剤が人体に及ぼす作用
- 取扱い上の注意事項
- 中毒発生時の応急処置

6. 有機溶剤等の区分の表示

屋内作業場等において有機溶剤業務を行うときは、労働者にわかりやすいように、その区分に応じ**色分けおよび色分け以外の方法により表示**しなければならないことになっています。

	第１種	第２種	第３種
区分表示	赤	黄	青

7. 作業環境測定

第１種有機溶剤等、**第２種有機溶剤等**に係る有機溶剤業務を行う屋内作業場では、**６カ月以内ごとに１回**、空気中の有機溶剤の濃度を定期的に測定し、その記録を**３年間保存**しなければなりません。

8. 特殊健康診断（有機溶剤等健康診断）

第１種有機溶剤等、**第２種有機溶剤等**に係る有機溶剤業務を行う屋内作業場（**第３種有機溶剤等**に係る業務については**タンクなどの内部における業務に限る**）では、**雇入れ**の際、**配置替え**の際および原則として、**６カ月以内ごとに１回**、定期に所定の項目についての健康診断を行い、その結果に基づき健康診断個人票を作成し、**５年間保存**しなければなりません。

事業者は**有機溶剤等健康診断結果報告書（定期のものに限る）**を**所轄労働基準監督署長に提出**しなければなりません。

9. 保護具

① 送気マスクの使用

以下の業務に労働者を従事させるときは、労働者に**送気マスクを使用させなければなりません**。

- **有機溶剤等を入れたことのあるタンクで有機溶剤の蒸気が発散するおそれのあるものの内部における業務**

関係法令

ポイント講義

色分けおよび色分け以外の方法により表示しなければならないので、たとえば、「赤色」と「「第１種有機溶剤等」の文字」の両方の方法で表示します。

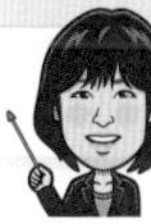

ポイント講義

第３種有機溶剤に係る有機溶剤業務を行う屋内作業場について、作業環境測定は規定されていません。なお、有機溶剤（第１種・第２種）業務を行う屋内作業場は指定作業場にあたりますので、自社で測定を行う場合は使用する作業環境測定士に実施させなければなりません。

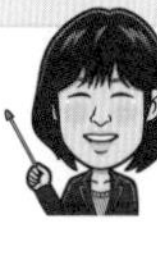

- 有機溶剤業務に要する時間が短時間であり、かつ、有機溶剤の蒸気の発散源を密閉する設備（密閉設備）、局所排気装置、プッシュプル型換気装置および全体換気装置を設けないで行うタンク等の内部における業務

② 送気マスクまたは有機ガス用防毒マスクの使用

以下の業務に労働者を従事させるときは、労働者に**送気マスクまたは有機ガス用防毒マスクを使用させなければなりません。**

- **全体換気装置を設けたタンク等の内部における第３種有機溶剤等に係る有機溶剤業務（吹付けによる有機溶剤業務を除く）**
- 有機溶剤の蒸気の発散源を密閉する設備（密閉設備）、**局所排気装置**および**プッシュプル型換気装置**を**設けない**で臨時に行うタンク等の内部における業務　等

10. 有機溶剤の空容器

有機溶剤等を入れてあった空容器で有機溶剤の蒸気が発散するおそれのあるものについては、その容器を密閉するか、屋外の一定の場所に集積しておかなければなりません。

これで得点UP!　試験によく出る　有機則のざっくりとしたまとめ

	第１種	第２種	第3種
区分表示	赤	黄	青
作業主任者の選任	○		
作業環境測定	○		×
特殊健康診断 （有機溶剤等健康診断）	○		タンク等内部のみ ○

※ ○義務あり／×義務なし

チャレンジ! チェック問題

第1種 できたらチェック

□ 1 有機溶剤含有物とは、有機溶剤と有機溶剤以外の物との混合物で、有機溶剤を当該混合物の重量の10%を超えて含有するものをいう。 H26.10-7 害

□ 2 屋内作業場で、第二種有機溶剤等が付着している物の乾燥の業務に労働者を従事させるとき、その作業場所の空気清浄装置を設けていない局所排気装置の排気口で、厚生労働大臣が定める濃度以上の有機溶剤を排出するものの高さを、屋根から2mとしていることは、法令に違反する。 R4-10-9 害

□ 3 屋内作業場で、第二種有機溶剤等が付着している物の乾燥の業務に労働者を従事させるとき、その作業場所に最大0.4m/sの制御風速を出し得る能力を有する側方吸引型外付け式フードの局所排気装置を設け、かつ、作業に従事する労働者に有機ガス用防毒マスクを使用させていることは、法令に違反する。 R5-10-6 害

□ 4 屋内作業場において、第二種有機溶剤等を使用して常時洗浄作業を行う場合に、第一種衛生管理者免許を有する者のうちから有機溶剤作業主任者を選任する。 R1.10-6 害

□ 5 屋内作業場において、第二種有機溶剤等を使用して常時洗浄作業を行う場合、作業場所に設けたプッシュプル型換気装置について、1年を超える期間使用しない場合を除き、1年以内ごとに1回、定期に、自主検査を行う。 R2.4-5 害

□ 6 屋内作業場において、第二種有機溶剤等を使用して常時洗浄作業を行う場合、作業中の労働者が有機溶剤等の区分を容易に知ることができるよう容器に赤色の表示をする。 R2.4-5 害

□ 7 第三種有機溶剤等を用いて払しょくの業務を行う屋内作業場について、定期に、当該有機溶剤の濃度を測定していないことは、法令に違反する。 R4.10-9 害

□ 8 屋内作業場において、第二種有機溶剤等を使用して常時洗浄作業を行う場合において、作業に常時従事する労働者に対し、6か月以内ごとに1回、定期に、特別の項目について医師による健康診断を行い、その結果に基づき作成した有機溶剤等健康診断個人票を3年間保存する。 R5.4-5 害

□ 9 有機溶剤等を入れたことのあるタンクで有機溶剤の蒸気が発散するおそれのあるものの内部における業務に労働者を従事させるときは、当該労働者に送気マスクを使用させなければならない。 H26.10-7 害

[解答] **1.** ×5%を超えて含有するものをいう。/ **2.** ×局所排気装置の排気口の高さは屋根から1.5m以上としなければならないところ、設問の排気口の高さを、屋根から2mとしていることは、この要件を満たしている。したがって、法令に違反していない。/ **3.** ○外付け式フードの場合、側方吸引型で0.5m/sの制御風速を出し得る能力を有するものでなければならない。/ **4.** ×有機溶剤作業主任者技能講習を修了した者のうちから、有機溶剤作業主任者を選任しなければならない。/ **5.** ○/ **6.** ×黄色の表示をする。/ **7.** ×第三種有機溶剤等を用いて払しょくの業務を行う屋内作業場については、定期の有機溶剤濃度の測定は義務付けられていない。/ **8.** ×5年間保存する。/ **9.** ○

第10章 LESSON 2

特定化学物質障害予防規則 有害

学習のPOINT
化学物質名が多く出てくるレッスンです。すべての物質名を覚えることはできませんから、頻出のものだけ、覚えましょう。難しい内容が多いですから、深入りしすぎないように。

1 特定化学物質障害予防規則の定義 1種 C 害

第1類物質、第2類物質、第3類物質の分類は、P336～337の参考資料に掲載しています。

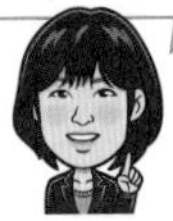

特定化学物質障害予防規則（＝特化則）では、特定化学物質を第1類物質、第2類物質、第3類物質に区分しています。さらに第2類物質については、管理第2類物質、特定第2類物質、オーラミン等、特別有機溶剤等に分類しています。

また、第1類、第2類のなかで疫学調査の結果、人体に対する発がん性が明らかで、遅発性効果の健康障害を与え、治癒[＊1]が著しく困難な疾病を引き起こす化学物質を**特別管理物質**としています。

用語
＊1 **治癒**
病気やけがが治ること。

2 特定化学物質取扱いに関する規定 1種 C 害

特定化学物質のうち、特に第1類物質および第2類物質については、製造や取扱いに関する規定が設けられています。その概要は以下のとおりです。

ポイント講義
第1類物質は、P233に掲載している安衛法の製造許可物質に該当します。第1類物質を製造しようとする者は、あらかじめ、物質ごとに、かつ、当該物質を製造するプラントごとに厚生労働大臣の許可を受けなければなりません。

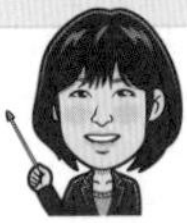

1. 特定化学物質を取り扱う場所の設備

(1) 第1類物質の取扱いに係る設備

原則として、労働者に第1類物質の容器への出し入れ、反応槽《そう》に投入するなどの作業を行わせるときは、発散源を密閉する設備（**密閉設備**）、**囲い式フード**の**局所排気装置**または**プッシュプル型換気装置**を設けなくてはなりません。

(2) 局所排気装置の要件

局所排気装置については、定められた構造であるほか、厚生労働大臣が定める性能を有するものでなければなりません。

2. 用後処理

特化則には、特定化学物質が工場から排出される際の処理として、除じん、排ガス処理、排液処理および残さい物処理、ぼろ等の処理に関して次の規定があります。

(1) 除じん

①第2類物質の粉じんを含有する気体を排出する製造設備の排気筒、②第1類物質または第2類物質の粉じんを含有する気体を排出する局所排気装置またはプッシュプル型換気装置には、粉じんの粒径に応じて有効な方式の除じん装置を設け、有効に稼働させなければなりません。

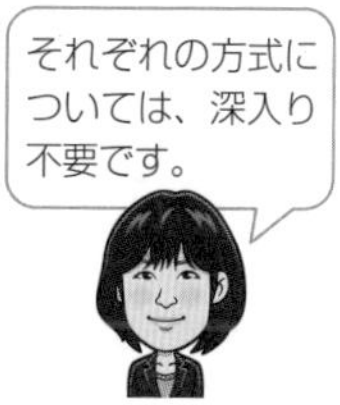

● 除じん装置の除じん方式

粒径（μm）	方式
5未満	ろ過、電気
5以上20未満	ろ過、電気、スクラバ
20以上	ろ過、電気、スクラバ、マルチサイクロン

(2) 排ガス処理

弗化水素、**硫化水素**、硫酸ジメチルなどのガスまたは蒸気を排出する製造設備の排気筒、局所排気装置またはプッシュプル型換気装置には、種類に応じて有効な方式の排ガス処理装置を設けなければなりません。

● 排ガス処理装置の処理方式

物質	方式
硫酸ジメチル	吸収、直接燃焼
弗化水素	吸収、吸着
硫化水素	吸収、酸化・還元

(3) 排液処理

アルキル水銀化合物、塩酸、硝酸、シアン化カリウム、**シアン化ナトリウム**、ペンタクロルフェノールおよびそのナトリウム塩、**硫酸**、硫化ナトリウムを含む排液については、種類に応じて有効な方式の**排液処理装置**を設け、有効に稼働させなければなりません。

● 排液処理装置の処理方式

物質	方式
アルキル水銀化合物、硫化ナトリウム	酸化・還元
塩酸、硝酸、硫酸	中和
シアン化カリウム、シアン化ナトリウム	酸化・還元、活性汚泥
ペンタクロルフェノール	凝集沈でん

(4) 残さい物・ぼろ等の処理

アルキル水銀化合物を含有する残さい物については、除毒した後でなければ、廃棄してはなりません。

また、特定化学物質により汚染されたぼろ、紙くずなどについては、ふたまたは栓をした不浸透性の容器に納めておくなどの措置を講じなければなりません。

3. 管理関係

第1類物質と第2類物質（一部の物質を除く）と第3類物質等を取り扱う業務のうち、一定のものを製造または取り扱う作業場では関係者以外の者の立ち入りが禁止されています。また、その旨を見やすい箇所に表示しなければなりません。

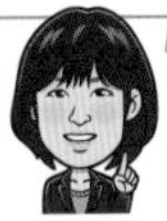

(1) 作業環境測定

コークス炉上、コークス炉に接してコークス製造の作業を行う作業場を含む**第1類物質**もしくは**第2類物質**を製造し、または取り扱う屋内作業場については、**6カ月以内ごとに1回**、定期的に、特定化学物質の空気中における濃度を測定し、この記録を**3年間保存**しなければなりません。

また、**特別管理物質**（塩化ビニル、クロム酸など）の作業環境測定結果の記録については、**30年間保存**しなければなりません。

(2) 休憩室・喫煙の禁止

第1類物質または第2類物質（一部の物質を除く）を製造し、または取り扱う作業に労働者を従事させるときは、**作業場以外の場所**に**休憩室**を設けなければなりません。また、作業場での**喫煙、飲食は禁止**されており、その旨を作業場の見やすいところに表示しなければなりません。

(3) 作業の記録

特別管理物質を製造し、または取り扱う作業場において常時作業に従事する労働者について、1カ月を超えない期間ごとに以下の事項を**記録**し、これを**30年間保存**しなければなりません。

① 労働者の氏名

② 作業の概要および作業従事期間

③ 特別管理物質の汚染概要および応急措置の概要

(4) 特殊健康診断(特定化学物質健康診断)

健康診断の概要を次表に示します。

対象	時期	備考
①**第１類物質**または**第２類物質**(一部の物質を除く)の製造または取扱いの作業、②製造禁止物質を試験研究のため製造または使用する業務に常時従事する労働者	●雇入れの際 ●配置替えの際 ●原則として、**6カ月以内**(一部の検査は１年以内)**ごと**に１回、定期	●一定項目の健康診断を行わなければならない ●健康診断個人票を作成し**５年間**(**特別管理物質については30年間**)**保存** ●労働者に対し遅滞なく、健康診断の結果を通知しなければならない ●**特定化学物質健康診断結果報告書**(**定期のものに限る**)を**所轄労働基準監督署長に提出**しなければならない
以前その事業場において一定の有害業務に従事させたことのある労働者 〈代表的なもの〉 ●ベンジジンおよびその塩 ●ビス(クロロメチル)エーテル ●ベーターナフチルアミンおよびその塩	●６カ月以内(一部の検査は１年以内)ごとに１回、定期	

4. 報告関係

特別管理物質を製造し、または取り扱う**事業を廃止**しようとするときは、特別管理物質等関係記録等報告書に次のものまたはこれらの写しを添えて、所轄労働基準監督署長に**提出**しなければなりません。

① **作業環境測定の記録**

② **作業の記録(労働者の氏名、作業の概要および従事期間等)**

③ **特定化学物質健康診断個人票**

関係法令

チャレンジ！チェック問題

第1種　できたらチェック

☐ **1**　第一類物質を製造しようとする者は、あらかじめ、物質ごとに、かつ、当該物質を製造するプラントごとに厚生労働大臣の許可を受けなければならない。 H30.4-3 害

☐ **2**　特定化学物質障害予防規則には、特定化学物質の用後処理として、除じん、排ガス処理、排液処理、残さい物処理及びぼろ等の処理の規定がある。その中の排液処理については、シアン化ナトリウムの場合には、酸化・還元方式若しくは活性汚泥方式による排液処理装置又はこれらと同等以上の性能を有する排液処理装置を設けなければならないと規定されている。 H30.10-5 害

☐ **3**　第一類物質を取り扱う業務に常時従事する労働者に係る特定化学物質健康診断個人票を保存すべき期間は、５年である。 H30.4-3 害

☐ **4**　特別管理物質を製造する業務に常時従事する労働者に対し行った特定化学物質健康診断の結果に基づく特定化学物質健康診断個人票又はその写しは、事業を廃止しようとするとき、特別管理物質等関係記録等報告書に添えて、所轄労働基準監督署長に提出することが義務付けられている。 H27.10-4 害

[解答]　1. ○／2. ○／3. ×第１類物質のうち特別管理物質については30年間保存しなければならない。／4. ○

第10章
LESSON 3

酸素欠乏症等防止規則 有害

学習のPOINT 酸素欠乏危険作業は２種類あります。このうち、第２種酸素欠乏危険作業について、定義と酸素欠乏危険場所を中心に覚えましょう。防止措置は、頻出知識を整理して覚えましょう。

1 酸素欠乏症等防止規則の定義 1種 A 害

酸素欠乏症等防止規則（＝酸欠則）では、以下のように定義しています。

用語	定義
酸素欠乏	空気中の**酸素の濃度**が 18%未満である状態をいう。
酸素欠乏等	**空気中の酸素の濃度が** 18%未満である状態または空気中の**硫化水素の濃度**が 100 **万分の** 10（10ppm）**を超える**状態をいう。
酸素欠乏症	酸素欠乏の空気を吸入することにより生ずる症状が認められる状態をいう。
硫化水素中毒	硫化水素の濃度が 100 万分の 10（10ppm）を超える空気を吸入することにより生ずる症状が認められる状態をいう。
酸素欠乏症等	酸素欠乏症または硫化水素中毒をいう。
酸素欠乏危険作業	酸素欠乏危険場所における作業をいう。

酸素欠乏症等防止規則は、酸素欠乏症および硫化水素中毒の防止のために制定された省令です。

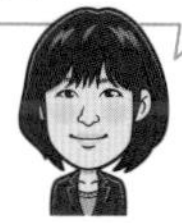

● 主な酸素欠乏危険場所

No.		酸素欠乏危険場所
1		腐泥層、**第一鉄塩類**または第一マンガン塩類を含有している地層などに接し、または通ずる井戸などの内部
2	1	ケーブル、ガス管その他地下に敷設されるものを収容するための暗きょ、マンホールまたはピットの内部
	2	雨水、河川の流水、または湧水が滞留しており、または滞留したことのある槽、暗きょ、マンホールまたはピットの内部
	③	**海水が滞留**しており、もしくは滞留したことのある熱交換器、管、**暗きょ**、マンホール、溝もしくはピット（以下「熱交換器等」という）または海水を相当期間入れてあり、もしくは入れたことのある熱交換器等の内部

第１種酸素欠乏危険作業では、酸素欠乏危険作業主任者技能講習または酸素欠乏・硫化水素危険作業主任者技能講習を修了した者のうちから、第２種酸素欠乏危険作業では酸素欠乏・硫化水素危険作業主任者技能講習を修了した者のうちから、酸素欠乏危険作業主任者を選任します。

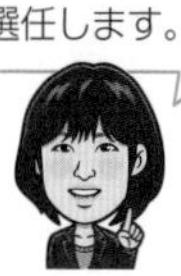

No.	酸素欠乏危険場所
3	**相当期間密閉されていた鋼製の**ボイラー、**タンク**、反応塔、船倉その他その内壁が酸化されやすい施設（その内壁がステンレス鋼製のものまたはその内壁の酸化を防止するために必要な措置が講ぜられているものを除く）**の内部**
4	石炭、亜炭、硫化鉱、鋼材、くず鉄、原木、チップ、乾性油、**魚油その他空気中の酸素を吸収する物質を入れてあるタンク**、船倉、ホッパーその他の貯蔵施設**の内部**
5	穀物もしくは飼料の貯蔵、**果菜の熟成**、種子の発芽またはきのこ類の栽培**のために使用している**サイロ、むろ、**倉庫**、船倉またはピットの内部
6	しょうゆ、**酒類**、もろみ、酵母その他発酵するものを入れてあり、または入れたことのあるタンク、むろまたは**醸造槽の内部**
⑦	**し尿**、**腐泥**、**汚水**、パルプ液**その他腐敗し、または分解しやすい物質を入れてあり**、または入れたことのあるタンク、船倉、槽、管、暗きょ、マンホール、溝またはピット**の内部**
8	**ドライアイス**を使用して冷蔵、冷凍または水セメントのあく抜きを行っている冷蔵庫、冷凍庫、保冷貨車、**保冷貨物自動車**、船倉または冷凍コンテナー**の内部**
9	ヘリウム、**アルゴン**などその他不活性の気体を入れてあり、または入れたことのあるボイラー、タンク、反応塔、船倉その他の施設の内部

（注）No. の欄に○印を付した場所は第２種酸素欠乏危険場所。

2 防止措置 1種 A 害

酸欠則では、作業を一般作業と特殊作業に分けて、事故防止措置を規定しています。

（1）一般的防止措置

① 作業環境測定

作業環境測定は、**作業開始前**に行います。第１種酸素欠乏危険作業では、空気中の**酸素濃度**、第２種酸素欠乏危険作業では、**酸素および硫化水素濃度**の測定[*1]を行い、その**記録を３年間保存**しなければなりません。

補足
＊1 気中濃度の測定は、酸素欠乏危険作業主任者が行う。

② 換気・保護具

酸素欠乏危険作業に労働者を従事させる場合は作業を行う場所について次の濃度を保つように換気しなければなりません。

作業の種類	換気
第１種酸素欠乏危険作業	●酸素濃度を18%以上に保つように換気する
第２種酸素欠乏危険作業	●酸素濃度を18%以上かつ、硫化水素濃度を10ppm以下に保つように換気する

ただし、爆発、酸化などを防止するため、**換気をすることができない場合**や**作業の性質上換気することが困難な場合**は、**同時に就業する労働者の人数と同数以上**の**空気呼吸器**、**酸素呼吸器**または**送気マスク**を**備え、労働者に使用させなければなりません。**

なお、**換気の際**には**純酸素を用いてはなりません。**

③ 保護具等（空気呼吸器等、要求性能墜落制止用器具等）の点検

作業開始前に点検し、異常があった場合は、ただちに補修し、または取り替えなければなりません。

④ 人員の点検

酸素欠乏危険作業に労働者を従事させるときは、当該場所への**入場および退場の際に人員を点検**しなければなりません。

⑤ 特別の教育

第１種酸素欠乏危険作業に係る業務に労働者を就かせるときは、ⅰ）酸素欠乏の発生の原因、ⅱ）酸素欠乏症の症状など、酸素欠乏症の防止に関し必要な事項について、特別の教育を行わなければなりません[＊2]。

⑥ 監視人等

酸素欠乏危険作業に労働者を従事させるときは、常時作業の状況を監視し、異常があったときにただちにその旨を酸素欠乏危険作業主任者およびその他の関係者に**通報する者**を置く等**異常を早期に把握するために必要な措置**を講じなければなりません。

⑦ 退避

酸素欠乏危険作業に労働者を従事させる場合で、当該作業を行う場所において**酸素欠乏等のおそれが生じたとき**は、**ただちに作業を中止し、労働者をその場所から退避させなければなりません。**[＊3]

⑧ 救出時の空気呼吸器等の使用

酸素欠乏症等にかかった労働者を酸素欠乏等の場所において救出する作業に労働者を従事させるときは、当該救出作業に従事する労働者に**空気呼吸器等を使用**させなければなりません。また、

補足

＊2 これら特別の教育の科目は、第２種酸素欠乏危険作業に係る業務について準用する。その場合、「酸素欠乏」は「酸素欠乏等」と、「酸素欠乏症」は「酸素欠乏症等」と読み替える。

補足

＊3 この場合において、酸素欠乏等のおそれがないことを確認するまでの間、その場所に特に指名した者以外の者が立ち入ることを禁止し、かつ、その旨を見やすい箇所に表示しなければなりません。

労働者は、空気呼吸器等の使用を命じられたときは、これを使用しなければなりません。

(2) 特殊な作業における防止措置

① 冷蔵室等に係る措置

冷蔵室、冷凍室、むろなど密閉して使用する施設、設備の内部における作業に労働者を従事させる場合、労働者が作業している間、原則として出入口の扉やふたが締まらないような措置を講じなければなりません。

② 溶接に係る措置

タンク等の内部その他通風が不十分な場所において、アルゴン等を使用して行う溶接の作業に労働者を従事させるときは、i）作業を行う場所の空気中の酸素の濃度を18%以上に保つように換気する、またはii）労働者に空気呼吸器等を使用させる、のいずれかの措置を講じなければなりません。

③ 地下室等に係る措置

第一鉄塩類を含有している地層に接する地下室等の内部における作業に労働者を従事させるときは、i）酸素欠乏の空気が漏出するおそれのある箇所を閉そくする、ii）酸素欠乏の空気を直接外部へ放出することができる設備を設ける等酸素欠乏の空気が作業を行なう場所に流入することを防止するための措置を講じなければなりません。

④ 設備の改造等の作業

し尿、腐泥、汚水、パルプ液その他腐敗し、もしくは分解しやすい物質を入れてあり、もしくは入れたことのあるポンプもしくは配管等またはこれらに附属する設備の改造、修理、清掃等を行うため、これらの設備を分解する作業に労働者を従事させるときは、一定の措置[*1]を講じなければなりません。

(3) 報告

労働者が酸素欠乏症等にかかったときは、遅滞なく、その旨を当該作業を行う場所を管轄する労働基準監督署長に報告しなければなりません。

補足

＊1
- 作業方法・順序の決定、労働者への周知
- **硫化水素中毒防止の知識を有する者からの指揮者選任、その指揮者による指揮**
- 硫化水素を設備から確実に排出、配管からの流入防止のためのバルブ等の閉止
- 閉止したバルブ等の施錠、開放禁止の掲示または監視人の配置
- 周辺の硫化水素濃度の測定、結果に応じた換気などの措置

チャレンジ！ チェック問題

第1種　できたらチェック

□ 1　汚水その他腐敗しやすい物質を入れたことのある暗きょの内部における作業は、第二種酸素欠乏危険作業に該当する。 R3.4-8 害

□ 2　第一種酸素欠乏危険作業を行う作業場については、その日の作業を開始する前に、空気中の酸素及び二酸化炭素の濃度を測定しなければならない。 H28.4-8 害

□ 3　酸素欠乏危険作業を行う場所の換気を行うときは、純酸素又は新鮮な外気を使用しなければならない。 H27.10-5 害

□ 4　酸素欠乏危険作業を行う場所において、爆発、酸化等を防止するため換気を行うことができない場合には、送気マスク又は防毒マスクを備え、労働者に使用させなければならない。 R4.10-8 害

□ 5　汚水を入れたことのあるピットの内部における清掃作業の業務に労働者を就かせるときは、第一種酸素欠乏危険作業に係る特別の教育を行わなければならない。 R2.10-7 害

□ 6　酸素欠乏危険作業に労働者を従事させるときは、労働者を当該作業を行う場所に入場させ、及び退場させる時に、人員を点検しなければならない。 H27.10-5 害

□ 7　タンクの内部その他通風が不十分な場所において、アルゴン等を使用して行う溶接の作業に労働者を従事させるときは、作業を行う場所の空気中の酸素の濃度を18％以上に保つように換気し、又は労働者に空気呼吸器等を使用させなければならない。 R1.10-8 害

[解答]　1. ○／2. ×空気中の酸素濃度を測定しなければならない。／3. ×純酸素を使用してはならない。／4. ×空気呼吸器等（空気呼吸器、酸素呼吸器または送気マスクをいう。）を備え、労働者にこれを使用させなければならない。防毒マスクを備え、使用させなければならないのではない。／5. ×第二種酸素欠乏危険作業に該当するため、第二種酸素欠乏危険作業に係る特別の教育を行わなければならない。／6. ○／7. ○

LESSON 4

電離放射線障害防止規則 有害

学習のPOINT 電離放射線障害防止規則では、管理関係に関する数字をきちんと覚えることがポイントです。もっとも、出題数はあまり多くはないので、深入りしないようにしましょう。

1 電離放射線障害防止規則 1種 A 害

1. 電離放射線とは

電離放射線障害防止規則（＝電離則）では次の①～④を電離放射線と定義しています。

① アルファ線、重陽子線および陽子線

② ベータ線および電子線

③ 中性子線

④ ガンマ線およびエックス線

電離則の対象となる業務は次のとおりです。

● 放射線業務

No.	業務
①	エックス線装置の使用またはエックス線の発生を伴う当該装置の検査の業務
②	サイクロトロン、ベータトロンその他の荷電粒子を加速する装置の使用または電離放射線の発生を伴う当該装置の検査の業務
③	エックス線管もしくはケノトロンのガス抜きまたはエックス線の発生を伴うこれらの検査の業務
④	放射性物質を装備している機器の取扱いの業務（ガンマ線照射装置を用いて行う透過写真撮影の業務など）
⑤	④の放射性物質または当該放射性物質もしくは②の装置から発生した電離放射線によって汚染された物の取扱いの業務
⑥	原子炉の運転の業務
⑦	坑内における核原料物質の掘採の業務

2. 管理関係

電離則では、電離放射線による障害を防止するために、次のような管理規定を定めています。

(1) 管理区域の明示

放射線業務を行う事業者は次に示す区域を**管理区域**として**標識によって明示**し、**必要のある者以外の者を立ち入らせてはなりません**。

① 外部放射線による実効線量[*1]と空気中の放射性物質による実効線量との合計が3カ月間につき1.3mSv[*2]を超えるおそれのある区域

② 放射性物質の表面密度が表面汚染限度の10分の1を超えるおそれのある区域

なお、外部放射線による実効線量の算定は、1cm線量当量《せんりょうとうりょう》によって行います。

(2) 放射線業務従事者の被ばくの限度

放射線業務従事者が通常の作業によって受ける線量は、次の表のようにその限度が定められています。

● **放射線業務従事者の被ばくの限度**

放射線業務従事者区分	被ばくの限度
男性および妊娠する可能性がないと診断された女性	実効線量：5年間につき100mSv、かつ1年間につき50mSv 等価線量：眼の水晶体 —5年間につき100mSvおよび1年間につき50mSv 皮膚 —1年間につき500mSv
妊娠可能な女性	実効線量：3カ月間につき5mSv
妊娠中の女性	実効線量（内部被ばく）：1mSv 等価線量：腹部表面 — 2mSv
緊急作業時（男性および妊娠可能性がないと診断された女性）[*3]	実効線量：100mSv 等価線量：眼の水晶体 — 300mSv 皮膚 —1Sv

(3) 線量の測定

放射線業務従事者、緊急作業に従事する労働者および管理区域に一時的に立ち入る労働者の管理区域内において受ける外部被ばくによる線量および内部被ばくによる線量[*4]を測定しなければなりません。

外部被ばくによる線量の測定は、次の表の各号の部位に放射線測定器を装着させて行います。

用語
＊1 **実効線量**
放射線が人体に及ぼす確率的影響を評価する際の指標をいう。

補足
＊2 Sv（シーベルト）は線量の単位で、人体に与える影響をもとに考えられたもの。ほかに、放射線を表す単位として、C／kg(クーロン毎キログラム)、Gy（グレイ）、Bq（ベクレル）などが用いられる。

補足
＊3 事故発生時に緊急作業に従事する場合は、通常の限度を超えて作業させることができるが、その限度は定められている。

補足
＊4 内部被ばくによる線量の測定は、管理区域のうち放射性物質を吸入摂取し、または経口摂取するおそれのある場所に立ち入る者について、原則として3カ月以内ごとに1回行う。この場合の線量の測定は、厚生労働大臣が定める方法によってその値を求める。

● 放射線測定器装着部位

放射線業務従事者区分	放射線測定器装着部位
男性および妊娠する可能性がないと診断された女性	① 胸部 および ② 頭・頸《けい》部、胸・上腕部および腹・大腿《たい》部のうち、最も多く放射線にさらされるおそれのある部位 ※②が胸部・上腕部の場合は、①の胸部1カ所の装着のみでよい。 または ③ 最も多く放射線にさらされるおそれのある部位が②以外の部位の場合はその部位
女性	① 腹部 および ② 頭・頸部、胸・上腕部および腹・大腿部のうち、最も多く放射線にさらされるおそれのある部位 ※②が腹部・大腿部の場合は、①の腹部1カ所の装着のみでよい。 または ③ 最も多く放射線にさらされるおそれのある部位が②以外の部位の場合はその部位

(4) 線量の確認および記録が必要な期間

1日における外部被ばくによる線量が1cm線量当量について1mSvを超えるおそれのある労働者については、外部被ばくによる線量の測定の結果を毎日確認しなければなりません。

そして、測定の結果を記録し、**30年間保存**（5年間保存した後で、厚生労働大臣が指定する機関に引き渡すときを除く）しなければなりません。

補足

＊1 放射線装置を固定して使用する場合において使用の方法および遮へい物の位置が一定しているとき等については6カ月以内ごとに1回。

3. 特別の教育

エックス線装置または**ガンマ線照射装置**を用いて行う透過写真の撮影の業務に就く労働者に対し、**特別の教育**を行わなければなりません。

ポイント講義

放射性物質取扱作業室については、指定作業場に該当するため、測定は作業環境測定士により実施されなければなりません。

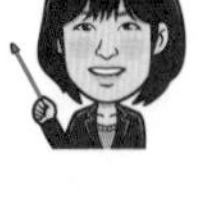

4. 作業環境測定

① **管理区域**については、原則[*1]として**1カ月以内ごとに1回**、定期に外部放射線による線量当量率または線量当量を測定し、測定結果を**5年間保存**するとともに、その結果を見やすい場所に掲示する等の方法で管理区域に立ち入る労働者に周知させなければなりません。

② **放射性物質取扱作業室**、**事故由来廃棄物等取扱施設**、坑内における核原料物質の掘採の業務を行う作業場においては、空

気中の放射性物質の濃度を**1カ月以内ごとに1回**、定期に測定し、測定結果を**5年間保存**しなければなりません。

5. 特殊健康診断（電離放射線健康診断）

放射線業務に常時従事する労働者で管理区域に立ち入る者に対しては、**雇入れ**の際、**配置替え**の際および**6カ月以内ごとに1回**、定期に特別の項目についての健康診断を行い、その結果に基づき健康診断個人票を作成し、**30年間保存**（5年間保存した後で厚生労働大臣が指定する機関に引き渡すときを除く）しなければなりません。

事業者は電離放射線健康診断結果報告書（定期のものに限る）を所轄労働基準監督署長に提出しなければなりません。

健康診断の項目は以下のとおりです。

① 被ばく歴の有無の調査およびその評価
② 白血球数および白血球百分率の検査
③ 赤血球数の検査および血色素量またはヘマトクリット値の検査
④ 白内障に関する眼の検査
⑤ 皮膚の検査

雇入れまたはその業務に配置替えの際の健康診断では、線源の種類等に応じて④の白内障に関する眼の検査を省略することができます。

定期健康診断では、医師が必要でないと認めるときは、②から⑤までの項目の全部または一部を省略することができます。

なお、定期健康診断において、定期健診を行おうとする日の属する年の前年1年間に受けた実効線量が5mSvを超えず、かつ定期健診を行おうとする日の属する1年間で5mSvを超えるおそれのない者については、医師が必要であると認めない限り②から⑤までの項目は行わなくてもかまいません。

チャレンジ！チェック問題

第1種　できたらチェック

□ **1** 男性又は妊娠する可能性がないと診断された女性が受ける実効線量の限度は、緊急作業に従事する場合を除き、5年間につき100mSv、かつ、1年間につき50mSvである。

R5.10-7 害

□ **2** 管理区域とは、外部放射線による実効線量と空気中の放射性物質による実効線量との合計が3か月間につき1.3mSvを超えるおそれのある区域又は放射性物質の表面密度が法令に定める表面汚染に関する限度の10分の1を超えるおそれのある区域をいう。

R4.4-8 害

［解答］ 1. ○／ 2. ○

LESSON 5

粉じんに関する法令

有害

学習のPOINT

粉じん障害防止規則が頻出です。①特定粉じん作業（特定粉じん発生源）にどのようなものがあるのか、また、②特定粉じんとそれ以外の管理の違いを意識しましょう。

1 粉じん障害防止規則

1種 A　害

1. 粉じん作業とは

粉じん作業とは、粉じん障害防止規則（＝粉じん則）別表第1に掲げる作業をいいます。このうち粉じんの発生源が特定粉じん発生源である作業を特定粉じん作業といいます。主な特定粉じん発生源は次のとおりです。

〔主な特定粉じん発生源〕

① **屋内**において**研磨材を用いて動力（手持式または可搬式動力工具によるものを除く）**により、岩石、鉱物もしくは**金属**を**研磨**し、もしくはばり取りし、または金属を裁断する箇所

② 屋内において鉱物等、炭素原料またはアルミニウムはくを動力（手持式動力工具によるものを除く）により破砕し、粉砕し、またはふるいわける箇所

③ **屋内**において**セメント**、**フライアッシュ**または粉状の鉱石、炭素原料、炭素製品、**アルミニウム**もしくは酸化チタンを**袋詰め**する箇所

④ 屋内において粉状の鉱石、炭素原料、またはこれらのものを含む物を混合し、混入し、または散布する箇所

⑤ 屋内においてガラス、ほうろう、陶磁器、耐火物、けい藻土製品、研磨材、炭素製品を製造する工程で原料を混合する箇所

⑥ 屋内において砂型を用いて鋳物を製造する工程で、型ばらし装置を用いて砂型を壊し、もしくは砂落としし、または動力（手持式動力工具によるものを除く）により砂を再生し、砂を混練し、もしくは鋳ばり等を削り取る箇所

ポイント講義

特定粉じん作業以外の作業（ひっかけ選択肢）として、出題された主なものに以下のものがあります。

- 屋内のガラスを製造する工程において、原料を溶解炉に投げ入れる作業
- 耐火物を用いた炉を解体する作業
- 屋内において、研磨材を用いて手持式動力工具により金属を研磨する箇所における作業
- タンクの内部において、金属をアーク溶接する作業

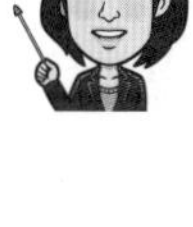

2. 設備などに関する規定

(1) 特定粉じん発生源にかかわる措置

特定粉じん発生源の種類に応じて**密閉設備**、**局所排気装置**、**プッシュプル型換気装置**、または湿潤な状態に保つ設備等を設置しなければなりません。

(2) 換気の実施等

特定粉じん作業以外の粉じん作業を行う屋内作業場については**全体換気装置**による換気の実施またはこれと同等以上の措置を、坑内作業場については換気装置による換気の実施またはこれと同等以上の措置を講じなければなりません。

(3) 除じん装置

局所排気装置のうち、一定の特定粉じん発生源に係るものには、除じん装置を設けなければなりません。この特定粉じん発生源の局所排気装置に設ける除じん装置は、粉じんの種類がヒュームとヒューム以外の場合に応じて、以下のように除じん方式が定められています。

ヒュームを発生する設備に設ける局所排気装置に付設する除じん装置の除じん方式は、ろ過除じん方式か電気除じん方式のいずれかであることが必要です。

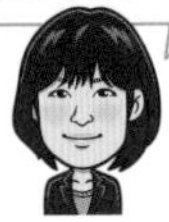

粉じんの種類	除じん方式
ヒューム	ろ過除じん方式 電気除じん方式
ヒューム以外の粉じん	サイクロンによる除じん方式 スクラバによる除じん方式 ろ過除じん方式 電気除じん方式

3. 管理関係

(1) 休憩設備

坑内など特殊な作業場で設置できないやむを得ない事由がある場合を除いて、労働者を粉じん作業に従事させるときは、粉じん作業を行う**作業場以外の場所**に休憩設備を設置しなければなりません。

ポイント講義

特定粉じん作業以外の粉じん作業を行う場所であっても、毎日１回以上清掃を行わなければなりません。

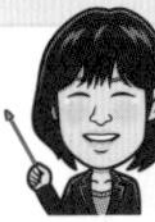

(2) 清掃の実施

粉じん作業を行う屋内の作業場所については、**毎日１回以上**、**清掃**を行わなければなりません。

4. 作業環境測定

常時**特定粉じん作業**が行われる屋内作業場については、次のような規定が定められています。

- **6カ月以内ごとに1回**、定期に、空気中の粉じん濃度を測定する
- 土石、岩石および鉱物に係る特定粉じん作業を行う場合は、原則として、空気中の粉じん濃度のほか、粉じん中の遊離けい酸の含有率も測定しなければならない
- 作業環境測定結果の記録の**保存義務は7年間**となっている

2 石綿障害予防規則 1種 A 害

石綿障害予防規則（＝石綿則）において、石綿または石綿をその重量の0.1パーセントを超えて含有する製剤その他の物を「石綿等」といいます。また、石綿の分析のための試料の用に供される石綿など一定の石綿をその重量の0.1パーセントを超えて含有する製剤その他の物を「石綿分析用試料等」といいます。

石綿則は、石綿による肺がんや中皮腫、石綿肺（じん肺の一種）の健康障害を予防することを目的として、労働安全衛生法に基づいて制定された省令です。

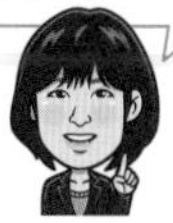

1. 解体等の業務に係る措置

(1) 事前調査

次の作業を行うときは、石綿等による労働者の健康障害を防止するため、あらかじめ、当該建築物等について、石綿等の使用の有無を目視、設計図書等により調査し、その結果を記録しておかなければなりません。

① 建築物等の解体、破砕等の作業（石綿等の除去の作業を含む。以下「解体等の作業」という）
② 吹き付けられた石綿等の封じ込めまたは囲い込みの作業

また、この調査を行ったにもかかわらず、当該建築物等について石綿等の使用の有無が明らかとならなかったときは、原則として、石綿等の使用の有無を分析により調査し、その結果を記録しておかなければなりません。

(2) 吹き付けられた石綿等の除去等に係る措置

壁、柱、天井等に石綿等が吹き付けられた建築物の解体等の作業を行う場合における当該石綿等を除去する作業など一定の作業に労働者を従事させるときは、原則として、石綿等の除去等を行

う作業場所を、それ以外の作業を行う作業場所から隔離するなど一定の措置を講じなければなりません。

2. 管理関係

(1) 作業に係る設備等

石綿等の粉じんが発散する屋内作業場については、原則として、当該粉じんの発散源を**密閉する設備**、**局所排気装置**または**プッシュプル型換気装置**を設けなければなりません。

(2) 石綿等の切断の作業に係る措置

石綿等の切断等の作業に労働者を従事させるときは、石綿等を原則湿潤な状態のものとする、労働者に呼吸用保護具（隔離した作業場所において、吹き付けられた石綿等の除去の作業に労働者を従事させるときは、**電動ファン付き呼吸用保護具**またはこれと同等以上の性能を有する**空気呼吸器**、**酸素呼吸器**もしくは**送気マスク**に限る)、および作業衣等を使用させるという措置が義務づけられています。

(3) 立入禁止

石綿等を取り扱い（試験研究のため使用する場合を含む。以下同じ)、もしくは試験研究のため製造する作業場または石綿分析用試料等を製造する作業場には、関係者以外の者が立ち入ることを禁止し、かつ、その旨を見やすい箇所に表示しなければなりません。

(4) 定期自主検査

局所排気装置、**プッシュプル型換気装置**、**除じん装置**については、**1年以内ごとに1回**、定期に、所定事項について自主検査を行い、その結果を記録して**3年間保存**しなければなりません。

(5) 休憩室

石綿等を常時取り扱い、もしくは試験研究のため製造する作業または石綿分析用試料等を製造する作業に労働者を従事させるときは、**作業場以外の場所**に休憩室を設けなければなりません。

(6) 掃除の実施

石綿等を常時取り扱い、もしくは試験研究のため製造する作業場または石綿分析用試料等を製造する作業場および休憩室の床等は、水洗等粉じんの飛散しない方法によって、毎日1回以上、掃除を行わなければなりません。

(7) 喫煙等の禁止

石綿等を取り扱いもしくは試験研究のため製造する作業場または石綿分析用試料等を製造する作業場で**労働者が喫煙**し、または**飲食**することを**禁止**し、かつ、その旨を当該**作業場の見やすい箇所に表示**しなければなりません。

(8) 作業の記録

石綿等の取扱いもしくは試験研究のための製造または石綿分析用試料等の製造に伴い石綿の粉じんを発散する場所において常時作業に従事する労働者について、**1カ月を超えない期間**ごとに一定の事項[*1]を**記録**し、これを**当該労働者が当該事業場において常時当該作業に従事しないこととなった日から40年間保存**しなければなりません。

(9) 作業環境測定

石綿等を取り扱い、または試験研究のため等製造する屋内作業場については、**6カ月以内ごとに1回**、定期に、石綿の空気中における濃度を測定し、この記録を**40年間保存**しなければなりません。

(10) 特殊健康診断（石綿健康診断）

事業者は、次の対象者に、医師による健康診断を行います。

<table>
<tr><th>対象</th><th>時期</th><th>備考</th></tr>
<tr><td>石綿等の取扱いもしくは試験研究のための製造または石綿分析用試料等の製造に伴い石綿の粉じんを発散する場所における業務に常時従事する労働者</td><td>● 雇入れの際
● 配置替えの際
● 6カ月以内ごとに1回、定期</td><td rowspan="2">● 健康診断個人票を作成し、労働者が当該業務に従事しないこととなった日から40年間保存
● 労働者に対し遅滞なく、健康診断の結果を通知しなければならない
● 石綿健康診断結果報告書（定期のものに限る）を所轄労働基準監督署長に提出しなければならない</td></tr>
<tr><td>以前その事業場において石綿等の製造または取扱いに伴い石綿の粉じんを発散する場所における業務に常時従事させたことのある労働者で、現に使用している者</td><td>● 6カ月以内ごとに1回、定期</td></tr>
</table>

(11) 報告

石綿等を取り扱い、もしくは試験研究のため製造する事業者または石綿分析用試料等を製造する事業者は、**事業を廃止**しようと

関係法令

補足

＊1
① 労働者の氏名
② 〔直接作業従事者〕
- 従事した作業の概要
- 従事した期間

〔周辺作業従事者〕
- その場所で行っている石綿の直接作業の概要
- 周辺作業に従事した期間

③ 石綿等の粉じんによる汚染概要および応急措置の概要

するときは、石綿関係記録等報告書に**作業の記録**、**作業環境測定の記録**および**石綿健康診断個人票**またはこれらの写しを添えて、所轄労働基準監督署長に提出します。

3 じん肺法 1種 B 害

1. じん肺管理区分とは

粉じん作業に従事する労働者（粉じん作業に従事する労働者であった者を含む）を、じん肺健康診断の結果に基づき管理1から管理4までに区分（じん肺管理区分）して、健康管理を行います。

(1) じん肺健康診断

じん肺健康診断は、次の方法によって行います。

①粉じん作業についての職歴調査
② 直接撮影による胸部全域のエックス線写真検査
③ 胸部に関する臨床検査
④ 肺機能検査＊1
⑤ 結核精密検査
⑥ 肺結核以外の合併症＊2 に関する検査

(2) じん肺管理区分の決定

じん肺健康診断の結果に基づく地方じん肺診査医の診断または審査により**都道府県労働局長がじん肺管理区分を決定**します。

じん肺は、長期間粉じんを吸入することによって肺に線維増殖性変化を主体とする不可逆性の病変を起こす疾病であり、現在の医学では有効な治療方法はありません。そのため特に粉じん障害防止規則とは別に、じん肺の発生防止のためにじん肺法が制定されました。

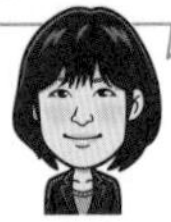

補足

＊1 肺機能検査については、①〜③の検査によってじん肺の所見が認められ、肺結核以外の合併症のおそれがあると診断された者について行う。

用語

＊2 **合併症**
合併症とは、じん肺と合併した肺結核その他のじん肺の進展経過に応じてじん肺と密接な関係があると認められる疾病をいう。

● じん肺管理区分

じん肺管理区分		じん肺健康診断の結果
管理１		じん肺の**所見がない**と認められるもの
管理２		エックス線写真の像が第１型[＊3]で、じん肺による著しい肺機能の障害がないと認められるもの
管理３	イ	エックス線写真の像が第２型[＊3]で、じん肺による著しい肺機能の障害がないと認められるもの
	ロ	エックス線写真の像が第３型[＊3]または第４型[＊3]（大陰影の大きさが一側の肺野の３分の１以下のものに限る）で、じん肺による著しい肺機能の障害がないと認められるもの
管理４		① エックス線写真の像が第４型（大陰影の大きさが一側の肺野の３分の１を超えるものに限る）と認められるもの
		② エックス線写真の像が第１型、第２型、第３型または第４型（大陰影の大きさが一側の肺野の３分の１以下のものに限る）で、じん肺による著しい肺機能の障害があると認められるもの

2. 健康診断

(1) 就業時健康診断

事業者は、新たに常時粉じん作業に従事することとなった労働者に対して、就業の際にじん肺健康診断を実施しなければなりません。

ただし、１年以内にじん肺健康診断を受けて、じん肺管理区分管理２または管理３イと決定された労働者その他厚生労働省令で定める労働者に関しては、実施の必要はありません。

(2) 定期健康診断（じん肺健康診断）

定期健康診断については次のように定められています。

労働者の作業	じん肺管理区分	実施頻度
常時粉じん作業に従事	管理１	3年以内ごとに1回
	管理２	1年以内ごとに1回
	管理３	
常時粉じん作業に従事したことがあり、現に粉じん作業以外の作業に常時従事	管理２	3年以内ごとに1回
	管理３	1年以内ごとに1回

(3) 記録の作成および保存

事業者は、じん肺健康診断に係る記録を作成しなければならず、作成した記録とエックス線写真を**７年間保存**しなければならない。

補足

＊３
[第１型]
肺に粒状影または不整形陰影が少数あり、かつ大陰影がないもの
[第２型]
肺に粒状影または不整形陰影が多数あり、かつ大陰影がないもの
[第３型]
肺に粒状影または不整形陰影がきわめて多数あり、かつ大陰影がないもの
[第４型]
大陰影があるもの

ポイント講義

じん肺管理区分が管理４と決定された者および管理２または管理３で合併症にかかっていると認められる者は、療養を要するものとされています。

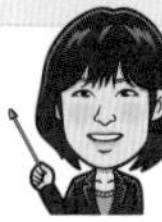

労働局長によるじん肺管理区分の通知は書面によらなければならないことになっています。口頭による告知は通知とみなされません。

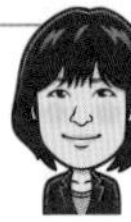

3. じん肺管理区分決定に関する規定

① 事業者は、じん肺管理区分の決定の通知を受けたときは、遅滞なく、当該労働者(離職者も含む) に対して、決定されたじん肺管理区分および留意すべき事項を書面により通知しなければならない。

② 事業者は、じん肺管理区分の決定に関して労働者に通知したときは、その旨を記載した書面を作成し、これを3年間保存しなければならない。

常時粉じん作業に従事する労働者または従事していた者は、いつでもじん肺健康診断を受けて、都道府県労働局長に対してじん肺管理区分を決定すべきことを申請できることになっています。

チャレンジ! チェック問題

第1種 できたらチェック

□ 1 屋内の、ガラスを製造する工程において、原料を溶解炉に投げ入れる箇所は、特定粉じん発生源に該当する。 R5.10-5 害

□ 2 特定粉じん作業以外の粉じん作業を行う屋内作業場については、全体換気装置による換気の実施又はこれと同等以上の措置を講じなければならない。 R3.10-9 害

□ 3 粉じん作業を行う屋内の作業場所については、特定粉じん作業の場合は毎日1回以上、特定粉じん作業以外の粉じん作業の場合は毎週1回以上、清掃を行わなければならない。 H28.10-7 害

□ 4 常時特定粉じん作業を行う屋内作業場については、6か月以内ごとに1回、定期に、空気中の粉じんの濃度の測定を行い、測定結果等を記録して、これを5年間保存しなければならない。 H29.10-9 害

□ 5 石綿等の粉じんが発散する屋内作業場に設けられた局所排気装置については、原則として、1年以内ごとに1回、定期に、自主検査を行うとともに、検査の結果等を記録し、これを3年間保存しなければならない。 R4.10-6 害

□ 6 石綿等の取扱いに伴い石綿の粉じんを発散する場所において、常時石綿等を取り扱う作業に従事する労働者については、1か月を超えない期間ごとに、作業の概要、従事した期間等を記録し、これを当該労働者が当該事業場において常時当該作業に従事しないこととなった日から40年間保存するものとする。 R4.10-6 害

□ 7 石綿等の取扱いに伴い石綿の粉じんを発散する場所における業務に常時従事する労働者に対し、雇入れ又は当該業務への配置替えの際及びその後6か月以内ごとに1回、定期に、特別の項目について医師による健康診断を行い、その結果に基づき、石綿健康診断個人票を作成し、これを当該労働者が当該事業場において常時当該業務に従事しないこととなった日から40年間保存しなければならない。 R4.10-6 害

□ 8 都道府県労働局長は、事業者等からじん肺健康診断の結果を証明する書面等が提出された労働者について、地方じん肺診査医の診断又は審査によりじん肺管理区分を決定する。 R4.10-7 害

□ 9 事業者は、じん肺健康診断に関する記録及びエックス線写真を5年間保存しなければならない。 R4.10-7 害

[解答] 1. ×該当しない。/ **2.** ○/ **3.** ×特定粉じん作業以外の粉じん作業場所についても毎日1回以上清掃を行わなければならない。/ **4.** ×7年間保存しなければならない。/ **5.** ○/ **6.** ○/ **7.** ○/ **8.** ○/ **9.** ×7年間保存しなければならない。

第10章
LESSON 6

衛生基準関係法令

一部有害

学習のPOINT
数字をきちんと暗記できているかどうかが勝負です。なお、規定そのものではなく、規定されている最低基準を満たしているかどうかが出題されることがあるので、注意しましょう。

1 有害作業環境の衛生基準

1種 A 害

1. 有害作業環境の衛生基準

有害作業場における有害物などの原則的な除去の方法や作業環境測定などが定められています。試験に出題される主な内容は次のとおりです。

(1) 内燃機関の使用禁止

坑、井筒、潜函《かん》、タンクまたは船倉の内部その他の場所で、**自然換気が不十分なところ**においては、換気をするとき以外は、**内燃機関**[*1]を有する機械を**使用してはなりません**。

補足
*1 燃料をシリンダー内で燃焼させ、その熱エネルギーによって仕事をする原動機。

(2) 騒音の伝ぱの防止

強烈な騒音を発する屋内作業場においては、その伝ぱを防ぐため、**隔壁**を設ける等必要な措置を講じなければなりません。

(3) 立入禁止等

次の場所には、**関係者以外の者が立ち入ることを禁止**し、かつその旨を**見やすい箇所に表示**しなければなりません。

① **多量の高熱物体**を取り扱う場所または**著しく暑熱な場所**
② **多量の低温物体**を取り扱う場所または**著しく寒冷な場所**
③ 有害な光線または**超音波にさらされる場所**
④ **炭酸ガス濃度**が**1.5%を超える場所**、**酸素濃度**が**18%に満たない場所**または**硫化水素濃度**が**100万分の10（10ppm）を超える場所**
⑤ ガス、蒸気または粉じんを発散する有害な場所
⑥ 有害物を取り扱う場所
⑦ **病原体**による**汚染のおそれの著しい場所**

ポイント講義
ボイラー製造等強烈な騒音を発する場所は、関係者以外の者が立ち入ることを禁止しなければならない場所に該当しません。

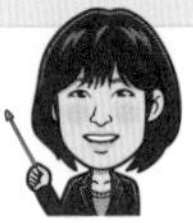

(4) 騒音の測定等

著しい騒音を発する一定の屋内作業場について、**6カ月以内ごとに1回**、定期に**等価騒音レベルを測定**し、その記録を**3年間保存**しなければなりません。また、著しい騒音を発する一定の屋内作業場の施設もしくは設備を変更し、または当該屋内作業場における作業工程もしくは作業方法を変更した場合には、遅滞なく等価騒音レベルを測定しなければなりません。

● **主な著しい騒音を発する屋内作業場**

1 鋲《びょう》打ち機、はつり機、鋳物の型込機等圧縮空気により駆動される機械または器具を取り扱う業務を行う屋内作業場
2 ロール機、圧延機等による金属の圧延、伸線、ひずみ取りまたは板曲げの業務（液体プレスによるひずみ取りおよび板曲げ並びにダイスによる線引きの業務を除く）を行う屋内作業場
3 タンブラーによる金属製品の研ままたは砂落しの業務を行う屋内作業場

その他の著しい騒音を発する屋内作業場は、P338の参考資料に掲載しています。

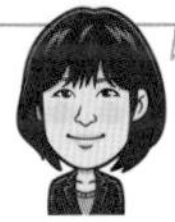

関係法令

(5) ダイオキシン類の測定

廃棄物の焼却施設において、ばいじんおよび焼却灰その他の燃え殻を取り扱う業務、設置された廃棄物焼却炉、集じん機等の設備の保守点検等の業務を行う作業場は、**6カ月以内ごとに1回**、定期に、空気中の**ダイオキシン類の濃度を測定**しなければなりません。

(6) 保護具の数等

呼吸用保護具等、騒音障害防止用の保護具などの備え付けが義務づけられている保護具については、同時に就業する労働者の人数と同数以上を備え、常時有効かつ清潔に保持しなければなりません。

(7) 気温、湿度、輻射熱の測定

暑熱、寒冷または多湿の屋内作業場については、**半月以内ごとに1回**、定期に**気温、湿度および輻射熱の測定**（輻射熱については一定の作業場のみ測定）を行わなければなりません。

暑熱、寒冷または多湿の屋内作業場は、P339の参考資料に掲載しています。

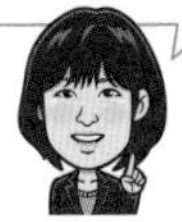

(8) 輻射熱からの保護

屋内作業場に多量の熱を放散する溶融炉等があるときは、**加熱された空気を直接屋外に排出**し、またはその放射する輻射熱から労働者を保護する措置を講じなければなりません。

(9) 坑内の気温

高温による健康障害を防止するために必要な措置を講じて人命救助または危害防止に関する作業をさせるとき以外は、**坑内における気温は37℃以下**に保たなければなりません。

(10) 休憩設備

坑内など特殊な作業場で設置できないやむを得ない事由がある場合を除き、**著しく暑熱、寒冷または多湿の作業場、有害なガス、蒸気または粉じんを発散する作業場**などでは、**作業場外に休憩の設備**を設けなければなりません。

2 衛生基準 1種 A 2種 A

職場の衛生基準について、試験に出題される主な内容を見ていきます。

1. 気積および換気関係

(1) 気積

空気の容積を気積といい、労働者1人が必要とする部屋の容積は、以下のとおり定められています。

これで得点UP! **労働者を常時就業させる室の気積**

設備の占める容積および床面から4mを超える高さにある空間を除き、労働者1人について、$10m^3$以上としなければならない。

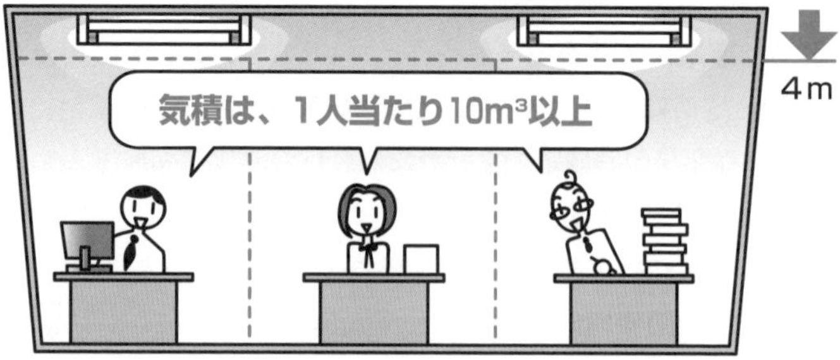

たとえば、常時50人の労働者を就業させている屋内作業場にお

いて、設備の占める容積および床面から4mを超える高さにある空間を除き、その作業場の気積が400m³となっていることは、安衛則に違反します。この場合、作業場の気積は500m³以上としなければなりません。

(2) 換気

労働者を常時就業させる屋内作業場では、**換気が十分に行われる性能を有する設備を設けたときを除き**、窓その他の開口部の直接外気に向かって開放することができる部分の面積が、常時**床面積の20分の1以上**になるようにしなければなりません。

たとえば、労働衛生上有害な業務を行っていない屋内作業場で、直接外気に向かって開放することのできる窓の面積が常時床面積の15分の1であるものに、換気設備を設けていないことは、安衛則に違反しません。直接外気に向かって開放することのできる窓の面積が常時床面積の15分の1であることは、「常時床面積の20分の1以上」という基準を満たしているからです。

2. 採光および照明関係

(1) 照度

労働者を常時就業させる場所の作業面の照度は、原則として、作業の区分に応じて、以下の基準に適合させなければなりません。

作業の区分	基準
精密な作業	300ルクス以上
普通の作業	150ルクス以上
粗な作業	70ルクス以上

たとえば、労働者を常時就業させる場所の作業面の照度を、精密な作業について350ルクスとしていることは、安衛則に違反していません。

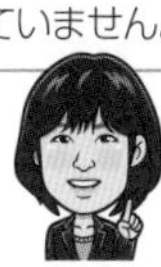

(2) 採光および照明

採光および照明については、明暗の対照が著しくなく、かつ、まぶしさを生じさせない方法によらなければなりません。また、労働者を常時就業させる場所の照明設備について、**6カ月以内ごとに1回**、定期に、**点検**しなければなりません。

3. 休養・清潔関係

(1) 休養室等

常時50人以上または常時女性30人以上の労働者を使用するときは、労働者が臥《が》床することのできる**休養室**または**休養所**を、男性用と女性用に区別して設けなければなりません。

(2) 清掃等の実施

日常行う清掃のほか、**大掃除**を**6カ月以内ごとに1回**、定期に**統一的**に行わなければなりません。また、**ねずみ・昆虫などの発生場所や侵入経路、被害状況**について、**6カ月以内ごとに1回**、定期に**統一的に調査**を実施し、その結果に基づき、発生を防止するための必要な措置を講じなければなりません。

(3) 便所

坑内等特殊な作業場以外の作業場では、原則として、男性用と女性用に区別し、以下の基準で便所を設けなければなりません。

男性用大便所	同時に就業する男性労働者 60 人以内ごとに1個以上
男性用小便所	同時に就業する男性労働者 30 人以内ごとに1個以上
女性用便所	同時に就業する女性労働者 20 人以内ごとに1個以上

4. 食堂、炊事場

(1) 食堂、炊事場

事業場に附属する食堂または炊事場については、次に定めるところによらなければなりません。

- 食堂と炊事場とは区別して設け、採光および換気が十分であって、掃除に便利な構造とする。
- **食堂の床面積**は、食事の際の1人について、**$1m^2$ 以上**とする。
- **炊事従業員専用**の**休憩室**および**便所**を設ける。
- 炊事場には、炊事場専用の履《は》き物を備え、土足のまま立ち入らせないこと。

(2) 栄養士の配置

1回100食以上または1日250食以上の給食を行うときは、栄養士を置くように努めなければなりません。

3 事務所衛生基準規則 1種 B 2種 A

事務所衛生基準規則(＝事務所則)は事務所[＊1]における衛生の確保を目的として制定された省令で、主な内容は次のとおりです。

(1) 空気調和設備等による調整

たとえば、男性5人と女性25人の労働者を常時使用している事業場で、女性用には臥《が》床できる休養室を設けているが、男性用には休養室や休養所を設けていないことは、安衛則に違反しません。常時使用する労働者が合計30人であり、また、女性が25人であるため、常時50人以上という条件にも常時女性30人以上という条件にも当てはまらないからです。

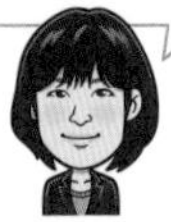

用語

＊1 **事務所**
建築物またはその一部で、カードせん孔機、タイプライターその他の事務用機器を使用して行う作業を含む、事務作業に従事する労働者が主として使用するもの。

用語

＊2 **空気調和設備**
空気を浄化し、その温度、湿度および流量を調節して供給することができる設備。

＊3 **機械換気設備**
空気を浄化し、その流量を調節して供給することができる設備。

空気調和設備[＊2]**または機械換気設備**[＊3]**を設けている場合**は、労働者を常時就業させる室に供給される空気が次に適合するように、設備を調整しなければなりません。

● 空気調和設備、機械換気設備の調整

事項	摘要
浮遊粉じん量	0.15mg/m^3 以下
一酸化炭素の含有率	原則として 10ppm 以下
二酸化炭素の含有率	1,000ppm 以下
ホルムアルデヒドの量	0.1mg/m^3 以下
気流	0.5m/秒以下
気温（機械換気設備は除く）	18℃以上 28℃以下
相対湿度（機械換気設備は除く）	40%以上 70%以下

(2) 燃焼器具

湯沸し器、石油ストーブ、ガスこんろなどの燃焼器具（発熱量が著しく少ないものを除く）を使用する労働者を常時就業させる室には、排気筒、換気扇などの設備を設けなければなりません。また、その**燃焼器具**を使用するときは、**毎日**、異常の有無を**点検**しなければなりません。

(3) 作業環境測定

中央管理方式の空気調和設備を設けている建築物内の事務室については、原則として、**2カ月以内ごとに1回**、定期的に、所定の測定器を使用して一酸化炭素および二酸化炭素の含有率、室温および外気温、相対湿度について測定し、その記録を3年間保存しなければなりません。

(4) 測定方法

浮遊粉じん量、一酸化炭素含有率、二酸化炭素含有率、気温、相対湿度、気流値の測定は、次の測定器またはこれと同等以上の性能をもつ測定器を用いて行います[＊4]。

関係法令

事務所に付属する食堂および炊事場を除いて、事務所における衛生基準については、1、2で学習した安衛則の規定は適用されず、事務所則に規定されている基準が適用されます。もっとも屋内作業場の気積・換気などの基準はほぼ同じであるため、ここでは説明を割愛します。

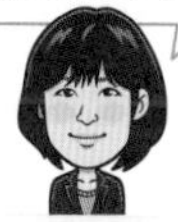

事務室の衛生基準については、P340の参考資料に掲載しています。

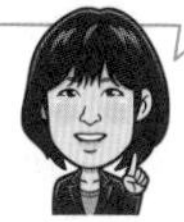

補足

＊4 これらの測定は、事務所の通常使用時間中に、室内中央部の床上75cm以上120cm以下の位置で行わなければならない。

● **主な測定事項と測定器**

事項	測定器
一酸化炭素の含有率	検知管方式による一酸化炭素検定器
二酸化炭素の含有率	検知管方式による二酸化炭素検定器
気温	0.5℃目盛の温度計
相対湿度	0.5℃目盛の乾湿球湿度計
気流	0.2m/秒以上の気流を測定することができる風速計

(5) 点検

機械による換気のための設備については、初めて使用するとき、分解して改造または修理を行ったとき、および**2カ月以内ごとに1回**、定期に、異常の有無を**点検**し、その結果を記録して、これを**3年間保存**しなければなりません。

空気調和設備については、病原体による室内部の空気汚染を防止するため、次の措置を講じなければなりません。

① 冷却塔および加湿装置に供給する水を水道法による水質基準に適合させる。

② **冷却塔・冷却水**について、使用開始時および使用開始後、**1カ月以内ごとに1回**、定期に、汚れの状況を点検し、必要に応じ、**清掃・換水**等を行う。

③ **加湿装置**の使用開始時および使用開始後**1カ月以内ごとに1回**、定期に、汚れの状況を**点検**し、必要に応じ、**清掃**等を行う。

④ 空気調和設備内に設けられた**排水受け**を使用開始時および使用開始後、**1カ月以内ごとに1回**、定期に、汚れ・閉塞の状況を**点検**し、必要に応じ、**清掃**等を行う。

⑤ 冷却塔、冷却水の水管・加湿装置の清掃をそれぞれ1年以内ごとに1回、定期に、行う。

冷却塔、加湿装置、排水受けの点検、清掃等は、1カ月を超える期間使用しない場合は行う必要はありません。

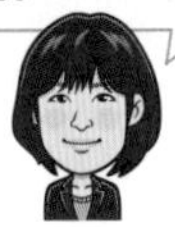

チャレンジ! チェック問題

第1種・第2種 できたらチェック

☐ **1** 常時 50 人の労働者を就業させている屋内作業場の気積が、設備の占める容積及び床面から4m を超える高さにある空間を除き $400m^3$ となっていることは、労働安全衛生規則の衛生基準に違反している。 R2.10-25 R2.10-7

☐ **2** 労働衛生上の有害業務を有しない事業場において、窓その他の開口部の直接外気に向って開放することができる部分の面積が、常時床面積の 25 分の 1 である屋内作業場に、換気設備を設けていないことは、労働安全衛生規則の衛生基準に違反していない。 R5.10-24 R5.10-5

☐ **3** 労働者を常時就業させる場所の照明設備について、6か月ごとに 1 回、定期に点検を行っていることは、労働安全衛生規則の衛生基準に違反していない。 H27.4-24 H27.4-5

☐ **4** 常時男性 5 人と女性 25 人の労働者が就業している事業場で、女性用の臥《が》床できる休養室を設けているが、男性用には、休養室の代わりに休憩設備を利用させていることは、労働安全衛生規則の衛生基準に違反していない。 R2.10-25 R2.10-7

☐ **5** 日常行う清掃のほか、 1 年以内ごとに 1 回、定期に、統一的に大掃除を行っていることは、労働安全衛生規則の衛生基準に違反していない。 R4.4-24 R4.4-5

☐ **6** 事業場に附属する食堂の炊事従業員について、専用の便所を設けているほか、一般従業員と共用の休憩室を設けていることは、労働安全衛生規則の衛生基準に違反していない。 R1.10-25 R1.10-7

☐ **7** 事業場に附属する食堂の床面積を、食事の際の 1 人について、$0.5m^2$ としていることは、労働安全衛生規則の衛生基準に違反していない。 R5.10-24 R5.10-5

☐ **8** 中央管理方式の空気調和設備を設けた建築物内の事務室については、空気中の一酸化炭素及び二酸化炭素の含有率を、6か月以内ごとに1回、定期に、測定しなければならない。 R4.10-25 R4.10-7

☐ **9** 空気調和設備内に設けられた排水受けについては、原則として、1 か月以内ごとに 1 回、定期に、その汚れ及び閉塞の状況を点検しなければならない。 R4.10-25 R4.10-7

[解答] **1.** ○／**2.** ×窓その他の開口部の面積が、常時床面積の 25 分の 1 である屋内作業場は、常時床面積の 20 分の 1 以上としなければならないとする衛生基準を満たしていない。また、設問では、換気設備を設けていない。／**3.** ○／**4.** ○／**5.** ×6カ月以内に 1 回行わなければならないとする衛生基準を満たしていない。／**6.** ×炊事従業員専用の便所だけでなく休憩室も設けなければならない。／**7.** ×事業場に附属する食堂の床面積は、食事の際の 1 人について、 $1m^2$ 以上とする衛生基準を満たしていない。／**8.** ×2カ月以内ごとに 1 回、定期に測定しなければならない。／**9.** ○

第1種　できたらチェック

□ **1**　炭酸ガス（二酸化炭素）濃度が0.15%を超える場所には、関係者以外の者が立ち入ることを禁止し、かつ、その旨を見やすい箇所に表示しなければならない。 R5.10-8 害

□ **2**　廃棄物の焼却施設において焼却灰を取り扱う業務を行う作業場については、1年以内ごとに1回、定期に、当該作業場における空気中のダイオキシン類の濃度を測定しなければならない。 H23.10-5 害

□ **3**　著しく暑熱又は多湿の作業場においては、坑内等特殊な作業場でやむを得ない事由がある場合を除き、休憩の設備を作業場外に設けなければならない。 R5.10-8 害

□ **4**　坑内における気温は、原則として、37℃以下にしなければならない。 R4.4-7 害

□ **5**　屋内作業場に多量の熱を放散する溶融炉があるときは、加熱された空気を直接屋外に排出し、又はその放射するふく射熱から労働者を保護する措置を講じなければならない。 R4.4-7 害

[解答]　**1.** ×炭酸ガス（二酸化炭素）濃度が1.5%を超える場所には、関係者以外の者が立ち入ることを禁止し、かつ、その旨を見やすい箇所に表示しなければならない。／**2.** ×6カ月以内ごとに1回、定期に測定しなければならない。／**3.** ○／**4.** ○／**5.** ○

第2種　できたらチェック

□ **1**　空気調和設備の加湿装置については、原則として、2か月以内ごとに1回、定期に、その汚れの状況を点検しなければならない。 R2.10-8

□ **2**　機械による換気のための設備については、2か月以内ごとに1回、定期に、異常の有無を点検しなければならない。 R2.10-8

[解答]　**1.** ×1カ月以内ごとに1回、定期に、点検しなければならない。／**2.** ○

第11章
労働基準法

第11章

LESSON 1

労働基準法の概要

学習のPOINT 労働基準法は、労働条件の最低限を定めています。このレッスンで学習する内容は、試験に直接出題されることはほとんどありませんが、理解の基礎となる部分です。

1 労働基準法とは 1種 C 2種 C

1. 目的と適用対象

労働基準法（＝労基法）は、労働者を不当な労働条件から保護することを目的として1947（昭和22）年に制定されました。

労基法の適用対象となるのは、営利・非営利を問わず、また事業の種類、規模にかかわらず、労働者を１人でも使用している日本国内にある事業または事務所（外国企業の日本支店も含まれます）のほとんどすべてに適用されます。

2. 定義

用語	定義
労働者	職業の種類を問わず、事業に使用される者で、賃金を支払われる者をいう。
使用者	事業主または事業の経営担当者その他その事業の労働者に関する事項について、事業主のために行為をするすべての者をいう。
賃金	賃金、給料、手当、賞与その他名称の如何を問わず、労働の対償として使用者が労働者に支払うすべてのものをいう。

3. 監督機関

事業場に労基法やこれに基づいて発する命令に違反する事実がある場合、労働者は、その事実を行政官庁[*1]や労働基準監督官[*2]に申告することができます。使用者は、申告をしたことを理由として、申告をした労働者に対して解雇やその他の不利益な取扱いをしてはなりません。

用語

＊1 **行政官庁**
国における行政事務を行う機関や者の総称。労働基準局（長）や労働基準監督署（長）など。

＊2 **労働基準監督官**
事業主に労働基準関係法令を遵守させ、労働者の健康と安全を守ることを職務とした国家公務員で、一定の権限をもつ。

4. 労使協定

労基法には、労働者を保護するために禁止されているさまざまな規定があります。しかし、原則的に禁止されている行為であっても、労働者の過半数で組織する労働組合、労働者の過半数で組織する労働組合がないときは労働者の過半数を代表する者との書面による協定を締結することで、例外として行える場合があります。この協定を一般的に労使協定といいます。

試験では、「労働者の過半数で組織する労働組合、労働者の過半数で組織する労働組合がないときは労働者の過半数を代表する者との書面による協定」という条文そのものが選択肢の文章に登場します。しかし、本書では、理解しやすいように、一般的にいわれている「労使協定」と記載して説明していきます。

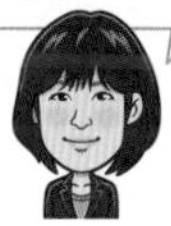

チャレンジ! チェック問題

第1種・第2種 できたらチェック

□ 1 事業場の労働基準法違反の事実を労働基準監督署長に申告した労働者を、そのことを理由に解雇してはならない。 H20.10-27 H20.10-10

［解答］ 1. ○

第11章

LESSON 2

労働時間・休憩・休日

一部有害

学習のPOINT　法定労働時間の原則をきちんと理解したうえで、時間外労働の制限、労働時間等の規定の適用除外になる者などの例外を丁寧に押さえましょう

1 労働時間　1種 B　2種 B

労働時間とは、労働者が使用者の指揮命令（監督）の下におかれている時間のことをいいます。したがって、始業時間から終業時間までの拘束されている時間から休憩時間を除いた時間が原則として労働時間となります。休憩時間は、拘束時間内であっても、使用者の指揮命令から完全に解放され、自由に利用できる時間ですから、労働時間には算入されません。

1．法定労働時間の原則

使用者は、**原則として**、労働者に**休憩時間を除いて1週間につき40時間を超えて労働をさせてはなりません**。また1週間の各日については、**休憩時間を除いて1日につき8時間を超えて労働させてはなりません**[*1]。これが法定労働時間です。

2．労働時間の計算方法

法定労働時間の計算については、労働者が**2つ以上の事業場**で**労働**していても、**労働時間に関する規定の適用については通算する**ことが定められています。

補足

＊1 ただし、一定の事業のうち、常時10人未満の労働者を使用する事業（特例対象事業）では、1週44時間、1日8時間まで労働させることができる。

2 休憩　1種 B　2種 B

1．休憩時間の原則

使用者は、労働時間が**6時間を超える場合**においては**少なくとも45分、8時間を超える場合**には**少なくとも1時間の休憩時間を労働時間の途中に与えなければなりません。**

● 休憩時間の原則

労働時間の長さ	付与すべき休憩時間
6時間以下	不要
6時間を超え8時間以下	少なくとも45分
8時間を超える	少なくとも1時間

所定労働時間が7時間30分である事業場において、労働時間を1時間延長した場合、労働時間は8時間を超えるため、少なくとも1時間の休憩時間を労働時間の途中に与えなければなりません。

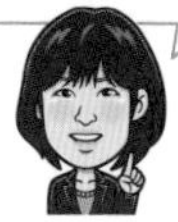

2. 休憩時間の一斉付与

同一事業場の労働者に対する**休憩時間**は、**原則**として、**一斉に与えなければなりません**。ただし、**労使協定**があるときは、一斉に与えなくてもよいとされています。

3. 休憩時間の自由利用

使用者は、休憩時間を労働者に自由に利用させなければなりません。

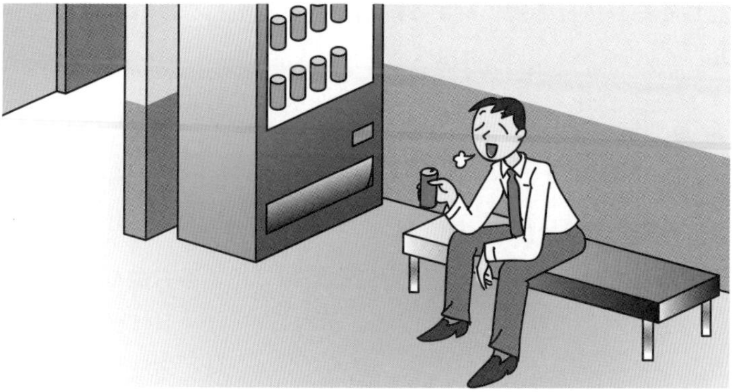

3 休日 1種 C 2種 C

1. 法定休日

使用者は、労働者に対し、**毎週少なくとも1回の休日**を与えなければなりません。なお、**4週間を通じて4日以上**の休日を与える場合は、**週1回の休日を与えなくてもよい**こととされています。これを法定休日といいます。

ポイント講義

法が定める休日とは、1暦日**労働義務のない日**という意味であり、日曜日や祝日とは関係がありません。

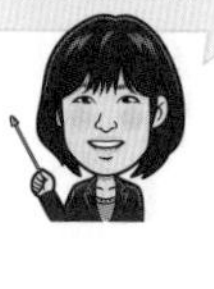

2. 休日の振替・代休

(1) 休日の振替

あらかじめ休日と定められた日を労働日とし、その代わりに別の労働日を休日に充てることを、休日の**振替**といいます。

休日の振替が認められるのは、就業規則等に休日を振り替えることができる旨の規定があり、振り替えられる日の前日までに、振替によって休日となる日が特定されている場合です。この場合、労働日と休日を交換するだけですので、割増賃金の支払いは不要です。

(2) 代休

事前に休日の振替の手続きをせず、休日に労働させた後に、その代償として別の労働日を休日とすることを、**代休**といいます。

この場合、**休日労働になる**ため、たとえ労働者に**代休を与えたとしても、**休日労働に対する**割増賃金を支払わなければなりません。**

4 時間外労働と休日労働 1種 B 2種 B

1. 労働時間と休日の例外

労基法では、原則として**法定労働時間を超える労働**や**法定休日の労働は禁止**されています。しかし、時間外や休日に労働しなければならない場合もあるため、例外として、(1) **労使協定を締結した場合**、(2) **災害時・公務により臨時の必要がある場合**は、適法に**時間外労働および休日労働をさせることが認められています。**

(1) 労使協定を締結した場合

使用者は、**労使協定**を締結し、これを所轄労働基準監督署長に**届け出た場合**、労働時間を延長し、休日に労働させることができます。

労使協定には、以下の事項を定めます。

労基法第36条に基づいて結ばれた時間外・休日労働の協定（労使協定）は、一般に「36協定（サブロク協定）」と呼ばれています。

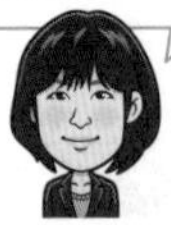

① 労働時間を延長し、または休日に労働させることができることとされる労働者の範囲
② 対象期間（労働時間を延長し、または休日に労働させることができる期間をいい、１年間に限るものとする）
③ 労働時間を延長し、または休日に労働させることができる場合
④ **対象期間における１日、１カ月および１年のそれぞれの期間について労働時間を延長して労働させることができる時間または労働させることができる休日の日数**
⑤ 労使協定（労働協約による場合を除く）の**有効期間の定め**
⑥ ④の１年の起算日
⑦ 時間外労働の上限規制*1に係る一定の要件を満たすこと

(2) 災害時・公務により臨時の必要がある場合

① 災害その他避けることのできない事由によって、臨時の必要がある場合、使用者は、所轄労働基準監督署長の許可を受けて、労働時間を延長し、休日に労働させることができます。ただし、事態急迫のために所轄労働基準監督署長の許可を受ける暇がない場合は、事後に遅滞なく届け出ます。
② 公務のために臨時の必要がある場合は、官公署の事業に従事する国家公務員および地方公務員については①の規定にかかわらず労働時間を延長し、休日に労働させることができます。

2. 割増賃金

時間外労働・休日労働に対する労使協定の締結や災害時・公務によって、**労働時間を延長**し、または**休日に労働者を労働させる場合**や**深夜労働をさせる場合**、使用者は労働者に対して、一定の割増率で計算した**割増賃金を支払わなければなりません**。

(1) 割増賃金の対象となる労働

① 時間外労働をさせる場合

法定労働時間を超えて労働させる場合、時間外労働に対する割増賃金（原則２割５分以上の率）が必要です*2。

② 休日労働をさせる場合

法定休日に労働させる場合、休日労働に対する割増賃金（３割

補足
*1 時間外労働の上限（限度時間）は、原則として、１カ月について45時間、１年について360時間とされている。

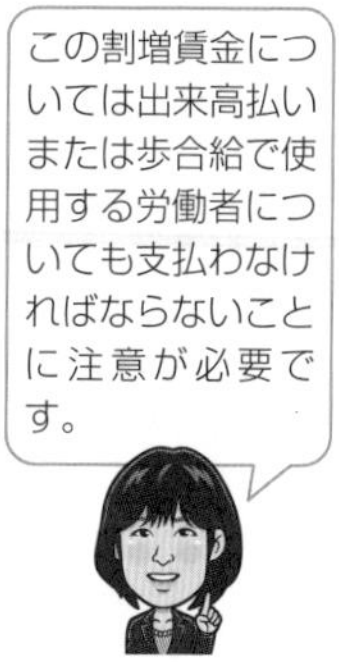

補足
*2 １カ月60時間を超える時間外労働に対しては、５割以上、時間外労働が深夜におよぶ場合は７割５分以上の率の割増賃金の支払義務が生じる。なお、労使協定により、引き上げた分の割増賃金の代わりに、有給の代替休暇（年次有給休暇とは異なる）を付与することができる。

5分以上の率）が必要です。なお、休日労働が法定労働時間を超えても、時間外労働が深夜におよばない場合は、休日労働に対する割増賃金のみを支払えばよいとされています。

③ 深夜労働をさせる場合

深夜[*1]に労働させる場合、深夜労働に対する割増賃金（2割5分以上の率）が必要です。なお、時間外労働が深夜におよぶ場合は、時間外労働に対する割増賃金（原則2割5分以上の率）と深夜労働に対する割増賃金（2割5分以上の率）を合計した割増賃金（原則5割以上の率）が必要です。また、休日労働が深夜におよぶ場合は、休日労働に対する割増賃金（3割5分以上の率）と深夜労働に対する割増賃金（2割5分以上の率）を合計した割増賃金（6割以上の率）が必要です。

補足

＊1 原則午後10時から午前5時まで。厚生労働大臣が必要と認めた地域または期間については、午後11時から午前6時まで。

● 割増賃金の対象となる労働と割増賃金

対象	割増率
法定労働時間を超える労働（時間外労働）	原則2割5分以上
法定休日に労働をさせる場合（休日労働）	3割5分以上
深夜に労働をさせる場合（深夜労働）	2割5分以上
深夜労働が時間外労働である場合	原則5割以上
休日労働が深夜におよんだ場合	6割以上

（2）算定基礎賃金

割増賃金を算定する際に基礎となる賃金は、**通常の労働時間または労働日の賃金**ですが、**次のものは除外**されます。

① **家族手当**
② **通勤手当**
③ 別居手当（単身赴任手当など）
④ 子女教育手当
⑤ 住宅手当
⑥ 臨時に支払われたもの（退職手当や結婚手当など）
⑦ **1カ月を超える期間ごとに支払われるもの（ボーナスなど）**

除外項目の手当のうち、労働者に一律に支給されているものについては、算定基礎賃金に加えます。たとえば、距離に関係なく一律に通勤手当が毎月の給料に算入されているような場合には、「通常賃金」に通勤手当が、算定基礎賃金として加えられることになります。

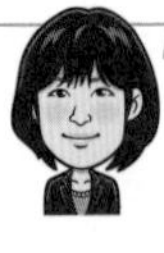

5 時間外労働の制限 1種 A 害

時間外労働や休日労働が認められる場合であっても、坑内労働その他命令で定める**健康上特に有害な業務の労働時間の延長**は**1日について2時間を超えてはなりません**。労働時間の延長が2時間を超えてはならない業務のうち試験によく出るものは次のとおりです。

これで得点UP!

労働時間延長の制限業務

- 多量の高熱物体を取り扱う業務および著しく暑熱な場所における業務
- 多量の低温物体を取り扱う業務および著しく寒冷な場所における業務
- 異常気圧下における業務
- ボイラー製造等強烈な騒音を発する場所における業務
- 鉛、水銀、一酸化炭素、その他これらに準ずる有害物の粉じん、蒸気またはガスを発散する場所における業務

6 適用除外 1種 B 2種 B

労働時間等については適用除外も定められています。これは、さまざまな業種に規定を一律に当てはめると、業務を遂行するうえで支障をきたすことがあるためです。

1. 管理監督者等に係る適用除外

次にあげる事業に従事する者については**労働時間、休憩時間、休日に関する規定の適用から除外**されます。

① 農林または水産の事業等＊2 に従事する者

②事業の種類にかかわらず**監督**もしくは**管理の地位にある者**(管理監督者) または**機密の事務を取り扱う者**

③ **監視または断続的労働に従事する者**で、使用者が所轄労働基準監督署長の**許可を受けた**もの

労働時間の延長が2時間を超えてはならない業務（労基則第18条の業務）は、P329の参考資料に掲載しています。

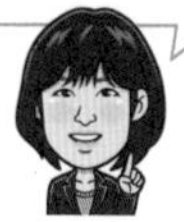

関係法令

補足

＊2

① 林業を除く、土地の耕作もしくは開墾または植物の栽植、栽培、採取もしくは伐採の事業その他農林の事業

② 動物の飼育または水産動植物の採捕もしくは養殖の事業その他の畜産、養蚕または水産の事業

ポイント講義

年次有給「休暇」については、ほかの労働者と同様に取り扱われます。休日（労働義務を負わない日）と休暇（労働義務のある日を労働日としたまま、個別的に労働義務を免除する日）は異なりますので注意しましょう。

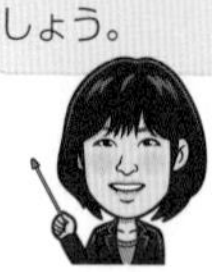

2. 高度プロフェッショナル制度

高度プロフェッショナル制度は、高度の専門的知識等を有し、職務の範囲が明確で一定の年収要件を満たす労働者を対象として、①労使委員会の決議と②労働者本人の同意を前提として、休日確保措置や健康・福祉確保措置等を講ずることにより、**労働時間、休憩、休日および深夜の割増賃金**に関する規定の**適用を除外**する制度です。

チャレンジ! チェック問題

第1種・第2種 できたらチェック

□	1	労働時間に関する規定の適用については、事業場を異にする場合は労働時間を通算しない。 R2.10-26 R2.10-9
□	2	1日の労働時間が7時間であれば、労働時間の途中に少なくとも45分の休憩時間が必要である。 H22.4-26 H22.4-9
□	3	時間外・休日労働に関する労使協定には、労働協約による場合を除き、有効期間の定めをする必要がある。 H27.4-27 H27.4-10
□	4	1日8時間を超えて労働させることができるのは、時間外労働の労使協定を締結し、これを所轄労働基準監督署長に届け出た場合に限られている。 R5.4-26 R5.4-9
□	5	監督又は管理の地位にある者及び機密の事務を取り扱う者については、休暇に関する規定は適用されない。 H28.4-27 H28.4-10
□	6	機密の事務を取り扱う労働者に対する労働時間に関する規定の適用の除外については、所轄労働基準監督署長の許可を受けなければならない。 R5.4-26 R5.4-9

[解答] 1. ×事業場を異にする場合（2つ以上の事業場で労働している場合）、労働時間を通算する。／2. ○／3. ○／4. ×労使協定を締結し、届け出た場合に限られない。災害時・公務により臨時の必要がある場合にも時間外労働が認められる。／5. ×休暇に関する規定は適用される。／6. ×所轄労働基準監督署長の許可を受けなくても労働時間に関する規定は適用されない。

第1種 できたらチェック

□	1	病原体によって汚染された物を取り扱う業務は、労働基準法に基づく時間外労働に関する協定を締結し、これを所轄労働基準監督署長に届け出る場合においても、労働時間の延長が1日2時間を超えてはならない業務に該当する。 R1.10-10 害
□	2	給湿を行う紡績又は織布の業務は、労働基準法に基づく時間外労働に関する協定を締結し、これを所轄労働基準監督署長に届け出る場合においても、労働時間の延長が1日2時間を超えてはならない業務に該当する。 H26.10-10 害
□	3	多量の低温物体を取り扱う業務は、労働基準法に基づく時間外労働に関する協定を締結し、これを所轄労働基準監督署長に届け出た場合においても、労働時間の延長が1日2時間を超えてはならない業務に該当する。 R3.4-10 害

[解答] 1. ×該当しない。／2. ×該当しない。／3. ○

第**11**章
LESSON 3

変形労働時間制等

学習のPOINT
公表問題に出題実績のある1カ月単位の変形労働時間制とフレックスタイム制について制度の概要と採用要件を押さえましょう。それ以上深入りする必要はありません。

1 変形労働時間制等　1種 B　2種 B

変形労働時間制は、繁忙期と閑散期に応じて労働時間を配分することで、使用者が労働時間を弾力的に運用することを目的とする制度です。

変形労働時間には、変形する期間に応じて、1カ月単位の変形労働時間制、1年単位の変形労働時間制、1週間単位の非定型的変形労働時間制があります。

フレックスタイム制は、労働者が労働時間を弾力的に運用することを目的とする制度です。

● **変形労働時間制等の種類**

- 変形労働時間制等
  - 変形労働時間制
    - 1カ月単位
    - 1年単位
    - 1週間単位（非定型的）
  - フレックスタイム制

変形労働時間制で労働させる場合には、**育児を行う者、老人等の介護を行う者、職業訓練または教育を受ける者その他特別の配慮を要する者**については、これらの者が**育児等に必要な時間を確保できるような配慮をしなければなりません。**

フレックスタイム制にはこのような配慮を求める規定はありません。フレックスタイム制は、労働者自身で始業・終業時刻を自由に選ぶことができるからです。

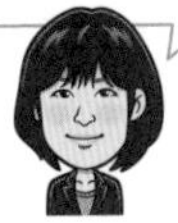

2 1カ月単位の変形労働時間制　1種 B　2種 B

1カ月単位の変形労働時間制は、1カ月以内の期間で繁閑の差がある業務に対し、労働時間を分配し、柔軟な対応をすることができる制度です。

1. 採用要件

以下の要件を満たしたときに、特定の日または週に法定労働時間を超えて労働させることができます[*1]。

- 労使協定または就業規則その他これに準ずるもの[*2]において一定の事項を定めること。
- 変形期間[*3]が1カ月以内の期間であること
- 変形期間を平均し、1週間当たりの労働時間が法定労働時間を超えない範囲内において各日、各週の労働時間を特定すること。

労使協定および**就業規則**は、所轄労働基準監督署長への**届出が必要**です。

2. 労使協定または就業規則等に定める事項

この労使協定または就業規則等には、次の事項を定めます。

① 1カ月単位の変形労働時間制を採用する旨の定め
② 対象となる労働者の範囲
③ 変形期間（1カ月以内）
④ 変形期間の起算日
⑤ 変形期間における各日、各週の具体的な労働時間
⑥ 労使協定の有効期間（労使協定に定める場合のみ）

● **変形期間を4週間（28日）とした場合の例**

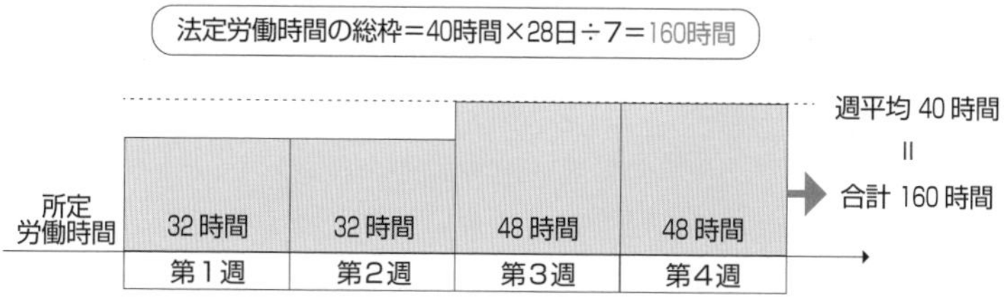

3 フレックスタイム制 1種 B 2種 B

フレックスタイム制は、一定の期間（清算期間）における総労働時間を定めておき、その範囲内で労働することを条件に、各日の始業時刻と終業時刻を労働者自身で自由に選択できる制度です。

補足
＊1 1カ月単位の変形労働時間制では、1日の労働時間の上限はない。

補足
＊2 就業規則の作成義務のない、常時10人未満の労働者を使用する事業場で就業規則の代わりに定めるもの。

用語
＊3 **変形期間**
法定労働時間を超えて労働させることがあらかじめ具体的に定められている週または日。

● フレックスタイム制の例

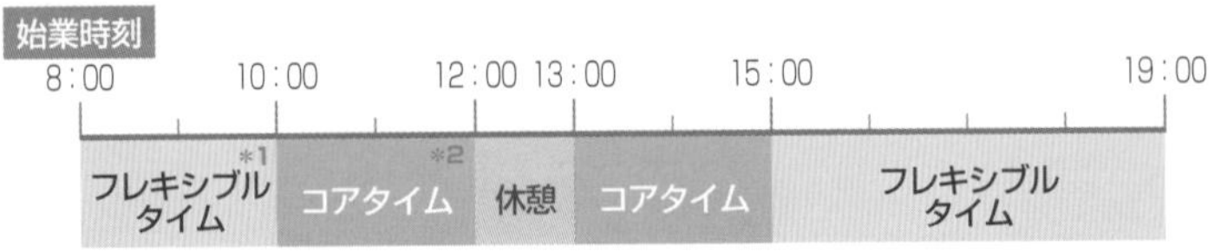

【清算期間を3カ月とした場合の例】

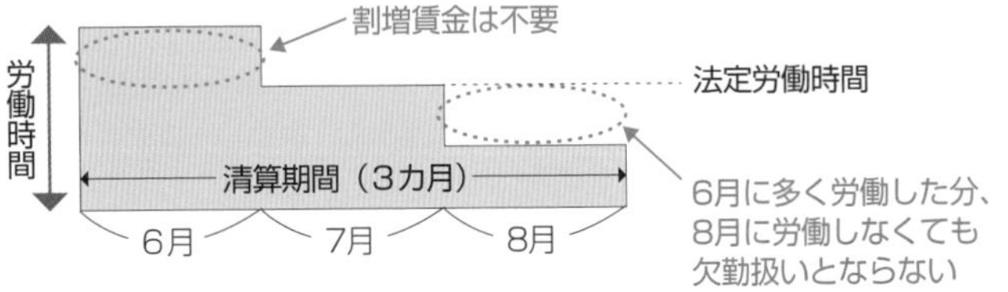

用語

＊1 **フレキシブルタイム**
フレックスタイム制のなかで、各労働者が自ら決めることができる終業までの時間のうち、コアタイムを除いた時間帯。

＊2 **コアタイム**
フレックスタイム制のなかで全員が必ず勤務するように定められた時間帯。

1．採用要件

以下の要件を満たしたときに、特定の日または週に法定労働時間を超えて労働させることができます。

- **就業規則その他これに準ずるものにより**、その労働者に係る**始業および終業の時刻をその労働者の決定に委ねることを定める**こと。
- **労使協定**で一定の事項を定めること。
- **清算期間**が **3 カ月以内**であること。
- 清算期間として定められた期間を平均し 1 週間当たりの労働時間が法定労働時間を超えない範囲内において、総労働時間を定めること。
- 清算期間が 1 カ月を超えるものである場合には、清算期間をその開始の日以後 1 カ月ごとに区分した各期間ごとに当該各期間を平均し 1 週間当たりの労働時間が 50 時間を超えない範囲内とすること。

就業規則と労使協定の両方が必要です。

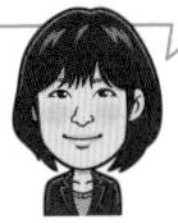

清算期間が**1 カ月以内**のものであるとき**を除き、労使協定**は、所轄労働基準監督署長への**届け出が必要**です。

2. 労使協定に定める事項

労使協定には以下の事項を定めます。

① フレックスタイム制の規定による労働時間により労働させることができることとされる労働者の範囲

② 清算期間（3カ月以内の期間に限るものとする）

③ 清算期間における総労働時間

④ 標準となる一日の労働時間

⑤ 労働者が労働しなければならない時間帯（コアタイム）を定める場合には、その時間帯の開始および終了の時刻

⑥ 労働者がその選択により労働することができる時間帯（フレキシブルタイム）に制限を設ける場合には、その時間帯の開始および終了の時刻

⑦ 清算期間が1カ月を超えるものである場合にあっては、労使協定の有効期間の定め

チャレンジ！チェック問題

第1種・第2種　できたらチェック		
□	1	1か月単位の変形労働時間制で労働させる場合には、育児を行う者等特別な配慮を要する者に対して、これらの者が育児等に必要な時間を確保できるような配慮をしなければならない。 H28.4-26 H28.4-9
□	2	1か月単位の変形労働時間制を採用した場合には、この制度に関する定めにより特定された週又は日において1週40時間又は1日8時間を超えて労働させることができる。 H28.4-26 H28.4-9
□	3	1か月単位の変形労働時間制に関する定めをした労使協定は所轄労働基準監督署長に届け出る必要はないが、就業規則は届け出る必要がある。 H23.4-26 H23.4-9
□	4	フレックスタイム制の清算期間は、6か月以内の期間に限られる。 R2.10-26 R2.10-9
□	5	フレックスタイム制を採用するためには、就業規則により始業及び終業の時刻を労働者の決定に委ねる旨を定め、かつ、労使協定により対象となる労働者の範囲、清算期間、清算期間における総労働時間等を定める必要がある。 H30.4-27 H30.4-10

[解答] 1. ○／2. ○／3. ×労使協定も届け出る必要がある。／4. ×3カ月以内の期間に限られる。／5. ○

年次有給休暇

学習のPOINT

年次有給休暇の発生要件、付与日数について数字を中心に正確に覚えましょう。また、付与日数については、比例付与も確認しておきましょう。

1 年次有給休暇とは　1種 A　2種 A

年次有給休暇とは、一定の要件の下に毎年一定日数与えられる賃金のある休暇です。

1. 発生要件

(1) 発生要件

労働者の雇入れの日から起算して、**6カ月間継続勤務**し、**全労働日の8割以上出勤**した労働者に対して、継続または分割した**10日の年次有給休暇**が与えられます。

(2) 出勤率の算定

出勤率を算定する際、次の場合は、休業していても**出勤したものとみなします。**

① 業務上負傷し、または疾病にかかり療養のため休業した期間
② **育児休業、介護休業を取得した期間**（育児・介護休業法に基づくもの）
③ 産前産後の女性が労基法第65条の規定により休業した期間
④ 年次有給休暇を取得した日

2. 付与日数

(1) 通常労働者[*1]の場合

1年6カ月以上継続勤務した労働者に対しては、雇入れの日から起算して6カ月を超えて継続勤務する日から起算した**継続勤務[*2]年数ごとに、10日に一定の日数が加算**されて与えられます。

継続勤務年数に応じて付与される年次有給休暇の日数は次のとおりです。

補足
＊1 短時間労働者以外の者。

＊2「継続勤務」とは、会社の在籍期間のことで、連続出勤日数のことではない。

入社6カ月で10日の年次有給休暇が付与されるわけですが、さらにその1年後（入社1年6カ月後）からは11日の、さらにその1年後（入社2年6カ月後）からは12日の年次有給休暇が付与されるということです。

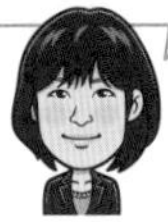

これで得点UP!

年次有給休暇加算表

継続勤務年数	加算される有給休暇日数	付与される有給休暇日数
6カ月	0日	10日
1年6カ月	1日	11日
2年6カ月	2日	12日
3年6カ月	4日	14日
4年6カ月	6日	16日
5年6カ月	8日	18日
6年6カ月以上	10日	20日

1年間の出勤率が8割未満であった場合は、その後の1年間については年次有給休暇を与える必要はありません。

● 年次有給休暇の算定例（入社数年目に出勤率8割未満の年があった場合）

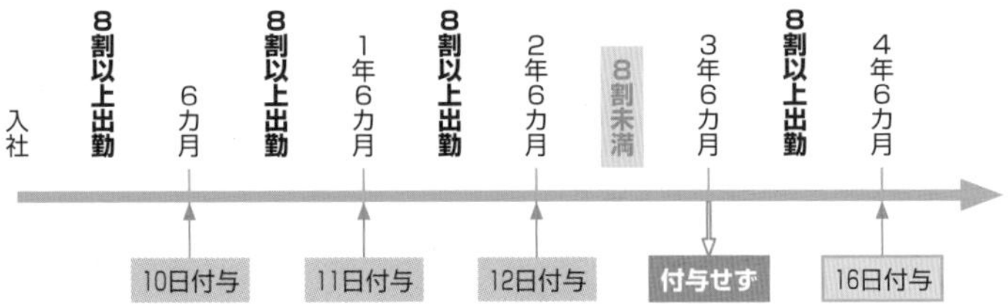

たとえば、入社してから2年6カ月までは全労働日の8割以上出勤していた者が、次の1年間の出勤率が8割未満だった場合、翌年は、本来なら14日付与されるはずのところ、年次有給休暇は付与されません。しかし、入社3年6カ月後から4年6カ月の間に出勤率8割以上に戻せば、その翌年は、16日の年次有給休暇が付与されるようになります。

(2) 短時間労働者の場合

パートタイマーやアルバイトなどでも、6カ月以上継続して勤務し、その期間の全労働日の8割以上出勤した場合には、年次有給休暇が通常の労働者と同様に与えられます。ただし、それらの労働者の週所定労働日数や週所定労働時間が通常の労働者と比べて少ない場合、年次有給休暇の日数は、その**労働日数に比例**したものとなります。これを比例付与といいます。

比例付与の対象となる労働者は**1週間の所定労働時間**が**30時間未満で**、次の要件のいずれかに該当する者となります。

① **1週間の所定労働日数**が**4日以下**の労働者
② 週以外の期間によって所定労働日数が定められている労働者については、1年間の所定労働日数が216日以下の労働者

● **短時間労働者の年次有給休暇の付与日数**

週所定労働日数	1年間の所定労働日数	雇入れの日から起算した継続勤務期間						
		6カ月	1年6カ月	2年6カ月	3年6カ月	4年6カ月	5年6カ月	6年6カ月
4日	169日〜216日まで	7日	8日	9日	**10日**	12日	13日	15日
3日	121日〜168日まで	5日	6日	6日	8日	9日	10日	11日
2日	73日〜120日まで	3日	4日	4日	5日	6日	6日	7日
1日	48日〜72日まで	1日	2日	2日	2日	3日	3日	3日

3. 年次有給休暇の単位

年次有給休暇は、原則、「1労働日」が単位となっています。ただし、労使協定[*1]により**1年に5労働日分**を限度として**時間単位で付与**することができます。

4. 年次有給休暇の時効

年次有給休暇の請求権は、**2年間行使しなければ時効によって消滅します。**

5. 不利益な取扱いの禁止

使用者は、年次有給休暇を取得した労働者に対して、賃金の減額その他不利益な取扱いをしてはなりません。

2 年次有給休暇の取得時季　1種 B　2種 B

年次有給休暇は**労働者の請求する時季に与えなければなりません**。これを時季指定権といいます。しかし、労働者から請求された時季に年次有給休暇を与えることが事業の正常な運営を妨げる

比例付与による付与日数の計算方法は次のとおりです。
原則的な付与日数×週所定労働日数/5.2日
たとえば、週所定労働時間が25時間、週所定労働日数が4日である労働者であって、雇入れの日から起算して5年6か月継続勤務した人に対しては、
18日×4日/5.2日＝13.84日→13日
となります。

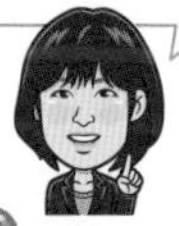

補足
＊1 次の事項を定める。
- 時間を単位として年次有給休暇を与えることができる①労働者の範囲②年次有給休暇の日数③年次有給休暇1日の時間数。
- 1時間以外の時間を単位として年次有給休暇を与える場合には、その時間数。

つまり、付与された年次有給休暇を付与後1年間で消化できなかった場合は、その翌年に繰り越すことができますが、さらにその翌年に繰り越すことはできません。

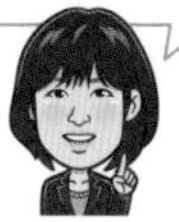

関係法令

場合、使用者は、**他の時季に与えることができます**。これを時季変更権といいます。

また、**労使協定**により、年次有給休暇を与える時季に関する定めをしたときは、年次有給休暇のうち**５日を超える部分**については、**計画的に与えることができます**。

なお、年次有給休暇の日数が10日以上である労働者については、年次有給休暇の日数のうち５日については、毎年（基準日から１年以内の期間に）、労働者ごとにその時季を定めて与えなければなりません。ただし、労働者の時季指定や計画的付与により年次有給休暇を与えた場合において、与えた年次有給休暇の日数が５日に達したときは、使用者からの時季指定により与える必要はなく、また、することもできません。

3 年次有給休暇中の賃金 1種 C 2種 C

年次有給休暇の期間中は、次の①～③のいずれかの賃金が支払われます。

原則	就業規則その他これに準ずるもので定めるところにより、次の①または②の賃金を支払う。 ① **平均賃金**＊1 ② 所定労働時間労働した場合に支払われる通常の賃金＊2
例外	労使協定により、次の③の金額を支払う旨を定めたときは、これによらなければならない。 ③ 健康保険法による標準報酬月額の30分の１に相当する額＊3

なお、年次有給休暇を時間単位で付与した場合には、選択した①～③のいずれかをその日の所定労働時間で割った金額を当該時間に応じて支払います。

補足

＊1 算定すべき事由の発生した日以前３カ月間にその労働者に対し支払われた賃金の総額を、その期間の総日数で除した金額をいう。

＊2 通常の出勤をした場合に支払われる賃金のこと。一般にいわれる「基本給」と考えてよい。

用語

＊3 **標準報酬月額**
その人の収入に応じて、健康保険料や保険の給付額を算定するときに利用する収入区分のこと。

チャレンジ! チェック問題

第1種・第2種 できたらチェック

□	1	週所定労働時間が 30 時間以上で、雇入れの日から起算して5年6か月継続勤務した労働者に対して、新たに与えなければならない年次有給休暇日数は、法令上、18 日である。ただし、その労働者はその直前の1年間に全労働日の8割以上出勤したものとする。 H26.4-27 H26.4-10
□	2	週所定労働時間が 25 時間、週所定労働日数が4日である労働者であって、雇入れの日から起算して3年6か月継続勤務したものに対して、その後1年間に新たに与えなければならない年次有給休暇日数は、法令上 10 日である。ただし、その労働者はその直前の1年間に全労働日の8割以上出勤したものとする。 R4.10-27 R4.10-10
□	3	法令に基づく育児休業又は介護休業で休業した期間は、出勤率の算定に当たっては、出勤しなかったものとして算出することができる。 H29.10-26 H29.10-9
□	4	年次有給休暇の請求権は、これを1年間行使しなければ時効によって消滅する。 H29.10-26 H29.10-9
□	5	労使協定により、時間単位で年次有給休暇を与える対象労働者の範囲、その日数（5日以内に限る。）等を定めた場合において、対象労働者が請求したときは、年次有給休暇の日数のうち当該協定で定める日数について時間単位で与えることができる。 H29.10-26 H29.10-9
□	6	労働者の過半数で組織する労働組合 (その労働組合がない場合は労働者の過半数を代表する者) と使用者との書面による協定により休暇を与える時季に関する定めをした場合は、休暇のうち3日を超える部分については、その定めにより休暇を与えることができる。 H30.10-27 H30.10-10
□	7	年次有給休暇の期間については、原則として、最低賃金又は平均賃金の 100 分の 60 の額の手当を支払わなければならない。 H30.10-27 H30.10-10

［解答］ 1. ○／ 2. ○／ 3. ×出勤したものとして算出する。／ 4. ×2年間行使しなければ、時効により消滅する。／ 5. ○／ 6. ×休暇のうち5日を超える部分については、その定めにより休暇を与えることができる。／ 7. ×原則として、①平均賃金②所定労働時間労働した場合に支払われる通常の賃金を支払わなければならない。

第11章 LESSON 5

年少者および女性の保護

一部有害

学習のPOINT　第一種・第二種共通で、近年女性の保護に関する出題が多くなっています。妊産婦に関する規定は、特に丁寧に押さえましょう。

1 年少者の保護　1種 C　2種 C

年少者の労働に関して成人労働者と同じように扱うことのないように、労基法では、保護規定を設けています。

● 年少者の年齢区分

年少者		満18歳未満（児童を包括する）
	児童	満15歳に達した日以後最初の3月31日が終了するまでの者

1. 年少者の労働時間、休憩時間、休日

(1) 適用されない規定

年少者には、次の規定は適用されません。

① 変形労働時間制（1カ月単位、1年単位、1週間単位）
② フレックスタイム制
③ **36協定に基づく時間外労働、休日労働**
④ 労働時間の特例（労働時間週44時間の特例）
⑤ 休憩の特例（休憩時間の特例、一斉付与の特例、自由利用の特例）
⑥ 高度プロフェッショナル制度など

ポイント講義
つまり、労働時間、休憩時間、休日に関する原則規定が適用されることになります。

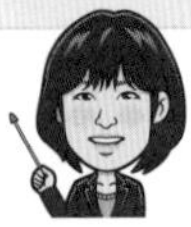

2. 深夜業

年少者は、原則として午後10時から午前5時*1までの深夜の労働が禁止されています。

補足
＊1 原則午後10時から午前5時まで。厚生労働大臣が必要と認めた地域または期間については、午後11時から午前6時まで。

2 年少者にかかわる有害業務の就業制限　1種 A　害

1．坑内労働の禁止

使用者は年少者を坑内で労働させてはなりません。

2．危険有害業務の就業制限

使用者は、**年少者**を一定の**危険有害業務に就かせてはなりません**。具体的な業務内容のうち、代表的なものを次に示します。

① 次の表に掲げる年齢および性の区分に応じ、それぞれ表に掲げる重量以上の重量物を取り扱う業務

年齢および性		重量（kg）	
		断続作業[*2]	継続作業[*3]
満16歳未満	女	12	8
	男	15	10
満16歳以上満18歳未満	女	25	15
	男	30	20

② 土石、獣毛等のじんあいまたは粉末を著しく飛散する場所における業務

③ 多量の高熱物体を取り扱う業務および著しく暑熱な場所における業務

④ 多量の低温物体を取り扱う業務および著しく寒冷な場所における業務

⑤ 異常気圧下における業務

⑥ さく岩機、鋲打機等身体に著しい振動を与える機械器具を用いて行う業務

⑦ 強烈な騒音を発する場所における業務

⑧ 病原体によって著しく汚染のおそれのある業務

補足

＊2 断続作業とは、重量のかかる時間がそれぞれ短時間である作業。負担のかかる時間が瞬間的であるため、比較的重いものでも可能と考えられている。

＊3 継続作業とは、重量のかかる時間が長時間にわたる作業。負担が大きいため断続作業より軽く設定されている。

ポイント講義

年少者を就かせてはならない業務に該当する業務のひっかけ選択肢として、出題された主なものに以下のものがあります。

- 赤外線または紫外線にさらされる業務
- 超音波にさらされる業務

これらの業務については、年少者を就業させることが可能です。

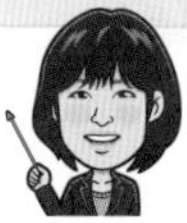

3 女性の保護　1種 A　2種 A

女性の場合、母となる性としての健康が損なわれないよう一定の保護規定が設けられています。

1．産前産後の休業期間

使用者は、産前産後の女性の就業は、母体への負担が大きいた

め慎重に取り扱わなければなりません。労基法では次のように規定されています。

① 使用者は、**6週間以内**（**多胎妊娠の場合**は**14週間以内**）に**出産予定の女性**が休業を**請求した場合**には、**就業させてはなりません**。

② 使用者は、**産後8週間を経過しない女性**を（休業の請求がなくても）**就業させてはなりません**。ただし、**産後6週間を経過した女性**が**請求した場合**には、その者について**医師が支障がないと認めた業務に就かせる**ことは、差し支えありません。

● **産前産後休業**

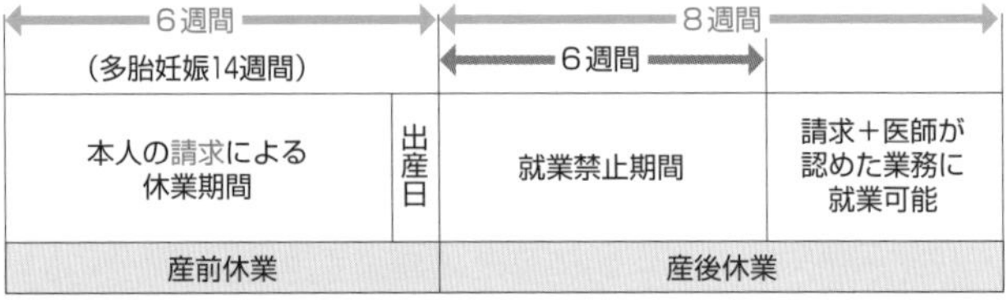

③ 使用者は、**妊娠中の女性**が**請求した場合**には、ほかの**軽易な業務に転換させなければなりません**。

2. 妊産婦の労働時間

ポイント講義
フレックスタイム制については、妊産婦の保護規定はありません。

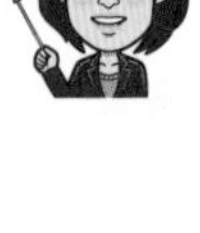

妊娠中の女性（妊婦）および**産後1年を経過しない女性（産婦）**を**妊産婦**といいます。

妊産婦に対しては、次のような保護規定がおかれています。

① 変形労働時間制の制限

変形労働時間制（1カ月単位、1年単位、1週間単位）を採用している場合でも、**妊産婦が請求**したときは、**法定労働時間を超えて労働をさせることはできません**。

② 時間外労働・休日労働の制限

労使協定を締結している場合および災害時・公務により臨時の必要がある場合は時間外労働および休日労働が認められますが、**妊産婦が請求**した場合は、この規定にかかわらず、**時間外労働**や**休日労働**を**させることはできません**。

③ 深夜労働の制限

妊産婦が請求した場合は、**深夜業**を**させることはできません**。

これで得点UP!

妊産婦の労働時間

	管理監督者等である妊産婦	管理監督者等以外の妊産婦
① 変形労働時間制での時間外・休日労働	可能	請求により禁止
② 時間外・休日労働	可能	請求により禁止
③ 深夜業	請求により禁止	請求により禁止

ポイント講義

管理監督者等である妊産婦から、請求があった場合でも、労働時間・休日に関する規定の適用は除外されているため、時間外・休日労働をさせることはできます。しかし適用が除外されていない深夜業をさせることはできません（P299参照）。

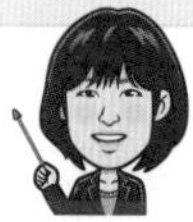

3. 育児時間

生後満1年に達しない生児を育てる女性は、一般の休憩時間＊1とは別に、**1日2回それぞれ少なくとも30分**、生児を育てるための時間を**請求できます**。

この育児時間中は、使用者はその女性を使用してはなりません。

補足

＊1 一般には労働時間が6時間を超える場合45分、8時間を超える場合1時間。

ポイント講義

育児時間中の賃金を有給とするか無給とするかは、当事者の自由にゆだねられます。したがって、育児時間は、必ずしも有給としなくてもよいとされています。

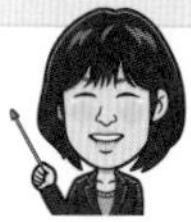

4. 生理休暇

使用者は、生理日の就業が著しく困難な女性が休暇を請求したときは、その者を生理日に就業させてはなりません。

4 女性にかかわる有害業務の就業制限

1種 A　害

1. 坑内業務

使用者は、妊娠中の女性および坑内で行われる業務に従事しない旨を申し出た産後1年を経過しない女性は坑内で行われる全ての業務に就かせてはなりません。

また、それ以外の満18歳以上の女性についても、坑内で行われる業務のうち人力により行われる掘削の業務その他の女性に有害な一定の業務については、就かせてはなりません。

2. 危険有害業務の就業制限

使用者は、**妊産婦**を、**次の業務に就かせてはなりません**。

- 重量物を取り扱う業務
- 一定の有害物質を発散する場所における業務
- その他妊産婦の妊娠、出産、哺育《ほいく》などに有害な業務

具体的な業務内容のうち代表的なものを次に示します。

① 次の表に掲げる年齢の区分に応じ、それぞれ表に掲げる重量以上の重量物を取り扱う業務

ポイント講義

女性の妊娠または出産に係る機能に有害である業務（①、②）については、妊産婦以外の女性にも準用されることに注意が必要です。

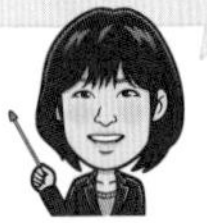

● 女性における重量物取扱業務制限

年齢	重量（kg）	
	断続作業	継続作業
満16歳未満	12	8
満16歳以上満18歳未満	25	15
満18歳以上	30	20

② 一定の有害物質を発散する作業場のうち、次の業務

- 労働安全衛生法に基づく作業環境測定を行い、「第３管理区分」となった屋内作業場での業務
- タンク内、船倉内での業務など、規制対象となる化学物質の蒸気や粉じんの発散が著しく、呼吸用保護具の着用が義務づけられている業務

③ **多量の高熱物体を取り扱う業務**
④ **著しく暑熱な場所における業務**
⑤ **多量の低温物体を取り扱う業務**
⑥ **著しく寒冷な場所における業務**
⑦ **異常気圧下における業務**

（③〜⑦）産後１年を経過しない女性（産婦）からこの業務に従事したくないと申し出があった場合には、従事させることはできない。

⑧ さく岩機、鋲打機など**身体に著しい振動を与える機械器具を用いて行う業務**

＊⑧については産婦を従事させることはできない。

これで得点UP! 危険有害業務の規制

妊娠中の女性	有害業務（24 業務）全部について就業禁止	
産後 1 年を経過しない女性	申し出た場合に就業禁止	著しく寒冷な場所における業務、異常気圧下における業務など前ページ③～⑦を含む 19 業務
	就業禁止	① 重量物を取り扱う業務 ② 一定の有害物質を発散する場所における業務 ⑧ さく岩機、鋲打機等身体に著しい振動を与える業務
すべての女性	① **重量物を取り扱う業務** ② **一定の有害物質を発散する場所における業務**	

妊婦に対する就業制限が最も厳しくなっています。

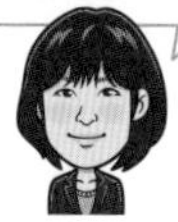

チャレンジ！チェック問題

第1種・第2種　できたらチェック		
□	1	労使協定による時間外・休日労働をさせる場合、満18歳未満の者については、休日労働はさせることはできないが、満15歳以上の者であれば時間外労働を1日2時間を超えない範囲内でさせることができる。 H27.4-27 H27.4-10
□	2	使用者は、6週間（多胎妊娠の場合にあっては、14週間）以内に出産する予定の女性が休業を請求した場合においては、その者を就業させてはならない。 H27.4-26 H27.4-9
□	3	使用者は、産後8週間を経過しない女性を就業させてはならない。ただし、産後6週間を経過した女性が請求した場合において、その者について医師が支障がないと認めた業務に就かせることは、差し支えない。 H27.4-26 H27.4-9
□	4	妊産婦とは、妊娠中の女性及び産後1年を経過しない女性をいう。 R4.4-27 R4.4-10
□	5	妊娠中の女性が請求した場合には、管理監督者等の場合を除き、他の軽易な業務に転換させなければならない。 R4.10-26 R4.10-9
□	6	1か月単位の変形労働時間制を採用している場合であっても、妊産婦が請求した場合には、管理監督者等の場合を除き、1週40時間、1日8時間を超えて労働させてはならない。 R4.10-26 R4.10-9
□	7	妊産婦が請求した場合には、管理監督者等の場合を除き、深夜業をさせてはならない。 R2.4-27 R2.4-10
□	8	生後満1年を超え、満2年に達しない生児を育てる女性労働者は、育児時間を請求することができる。 R3.4-27 R3.4-10
□	9	育児時間は、育児時間を請求することができる女性労働者が請求する時間に与えなければならない。 R1.10-27 R1.10-10
□	10	生理日の就業が著しく困難な女性が休暇を請求したときは、その者を生理日に就業させてはならない。 R4.10-26 R4.10-9

[解答] **1.** ×満18歳未満の者（年少者）を労使協定により時間外労働や休日労働させることはできない。／**2.** ○／**3.** ○／**4.** ○／**5.** ×妊娠中の女性が請求した場合においては、管理監督者等の場合であっても、他の軽易な業務に転換させなければならない。／**6.** ○／**7.** ×管理監督者等である妊産婦が請求した場合も、深夜業をさせてはならない。／**8.** ×生後満1年に達しない生児を育てる女性労働者が請求できる。／**9.** ○／**10.** ○

第1種　できたらチェック

- □ 1　満 18 歳未満の者は、強烈な騒音を発する場所における業務に就かせてはならない。 R5.10-10 害
- □ 2　満 18 歳未満の者は、赤外線又は紫外線にさらされる業務に就かせてはならない。 H29.4-10 害
- □ 3　異常気圧下における業務は、全ての女性労働者について、就業が禁止されている。 R2.10-10 害
- □ 4　20kg の重量物を断続的に取り扱う業務は、満 17 歳の女性を就かせてはならない業務に該当する。 R4-10-10 害
- □ 5　満 18 歳以上で産後8週間を経過したが1年を経過しない女性から、さく岩機、鋲《びょう》打機等身体に著しい振動を与える機械器具を用いて行う業務に従事したい旨の申出があった場合には、当該業務に就かせることができる。 R5.4-10 害

[解答]　1. ○／**2.** ×赤外線または紫外線にさらされる業務は就業制限業務に当たらないため、就業させることができる。／**3.** ×すべての女性労働者について禁止されているのは、①重量物を取り扱う業務、②一定の有害物質を発散する場所における業務の 2 業務である。／**4.** ×満 17 歳の女性を就かせてはならない業務は、25kg の重量物を断続的に取り扱う業務である。／**5.** ×申出があった場合でも、当該業務に就かせてはならない。

第11章
LESSON 6

就業規則

学習の POINT

就業規則の作成手続きと記載事項が頻出です。出題される知識は限定されていますので、太字、赤字部分を中心に正確に覚えてしまいましょう。

1 就業規則の作成 1種 C 2種 C

就業規則は労働者が就業上守るべき規律や労働時間、賃金その他の労働条件や職場規律に関する具体的内容を明文化することによって、労働者の権利と義務を具体的に明らかにし、労働者を保護する機能があります。

1. 就業規則の作成義務

常時10人以上の労働者を使用する使用者は、**就業規則を作成**し、所轄労働基準監督署長に**届け出**なければなりません。また、就業規則を**変更した場合**も、**届出は必要**です。

ポイント講義
この「常時10人」には、パートタイマーなど正社員以外の労働者も含みます。

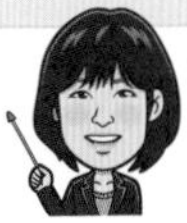

● 就業規則の作成と届出

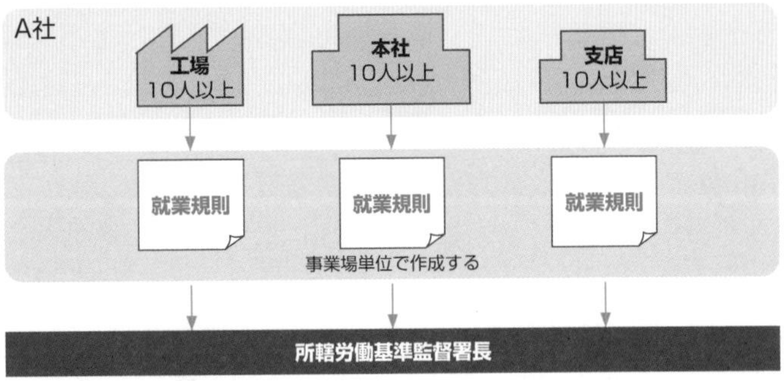

2. 作成の手続き

就業規則を作成または変更する場合、当該事業場に労働者の過半数で組織する労働組合がある場合においてはその労働組合、労働者の過半数で組織する労働組合がない場合においては労働者の過半数を代表する者の**意見を聴く**ことが義務づけられています。

そして、就業規則を届け出る際は、この**労働者の意見を記した**

書面（意見書）を添付しなければなりません。

3. 記載事項

就業規則には次に掲げる事項を記載します。記載する事項には、必ず記載しなければならない事項（絶対的必要記載事項）と、特に定めを設ける場合に記載しなければならない事項（相対的必要記載事項）があります。

ポイント講義

就業規則の作成、内容の変更について、労働者の「同意」は不要です。「意見」を聞くだけでOK。

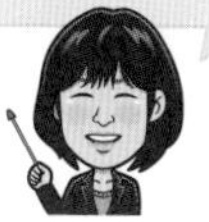

● 就業規則の記載事項

必ず記載しなければならない事項（絶対的必要記載事項）
① **始業および終業の時刻**、**休憩時間**、**休日**、**休暇**ならびに労働者を二組以上に分けて交替に就業させる場合においては就業時転換に関する事項
② **賃金**（臨時の賃金等を除く）の決定、計算および支払いの方法、賃金の締め切りおよび支払いの時期ならびに**昇給**に関する事項
③ **退職に関する事項**（解雇の事由を含む）
特に定める場合のみ記載する必要がある事項（相対的必要記載事項）
① **退職手当**の定めをする場合においては、適用される労働者の範囲、退職手当の決定、計算および支払いの方法ならびに退職手当の支払いの時期に関する事項
② 臨時の賃金等（退職手当を除く）および最低賃金額の定めをする場合においては、これに関する事項
③ 労働者に食費、作業用品その他の負担をさせる定めをする場合においては、これに関する事項
④ **安全および衛生**に関する定めをする場合においては、これに関する事項
⑤ 職業訓練に関する定めをする場合においては、これに関する事項
⑥ 災害補償および業務外の傷病扶助に関する定めをする場合には、これに関する事項
⑦ 表彰および制裁の定めをする場合においては、その種類および程度に関する事項
⑧ 前各号に掲げるもののほか、当該事業場の労働者すべてに適用される定めをする場合においては、これに関する事項

4. 周知義務

使用者は、就業規則を次のいずれかの方法により、**労働者に周知**させなければなりません。

① **各作業場の見やすい場所へ掲示し、または備え付ける**

② **書面を交付する**

③ **磁気テープ、磁気ディスク等へ記録し、かつ、労働者がその記録の内容を確認できる機器を各作業場に設置する**

2 制裁規定 1種 C 2種 C

就業規則で、労働者に対して減給の制裁を定める場合においては、その減給は、1回の額が平均賃金の1日分の半額を超えてはならず、かつ総額が一賃金支払期における賃金の総額の10分の1を超えてはなりません。

3 就業規則の効力 1種 C 2種 C

就業規則は、法令または労働協約に反してはなりません。就業規則の内容が法令または労働協約に抵触する場合は、行政官庁（所轄労働基準監督署長）はその変更を命ずることができます。

就業規則で定める労働条件に達しない労働契約は、その部分について無効とし、その無効となった部分は就業規則で定める基準によるものとします。

チャレンジ! チェック問題

第1種・第2種 できたらチェック

□ 1 パートタイマーを含めて常時10人以上の労働者を使用する使用者には、就業規則の作成及び届出の義務がある。 H20.4-26 H20.4-9

□ 2 休日及び休暇に関する事項については、必ず就業規則に定めておく必要がある。 H28.10-27 H28.10-10

□ 3 退職に関する事項（解雇の事由を含む。）については、必ず就業規則に定めておく必要がある。 H28.10-27 H28.10-10

□ 4 安全及び衛生に関する事項については、必ず就業規則に定めておかなければならない。 H25.10-26 H25.10-9

□ 5 就業規則の作成又は変更の手続きとして、事業場の労働者の過半数で組織する労働組合（その労働組合がない場合は労働者の過半数を代表する者）の同意が必要である。 H28.10-27 H28.10-10

□ 6 就業規則は、常時作業場の見やすい場所へ掲示すること、各労働者に書面を交付すること等の一定の方法によって、労働者に周知させなければならない。 H28.10-27 H28.10-10

[解答] 1. ○／2. ○／3. ○／4. ×特に定めを設ける場合に定める必要がある。／5. ×意見を聴くことが義務付けられている。／6. ○

参考資料

実効温度（感覚温度）図表

実効温度は、実効温度図表と呼ばれる図表から求めます。
以下の条件の室内における実効温度を求めてみましょう。

例）	アスマン通風乾湿計	乾球温度	24.3℃
		湿球温度	16.8℃
	気流	1.5m／秒	

① 乾球温度 24.3℃と湿球温度 16.8℃を結びます（破線）。
② 気流 1.5m／秒と①の破線との交点にある値 20℃が実効温度となります。

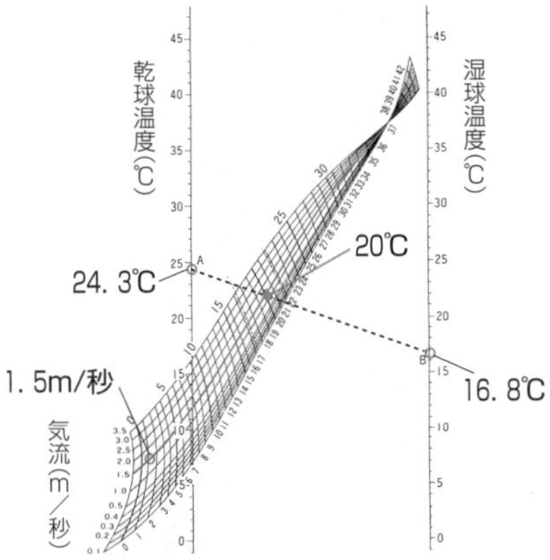

※実効温度には、輻射熱は考慮されていません。

空気中における有害物質の分類

分類		状態	性状	代表的物質
気体状物質	ガス	気体	常温・常圧（25℃、1気圧）で気体のもの	塩素、硫化水素、**アンモニア**、一酸化炭素、ホルムアルデヒド、**二酸化硫黄**、**塩化ビニル** など
	蒸気		常温・常圧（25℃、1気圧）で液体または固体の物質が、蒸気圧に応じて揮発または昇華して気体となっているもの	トルエン、トリクロロエチレン、硫酸ジメチル、**アセトン**、**アクリロニトリル**、水銀、ニッケルカルボニル、二硫化炭素、フェノール など
粒子状物質	ミスト	液体	液体微粒子が空気中に浮遊しているもの（粒径5～100μm程度）	クロム酸（ミスト）、シアン化合物を含む水溶液のミスト、硫酸（ミスト）、硝酸（ミスト）など
	粉じん	固体	固体物質に研磨、粉砕、切削など機械的な作用を加えて発生した空気中に浮遊する固体微粒子（粒径1～150μm程度）	石綿（アスベスト）、無水クロム酸、**ジクロロベンジジン**（ジクロルベンジジン）、オルト-トリジン など
	ヒューム		気体（たとえば金属の蒸気）が空気中で凝固や化学変化を起こし、空気中に浮遊する固体微粒子（粒径0.1～1μm程度）	溶融金属から発生する酸化物、溶接ヒューム（酸化鉄、酸化鉛、酸化亜鉛など）

金属による健康障害

金属	特徴	主な症状
鉛	骨に蓄積	貧血・伸筋麻痺、末梢神経障害・腹部疝痛など
金属水銀	脳に障害	手指の震え・精神障害など
カドミウム	気道から吸収、腎臓肝臓に蓄積	急性：上気道炎・肺炎 慢性：肺気腫・腎障害など
ベリリウム	吸入や接触により感作受ける	気管支喘息、過敏性肺臓炎、接触皮膚炎など
クロム	吸入や接触により感作受ける	アレルギー性接触性皮膚炎、鼻中隔穿孔、肺がん、上気道がん
マンガン	脳に沈着	筋のこわばり・震え・歩行障害など
砒素（ヒ素）	口·気道から吸収	黒皮症・角化症・鼻中隔穿孔・皮膚がん・肺がんなど

労基則第18条の業務

① 多量の高熱物体を取り扱う業務および著しく暑熱な場所における業務

② 多量の低温物体を取り扱う業務および著しく寒冷な場所における業務

③ ラジウム放射線、エックス線その他の有害放射線にさらされる業務

④ 土石、獣毛等のじんあいまたは粉末を著しく飛散する場所における業務

⑤ 異常気圧下における業務

⑥ 削岩機、鋲打機等の使用によって身体に著しい振動を与える業務

⑦ 重量物の取扱い等重激なる業務

⑧ ボイラー製造等強烈な騒音を発する場所における業務

⑨ 鉛、水銀、クロム、砒素、黄りん、弗素、塩素、塩酸、硝酸、亜硫酸、硫酸、一酸化炭素、二硫化炭素、青酸、ベンゼン、アニリン、その他これに準ずる有害物の粉じん、蒸気またはガスを発散する場所における業務

⑩ 前各号のほか、厚生労働大臣の指定する業務

専属の産業医を選任すべき有害業務

① 多量の高熱物体を取り扱う業務および著しく暑熱な場所における業務

② 多量の低温物体を取り扱う業務および著しく寒冷な場所における業務

③ ラジウム放射線、エックス線その他の有害放射線にさらされる業務

④ 土石、獣毛等のじんあいまたは粉末を著しく飛散する場所における業務

⑤ 異常気圧下における業務

⑥ さく岩機、鋲打機等の使用によって、身体に著しい振動を与える業務

⑦ 重量物の取扱い等重激な業務

⑧ ボイラー製造等強烈な騒音を発する場所における業務

⑨ 坑内における業務

⑩ **深夜業を含む業務**

⑪ 水銀、砒素、黄りん、弗化水素酸、塩酸、硝酸、硫酸、青酸、か性アルカリ、石炭酸その他これらに準ずる有害物を取り扱う業務

⑫ 鉛、水銀、クロム、砒素、黄りん、弗化水素、塩素、塩酸、硝酸、亜硫酸、硫酸、一酸化炭素、二硫化炭素、青酸、ベンゼン、アニリンその他これらに準ずる有害物のガス、蒸気または粉じんを発散する場所における業務

⑬ 病原体によって汚染のおそれが著しい業務

⑭ その他厚生労働大臣が定める業務

主な作業主任者

作業主任者名	取り扱う作業等の区分	資格要件
高圧室内作業主任者	高圧室内での作業（潜函《せんかん》工法その他の圧気工法により、大気圧を超える気圧下の作業室またはシャフトの内部において行う作業に限る）	免　許
エックス線作業主任者・ガンマ線透過写真撮影作業主任者	エックス線装置の使用や装置の検査の業務やガンマ線照射装置を用いる透過写真撮影（医療用または一定以上のエックス線を発生させる装置を使用するものを除く）に係る作業	免　許
特定化学物質作業主任者	特定化学物質（第１類・第２類・第３類）を製造し、または取り扱う作業（**試験研究のため取り扱う作業を除く**）	**技能講習**
酸素欠乏危険作業主任者	酸素欠乏危険場所における作業 （例）長期間使用されていない井戸等の内部 石炭、鋼材、くず鉄その他空気中の酸素を吸収する物質を入れてあるタンク、船倉、ホッパーその他の貯蔵施設の内部 穀物もしくは飼料の貯蔵、果菜の熟成、種子の発芽またはきのこ類の栽培のために使用しているサイロ、むろ、倉庫、船倉またはピットの内部 しょうゆ、酒類、もろみ、酵母その他発酵する物を入れてあり、または入れたことのあるタンク、むろまたは醸造槽の内部 ドライアイス使用で冷蔵・冷凍等を行う冷蔵庫等の内部等	**技能講習**
有機溶剤作業主任者	有機溶剤（第１種・第２種・第３種）を製造し、または取り扱う作業（**試験研究のため取り扱う作業を除く**）	**技能講習**
鉛作業主任者	一定の鉛業務に係る作業（遠隔操作によって行う隔離室におけるものを除く）	**技能講習**
四アルキル鉛等作業主任者	一定の四アルキル鉛等業務に係る作業（遠隔操作によって行う隔離室におけるものを除く）	**技能講習**
石綿作業主任者	石綿等を取り扱う作業（**試験研究のため取り扱う作業を除く**）または石綿分析用試料等を製造する作業	**技能講習**

衛生委員会の付議事項

［労働者の健康障害の防止および健康の保持増進に関する重要事項］

① 衛生に関する規程の作成に関すること

② 危険性または有害性等の調査およびその結果（リスクアセスメント等）に基づき講ずる措置のうち、衛生に係るものに関すること

③ 安全衛生に関する計画（衛生に係る部分に限る）の作成、実施、評価および改善に関すること

④ **衛生教育の実施計画の作成**に関すること

⑤ 新規化学物質や発がん性等のおそれのある化学物質の有害性の調査およびその結果に対する対策の樹立に関すること

⑥ **作業環境測定の結果およびその結果の評価に基づく対策の樹立**に関すること

⑦ **定期健康診断**、法の指示を受けて行われる臨時の健康診断、自発的健康診断、その他法に基づいて行われる医師の診断、**診察または処置の結果およびその結果に対する対策の樹立**に関すること

⑧ **労働者の健康の保持増進を図るため必要な措置の実施計画の作成**に関すること

⑨ **長時間にわたる労働による労働者の健康障害の防止を図るための対策の樹立**に関すること

⑩ 労働者の精神的健康の保持増進を図るための対策の樹立に関すること

⑪ リスクアセスメント対象物に係るばく露低減措置に関することおよび医師または歯科医師による健康診断の実施に関すること

⑫ 厚生労働大臣、都道府県労働局長、労働基準監督署長、労働基準監督官または労働衛生専門官から文書により命令、指示、勧告、または指導を受けた事項のうち、労働者の健康障害の防止に関すること

定期健康診断の診断項目と省略基準

健康診断項目	省略基準（医師の判断）
① **既往歴**および**業務歴**の調査	—
② **自覚症状**および**他覚症状**の有無の検査	—
③ 身長、体重、腹囲、視力、聴力（1,000Hz および 4,000Hz）の検査	身長：20 歳以上は省略可 腹囲：以下の者は省略可 ・40 歳未満（35 歳は除く） ・妊娠中の女性その他の者で、腹囲内臓脂肪の蓄積を反映していないと診断された場合 ・BMI が 20 未満 ・自ら腹囲を測定し、その値を申告した場合（BMI が 22 未満に限る）
④ 胸部エックス線検査および喀痰検査	胸部エックス線検査：40 歳未満の者（20、25、30、35 歳は除く）で、以下の（ア）（イ）のいずれにも該当しない者は省略可 （ア）感染症法で結核に係る定期の健康診断の対象とされている学校、医療機関等の労働者 （イ）じん肺法で 3 年に 1 回のじん肺健康診断の対象とされている労働者 喀痰検査：胸部エックス線検査で病変なし等で省略可
⑤ **血圧**の測定	—
⑥ 貧血検査（血色素量、赤血球数）	40 歳未満（35 歳は除く）は省略可
⑦ 肝機能検査（GOT ／ GPT ／ γ－GTP）	
⑧ 血中脂質検査（LDL コレステロール、HDL コレステロール、血清トリグリセライド）	
⑨ 血糖検査	
⑩ 心電図検査	
⑪ **尿検査**（尿糖および尿蛋白の有無の検査）	—

ストレスチェック制度の手順

ストレスチェック制度に基づく取組みは、次に掲げる手順で実施するものとされています。

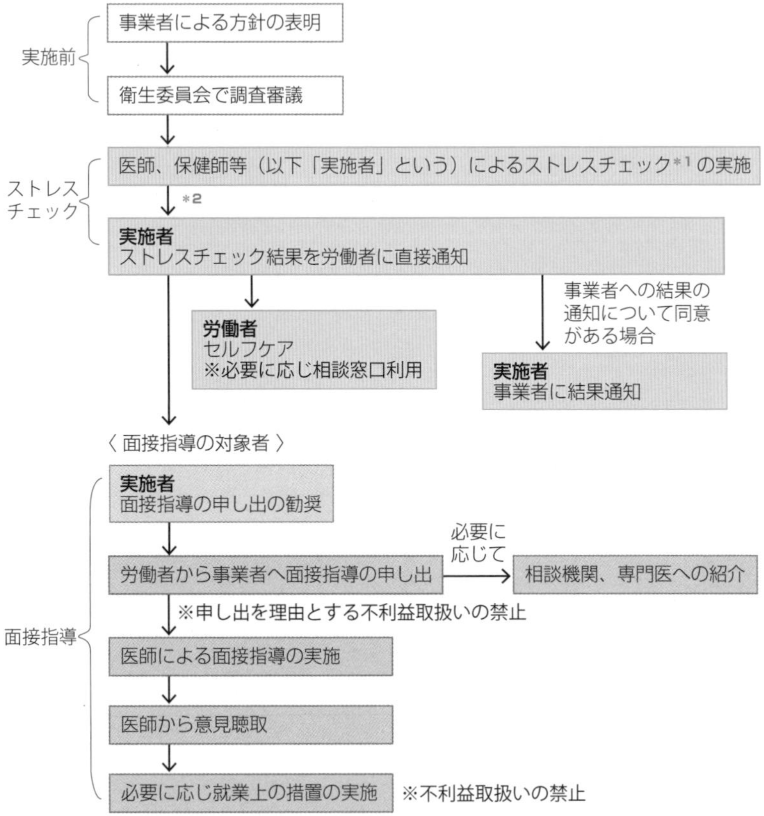

*1 労働者に対するストレスチェックの事項
① 職場における当該労働者の心理的な負担の原因に関する項目
② 当該労働者の心理的な負担による心身の自覚症状に関する項目
③ 職場における他の労働者による当該労働者への支援に関する項目

*2 事業者には、ストレスチェックを行った医師等に、職場ごとに集団的分析をさせる努力義務が課されています。

健康管理手帳の交付対象業務と要件

	対象業務		交付要件
①	ベンジジン、ベーターナフチルアミン、ジアニシジンを扱う業務		３カ月以上従事した者
②	じん肺法の規定により決定されたじん肺管理区分が管理２または３である者		
③	ビス（クロロメチル）エーテルを製造しまたは取り扱う業務		３年以上従事した者
	ベンゾトリクロリドを製造しまたは取り扱う業務		
④	クロム酸、重クロム酸等を製造しまたは取り扱う業務		４年以上従事した者
	塩化ビニルを重合する業務または密閉されていない遠心分離機を用いてポリ塩化ビニルの懸濁液から水を分離する業務		
⑤	一定の無機砒素化合物を製造する工程において粉砕をする業務、三酸化砒素を製造する工程において焙焼もしくは精製を行うなどの業務		５年以上従事した者
	コークスまたは製鉄用発生炉ガスを製造する業務		
	オルトートルイジンを製造しまたは取り扱う業務		
⑥	ベリリウム等を製造または取り扱う業務に従事し、両肺野にベリリウムによるび慢性の結節性陰影がある者		
⑦	石綿等の製造または取り扱いに伴い石綿の粉じんを発散する場所における業務	直接業務	次のいずれかに該当する場合。 ① 両肺野に石綿による不整形陰影または胸膜肥厚がある者 ② 石綿等の製造作業、石綿等が使用されている保温材等の貼り付け作業、石綿等の吹き付け作業、石綿等が吹き付けられた建築物等の解体や破砕等の作業に１年以上従事し、かつ初めて石綿等の粉じんにばく露した日から10年以上経過している者 ③ 石綿等を取り扱う作業（②の作業は除く）に10年以上従事した者
		周辺業務	両肺野に石綿による不整形陰影または胸膜肥厚がある者

特定化学物質

● 第 1 類物質＊1

分類	物質名
第1類物質	① ジクロルベンジジンおよびその塩 ② アルファーナフチルアミンおよびその塩 3 塩素化ビフェニル（PCB） ④ オルトートリジンおよびその塩 ⑤ ジアニシジンおよびその塩 ⑥ ベリリウムおよびその化合物 ⑦ ベンゾトリクロリド

＊1 数字が○で囲んであるものは、特別管理物質。

● 第 2 類物質＊2

分類		物質名		
第2類物質	管理第2類物質	1 アルキル水銀化合物 2 カドミウムおよびその化合物 ③ クロム酸およびその塩 ④ コールタール ⑤ 砒素およびその化合物 6 シアン化カリウム 7 シアン化ナトリウム ⑧ 重クロム酸およびその塩 9 水銀およびその無機化合物（硫化水銀を除く） 10 ニトログリコール 11 ペンタクロルフェノールおよびそのナトリウム塩 12 マンガンおよびその化合物 13 溶接ヒューム		
	特定第2類物質	14 アクリルアミド 15 アクリロニトリル ⑯ エチレンイミン ⑰ エチレンオキシド ⑱ 塩化ビニル 19 塩素 20 シアン化水素	21 臭化メチル 22 弗化水素 ㉓ ベンゼン ㉔ ホルムアルデヒド 25 硫化水素 26 硫酸ジメチル	特定第2類物質等
	オーラミン等	㉗ オーラミン ㉘ マゼンタ		
	特別有機溶剤等	㉙ エチルベンゼン ㉚ クロロホルム ㉛ 四塩化炭素 ㉜ 1,2 －ジクロロエタン ㉝ スチレン	㉞ 1.1,2.2 －テトラクロロエタン ㉟ トリクロロエチレン ㊱ メチルイソブチルケトン	
				など

＊2 一覧に記載されているのは、第 2 類物質のうち代表的なもののみである。また、数字が○で囲んであるものは、特別管理物質。

● 第３類物質

分類	物質名
第3類物質	1 アンモニア 2 一酸化炭素 3 塩化水素（塩酸） 4 硝酸 5 二酸化硫黄（亜硫酸） 6 フェノール 7 ホスゲン 8 硫酸

著しい騒音を発する屋内作業場

① 鋲《びょう》打ち機、はつり機、鋳物の型込機等圧縮空気により駆動される機械または器具を取り扱う業務を行う屋内作業場
② ロール機、圧延機等による金属の圧延、伸線、ひずみ取りまたは板曲げの業務（液体プレスによるひずみ取りおよび板曲げ並びにダイスによる線引きの業務を除く）を行う屋内作業場
③ 動力により駆動されるハンマーを用いる金属の鍛造または成型の業務を行う屋内作業場
④ タンブラーによる金属製品の研まままたは砂落しの業務を行う屋内作業場
⑤ 動力によりチェーン等を用いてドラムかんを洗浄する業務を行う屋内作業場
⑥ ドラムバーカーにより、木材を削皮する業務を行う屋内作業場
⑦ チッパーによりチップする業務を行う屋内作業場
⑧ 多筒抄紙機により紙を抄《す》く業務を行う屋内作業場
⑨ 前各号に掲げるもののほか、厚生労働大臣が定める屋内作業場

暑熱、寒冷または多湿の屋内作業場

① 溶鉱炉、平炉、転炉または電気炉により鉱物または金属を製錬し、または精錬する業務を行う屋内作業場
② キュポラ、るつぼ等により鉱物、金属またはガラスを溶解する業務を行う屋内作業場
③ 焼鈍炉、均熱炉、焼入炉、加熱炉等により鉱物、金属またはガラスを加熱する業務を行う屋内作業場
④ 陶磁器、レンガ等を焼成する業務を行う屋内作業場
⑤ 鉱物の焙焼または焼結の業務を行う屋内作業場
⑥ 加熱された金属の運搬または圧延、鍛造、焼入、伸線等の加工の業務を行う屋内作業場
⑦ 溶融金属の運搬または鋳込みの業務を行う屋内作業場
⑧ 溶融ガラスからガラス製品を成型する業務を行う屋内作業場
⑨ 加硫がまによりゴムを加硫する業務を行う屋内作業場
⑩ 熱源を用いる乾燥室により物を乾燥する業務を行う屋内作業場
⑪ 多量の液体空気、ドライアイス等を取り扱う業務を行う屋内作業場
⑫ 冷蔵庫、製氷庫、貯氷庫または冷凍庫等で、労働者がその内部で作業を行うもの
⑬ 多量の蒸気を使用する染色槽により染色する業務を行う屋内作業場
⑭ 多量の蒸気を使用する金属または非金属の洗浄またはめっきの業務を行う屋内作業場
⑮ 紡績または織布の業務を行う屋内作業場で、給湿を行うもの
⑯ 前各号に掲げるもののほか、厚生労働大臣が定める屋内作業場

衛生基準

項目					基準
事務室の環境管理	空気環境	気積			10 m^3/人以上
		窓その他の開口部			最大開放部分の面積が床面積の 1/20 以上
		室内空気の環境基準	一酸化炭素		50 ppm 以下
			二酸化炭素		5,000 ppm 以下
		温　度	10℃以下のとき		暖房等の措置を行う
			冷房実施のとき		外気温より著しく低くしない
		空気調和設備	供給空気の清浄度	浮遊粉じん（約 10 マイクロメートル以下）	0.15 mg/m^3 以下
				一酸化炭素	原則として 10 ppm 以下
				二酸化炭素	1,000 ppm 以下
				ホルムアルデヒド	0.1 mg/m^3 以下
			室内空気の基準	気　流	0.5 m/秒以下
				室　温	18℃以上 28℃以下
				相対湿度	40 % 以上 70 % 以下
			測　定（中央管理方式の空気調和設備を設けている場合）		相対湿度、一酸化炭素、二酸化炭素、室温および外気温について２カ月以内ごとに１回、定期に行う ただし、室温、外気温および相対湿度については、１年間、基準を満たし、かつ、今後１年間もその状況が継続すると見込まれる場合は、春（３～５月）または秋（9～11 月）、夏（6～8月）、冬（12～2月）の年３回の測定とすることができる
		機械換気設備	供給空気の清浄度	浮遊粉じん（約 10 マイクロメートル以下）	0.15 mg/m^3 以下
				一酸化炭素	10 ppm 以下
				二酸化炭素	1,000 ppm 以下
				ホルムアルデヒド	0.1 mg/m^3 以下
			室の気流		0.5m/秒以下

項目			基準
事務室の環境管理	燃焼器具	室等の換気	排気筒、換気扇、その他の換気設備を設ける
		器具の点検	異常の有無について日常点検を行う
	機械による換気のための設備の点検		初めて使用するとき、分解して改造、修理の際および2カ月以内ごとに1回定期に行う
	採光	採光・照明の方法	①明暗の対照を少なくする（局所照明と全般照明を併用）
			②まぶしさを生じさせない
		照明設備の点検	6カ月以内ごとに1回、定期に行う
	騒音伝ぱの防止	カードせん孔機、タイプライター等の事務用機器を、5台以上集中して作業を行わせる場合	①作業室を専用室とする
			②専用室は遮音および吸音の機能をもつ隔壁とする
清潔	清掃等の実施	大掃除	6カ月以内ごとに1回、定期に統一的に行う
		ねずみ・昆虫等の発生場所、生息場所、侵入経路、被害の状況の調査	6カ月以内ごとに1回、定期に統一的に行う
	便所※1	区別	男性用と女性用に分ける
		男性用大便所	60人以内ごとに1個以上　※2
		男性用小便所	30人以内ごとに1個以上　※2
		女性用便所	20人以内ごとに1個以上　※2
休養	常時50人以上または女性30人以上		休養室または休養所を男女別に設ける

※1　坑内等特殊な作業場以外の作業場

※2　同時に就業する労働者の数が常時10人以内である場合は、男性用と女性用に区別しない独立個室型の便所（四方を壁等で囲まれた一個の便房により構成される便所）を設けることで足りる。

索引

A、他

あ

か

た

な

は

ま

や

ら

• MEMO •

· MEMO ·

監修者紹介

ユーキャン衛生管理者試験研究会

本会は、ユーキャン衛生管理者通信講座で教材の制作や添削・質問指導を行っている講師を中心に結成されました。徹底的な過去問題の分析と、通信講座で蓄積したノウハウを活かし、わかりやすい書籍作りのために日々研究を重ねています。

■ 波場《はば》　久実《ひさみ》（監修）

第一種衛生管理者の他、特定社会保険労務士、マンション管理士、管理業務主任者等の資格を保有。各種資格試験の合格・指導経験をフルに活かし、受験生の知りたいところに手の届く指導を行う。

似顔絵制作：kenji

●法改正・正誤等の情報につきましては、下記「ユーキャンの本」ウェブサイト内「追補（法改正・正誤）」をご覧ください。
https://www.u-can.co.jp/book/information

●本書の内容についてお気づきの点は

・「ユーキャンの本」ウェブサイト内「よくあるご質問」をご参照ください。
https://www.u-can.co.jp/book/faq

・郵送・FAX でのお問い合わせをご希望の方は、書名・発行年月日・お客様のお名前・ご住所・FAX 番号をお書き添えの上、下記までご連絡ください。

【郵送】〒169-8682 東京都新宿北郵便局 郵便私書箱第 2005 号
ユーキャン学び出版 衛生管理者資格書籍編集部

【FAX】03-3378-2232

◎より詳しい解説や解答方法についてのお問い合わせ、他社の書籍の記載内容等に関しては回答いたしかねます。

●お電話でのお問い合わせ・質問指導は行っておりません。

'24～'25 年版 ユーキャンの第 1 種・第 2 種衛生管理者 速習レッスン

2007 年11月20日	初 版	第1刷発行	編 者	ユーキャン衛生管理者試験研究会
2009 年11月 1日	第2版	第1刷発行	発行者	品川泰一
2012 年10月12日	第3版	第1刷発行	発行所	株式会社 ユーキャン 学び出版
2016 年 8月19日	第4版	第1刷発行		〒151-0053
2019 年 8月23日	第5版	第1刷発行		東京都渋谷区代々木 1-11-1
2020 年 7月27日	第6版	第1刷発行		Tel 03-3378-1400
2021 年 7月31日	第7版	第1刷発行	D T P	有限会社 中央制作社
2022 年 7月22日	第8版	第1刷発行	発売元	株式会社 自由国民社
2023 年 7月21日	第9版	第1刷発行		〒171-0033
2024 年 7月19日	第10版	第1刷発行		東京都豊島区高田 3-10-11
				Tel 03-6233-0781（営業部）

印刷・製本　カワセ印刷株式会社

※落丁・乱丁その他不良の品がありましたらお取り替えいたします。お買い求めの書店か自由国民社営業部（Tel 03-6233-0781）へお申し出ください。

 ISBN 978-4-426-61564-2